圖解

伸展處方

PRESCRIPTIVE STRETCHING

整復治療師教你徒手放鬆肌肉，消除身體疼痛、
預防運動傷害、增進身體靈活性的伸展指南

克里斯欽・博格
Kristian Berg
著

常常生活文創

目錄

前言

人可以分成兩類：背痛的人和即將背痛的人。

我收到了來自世界各地的信件、電子郵件，甚至電話，聽人們說自己如何按照我的指示，堅持不懈地做伸展運動，如今擺脫長久以來的疼痛。這不禁讓我覺得或許——只是或許，我在某種程度上可以肯定地說，還有第三類的人：那些背痛不再復發的人。

身為一位整復推拿師，在我多年來治療神經肌肉骨骼相關症狀的經驗中，總是一再聽到病患問我相同的問題：「伸展真的有必要嗎？」「我需要做嗎？」答案既不是肯定的，也不是否定的。需要做嗎？你需要刷牙嗎？不一定，但大部分的人都知道不刷牙會有什麼後果。可惜的是，我們並不知道忽略伸展和照顧身體會有什麼後果，非要等到身體這裡疼、那裡痛，才會開始重視。

甚至不知道這些疼痛可能跟自己的行為有關。畢竟我們的身體一直以來都不需要維護，為什麼現在開始疼痛了呢？如果六個月沒有刷牙，結果蛀牙了你會覺得驚訝嗎？疼痛是日積月累而來的，你過去 20 年來做過的事，身體都一一幫你記著。

所以我們需要伸展嗎？我認為伸展和運動是身體日常保養的一部分，跟每天刷牙的習慣一樣重要。

無論是用哪種方式伸展，人類和動物都有伸展的習慣。你看剛睡醒的貓狗都會先伸展肩部和臀部肌肉，然後才開始活動。是不是因為在我們的生活中，需要運動的時候越來越少了，所以我們才會失去這種動物本能？也許是吧，不過這種本能依舊存在。當我們早上打哈欠時，還是會向上向外伸展手臂並彎曲背部。

過去 10 年以來，身為體操選手的我真的非常痛苦。我常常背痛，更曾經閃到腰，不得不結束我的運動生涯。做為一名身段柔軟的體操選手，我曾以為自己是肌肉和柔軟度的權威。後來學習成為整復推拿師時，才認識了以前從不知道的肌肉。

然而，即便是在當學員的那幾年，我的背痛依然持續，就算接受治療，疼痛也只有稍微改善而已。過了一陣子之後，由於持續伸展特定肌肉，我開始感覺到疼痛有所改善，於是決心讓身體另一側的肌肉達到同樣的柔軟度和靈活性。我逐漸看到成效，如今我不再背痛了。每當我因為鍛鍊或疏忽而又開始背痛，我就會伸展之前伸展過的肌肉，做完之後，疼痛就消失了。回想起來，我有時會想如果我在還是體操選手時就知道這些知識，現在會有怎樣的表現。肌肉健康的話，真的會讓你的世界大不同。

我試著將這些經驗傳授給病患們。我分配給每位病患必須在家完成的功課。我一眼就能看出誰有做功課、誰忘了做功課。在大家的配合下，很快就達成理想的結果，減緩疼痛並增加活動度。

介紹伸展的書籍或雜誌經常充斥各種神奇的伸展招式。可惜它們都沒有提到需要伸展的真正原因。那些文章中的伸展練習通常都是錯誤或危險的，相關動作的說明通常並不夠完整，不然就是很難照著做，或根本沒有教要怎麼伸展。

這是一本工具書，而就像所有其他的工具書一樣，使用時要非常小心，要仔細閱讀內容、徹底研究圖片。書中介紹的練習都是很有用的，但只有正確執行才能發揮效果。這個版本介紹的新版雙人伸展練習是尤其激烈，因此我要強調不管是被伸展的人，或是協助伸展的人，都要仔細讀指示，認真看圖片，整個伸展過程中互相傾聽彼此的反應，才能避免意外受傷。

人體肌肉與骨骼

各個肌肉部位的拉丁文名稱主要在描述肌肉的外觀或功能。因此學習一些拉丁專有名詞是很有用的。以提肩胛肌的英文 levator scapulae 爲例，levator 的字根是 levatio，意思是「抬升」，電梯的英文單字 elevator 也是來自這個字根。Scapula 在拉丁文中是肩胛骨的意思。像這一類的例子不勝枚舉。只要熟悉一些拉丁專有名詞，就可以輕易推敲出肌肉的用途和位置，以下列舉一部分的例子：

Abdominis = 腹部
Abductor = 向外移動
Adductor = 向內移動
Antebrachii = 前臂
Anterior = 前方
Bi = 兩個
Brachii = 上臂
Brevis = 短的
Caput = 頭部
Dorsum = 背部

Externus = 外部／向外的
Extensor = 伸展的肌肉／伸直
Femoris = 大腿
Flexor = 彎曲的肌肉
Infra = 在下面
Internus = 內部／向內的
Lateralis = 向側面
Levator = 抬升的肌肉
Longus = 長的

Magnus ／ Major = 大的／比～更大
Minimus ／ Minor = 小的／比～更小
Musculus = 肌肉
Musculi = 肌肉群
Obliquus = 傾斜的
Posterior = 後側的
Processus = 突起
Rectus = 直的
Spinae = 脊椎
Supra = 在上面
Tri = 三

伸展注意事項

書中只示範身體右側的伸展動作，不過身體左側當然也要伸展。

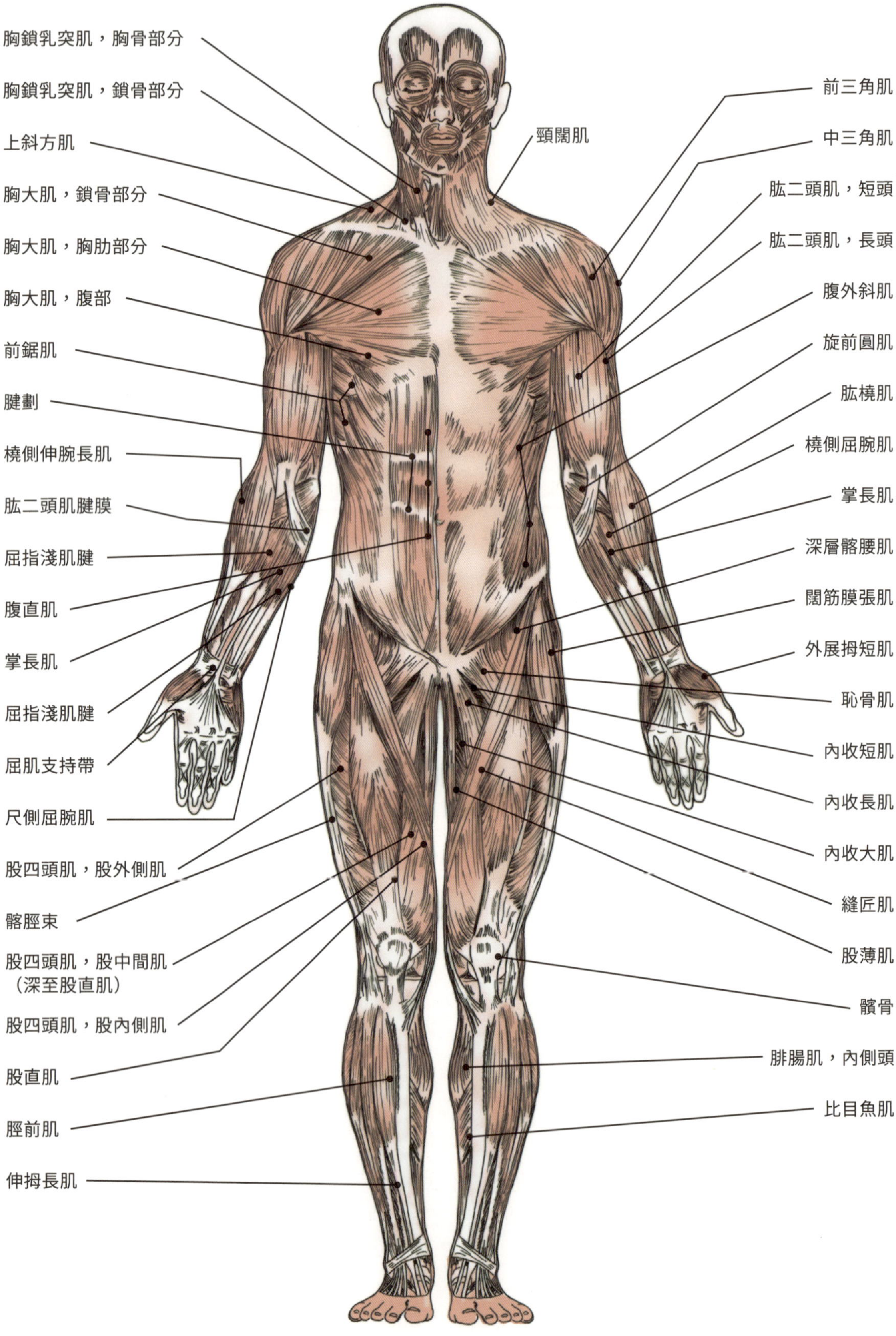
胸鎖乳突肌，胸骨部分
胸鎖乳突肌，鎖骨部分
上斜方肌
胸大肌，鎖骨部分
胸大肌，胸肋部分
胸大肌，腹部
前鋸肌
腱劃
橈側伸腕長肌
肱二頭肌腱膜
屈指淺肌腱
腹直肌
掌長肌
屈指淺肌腱
屈肌支持帶
尺側屈腕肌
股四頭肌，股外側肌
髂脛束
股四頭肌，股中間肌
（深至股直肌）
股四頭肌，股內側肌
股直肌
脛前肌
伸拇長肌
頸闊肌
前三角肌
中三角肌
肱二頭肌，短頭
肱二頭肌，長頭
腹外斜肌
旋前圓肌
肱橈肌
橈側屈腕肌
掌長肌
深層髂腰肌
闊筋膜張肌
外展拇短肌
恥骨肌
內收短肌
內收長肌
內收大肌
縫匠肌
股薄肌
髕骨
腓腸肌，內側頭
比目魚肌

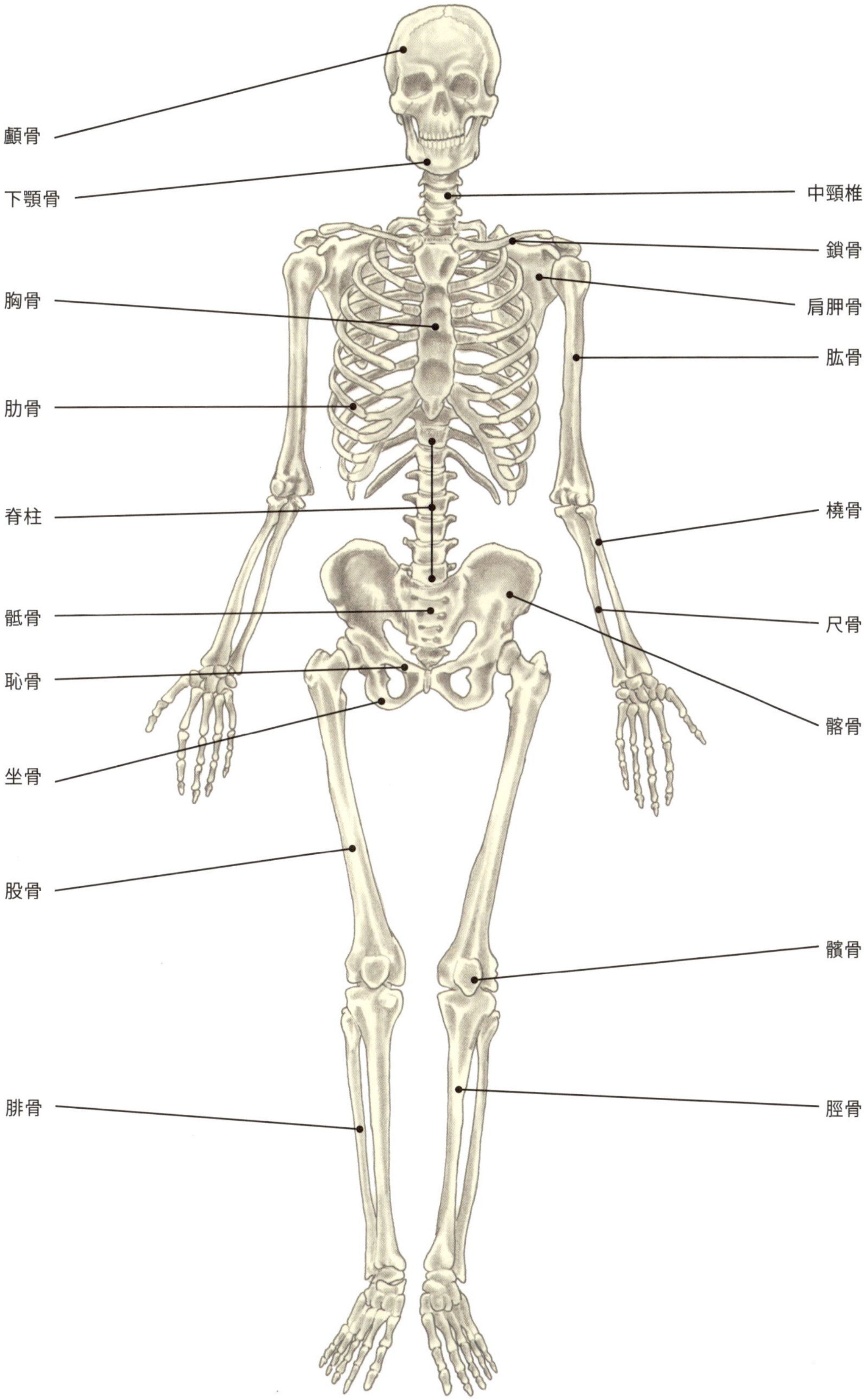
顱骨
下顎骨
中頸椎
鎖骨
胸骨
肩胛骨
肱骨
肋骨
脊柱
橈骨
骶骨
尺骨
恥骨
髂骨
坐骨
股骨
髕骨
腓骨
脛骨

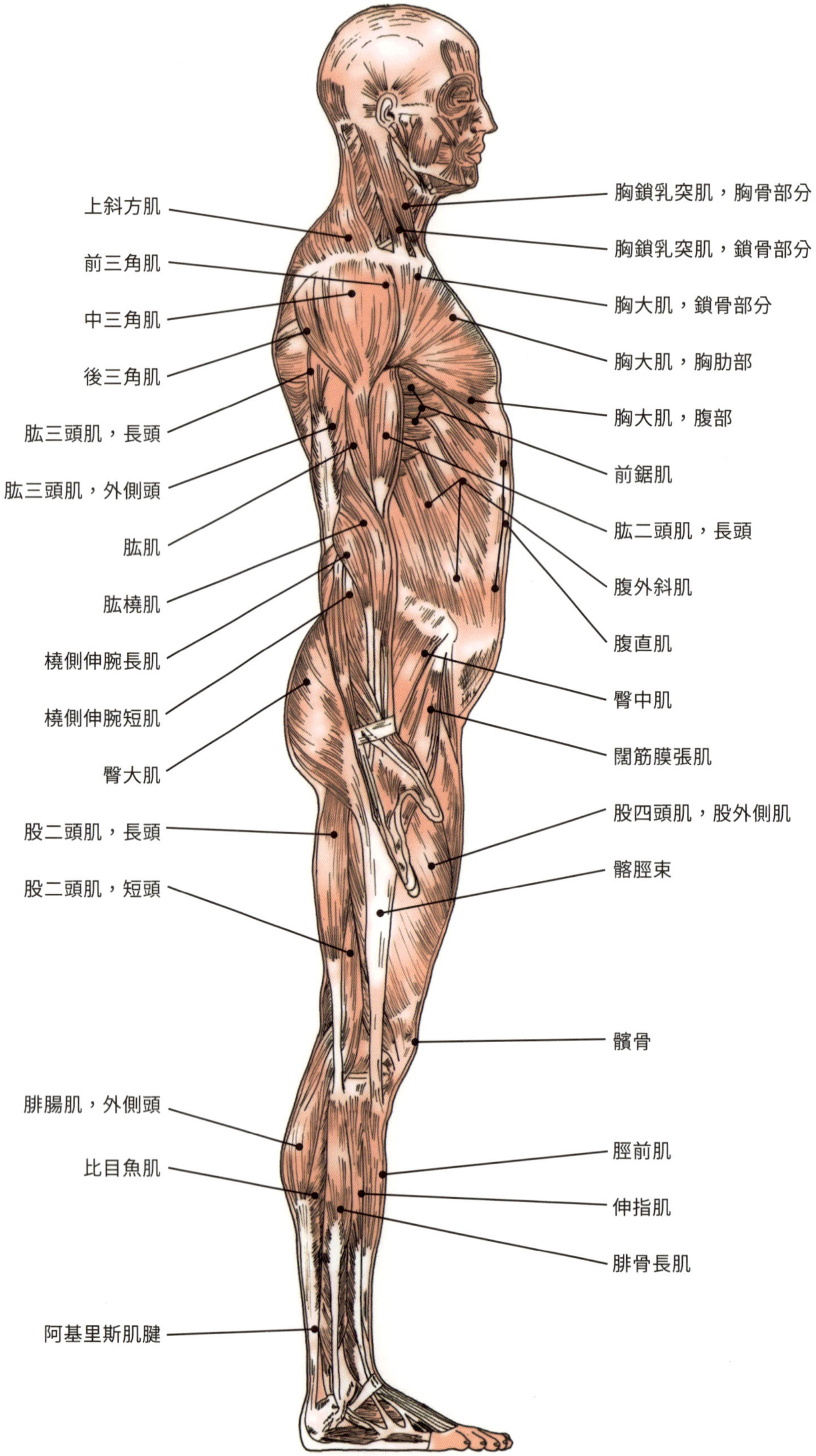
上斜方肌
前三角肌
中三角肌
後三角肌
肱三頭肌，長頭
肱三頭肌，外側頭
肱肌
肱橈肌
橈側伸腕長肌
橈側伸腕短肌
臀大肌
股二頭肌，長頭
股二頭肌，短頭
腓腸肌，外側頭
比目魚肌
阿基里斯肌腱
胸鎖乳突肌，胸骨部分
胸鎖乳突肌，鎖骨部分
胸大肌，鎖骨部分
胸大肌，胸肋部
胸大肌，腹部
前鋸肌
肱二頭肌，長頭
腹外斜肌
腹直肌
臀中肌
闊筋膜張肌
股四頭肌，股外側肌
髂脛束
髕骨
脛前肌
伸指肌
腓骨長肌

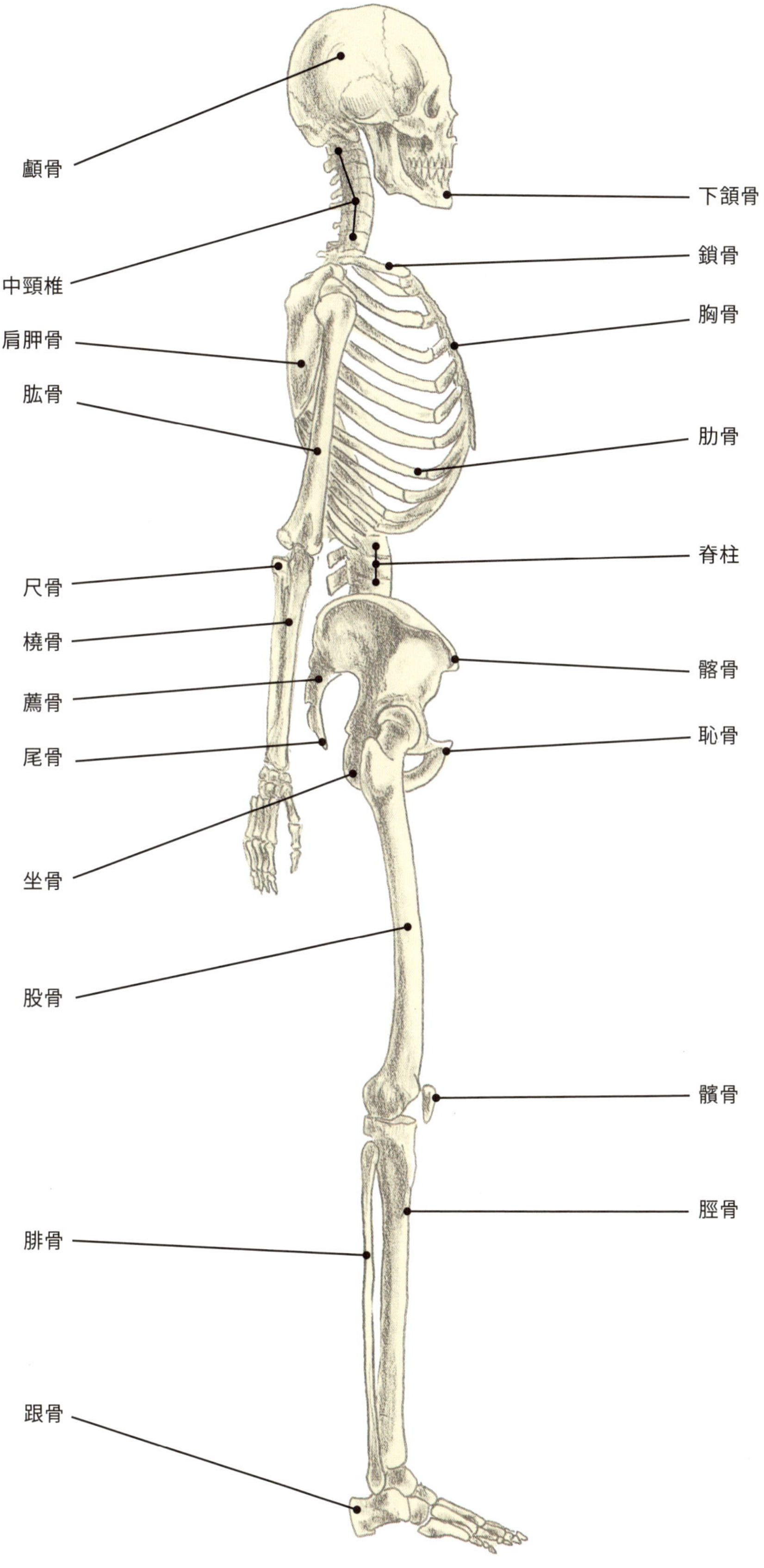
顱骨
下頷骨
中頸椎
鎖骨
胸骨
肩胛骨
肱骨
肋骨
脊柱
尺骨
橈骨
髂骨
薦骨
恥骨
尾骨
坐骨
股骨
髕骨
脛骨
腓骨
跟骨

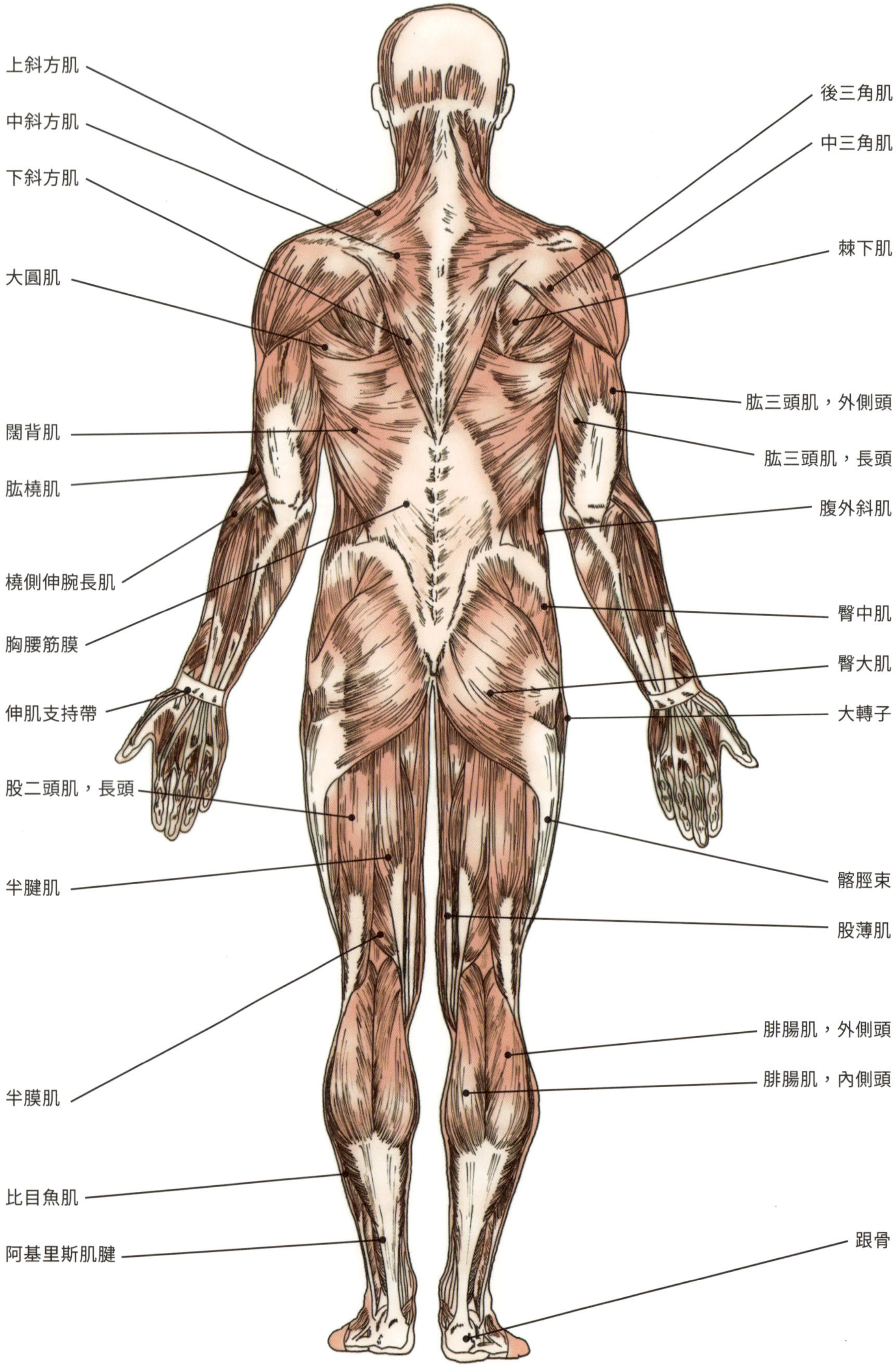
上斜方肌
中斜方肌
下斜方肌
大圓肌
闊背肌
肱橈肌
橈側伸腕長肌
胸腰筋膜
伸肌支持帶
股二頭肌，長頭
半腱肌
半膜肌
比目魚肌
阿基里斯肌腱
後三角肌
中三角肌
棘下肌
肱三頭肌，外側頭
肱三頭肌，長頭
腹外斜肌
臀中肌
臀大肌
大轉子
髂脛束
股薄肌
腓腸肌，外側頭
腓腸肌，內側頭
跟骨

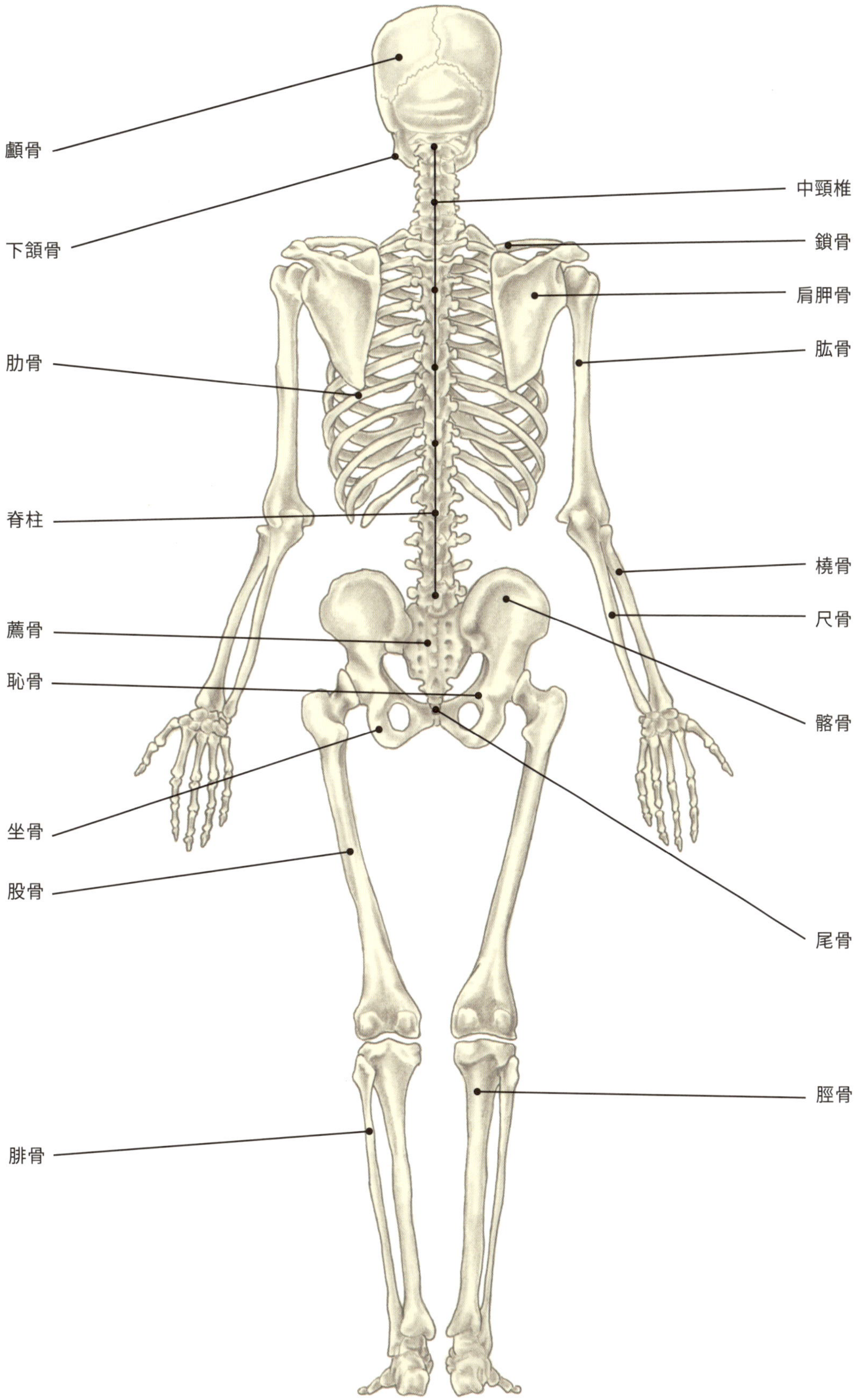
顱骨
下頜骨
中頸椎
鎖骨
肩胛骨
肱骨
肋骨
脊柱
橈骨
尺骨
薦骨
恥骨
髂骨
坐骨
股骨
尾骨
脛骨
腓骨

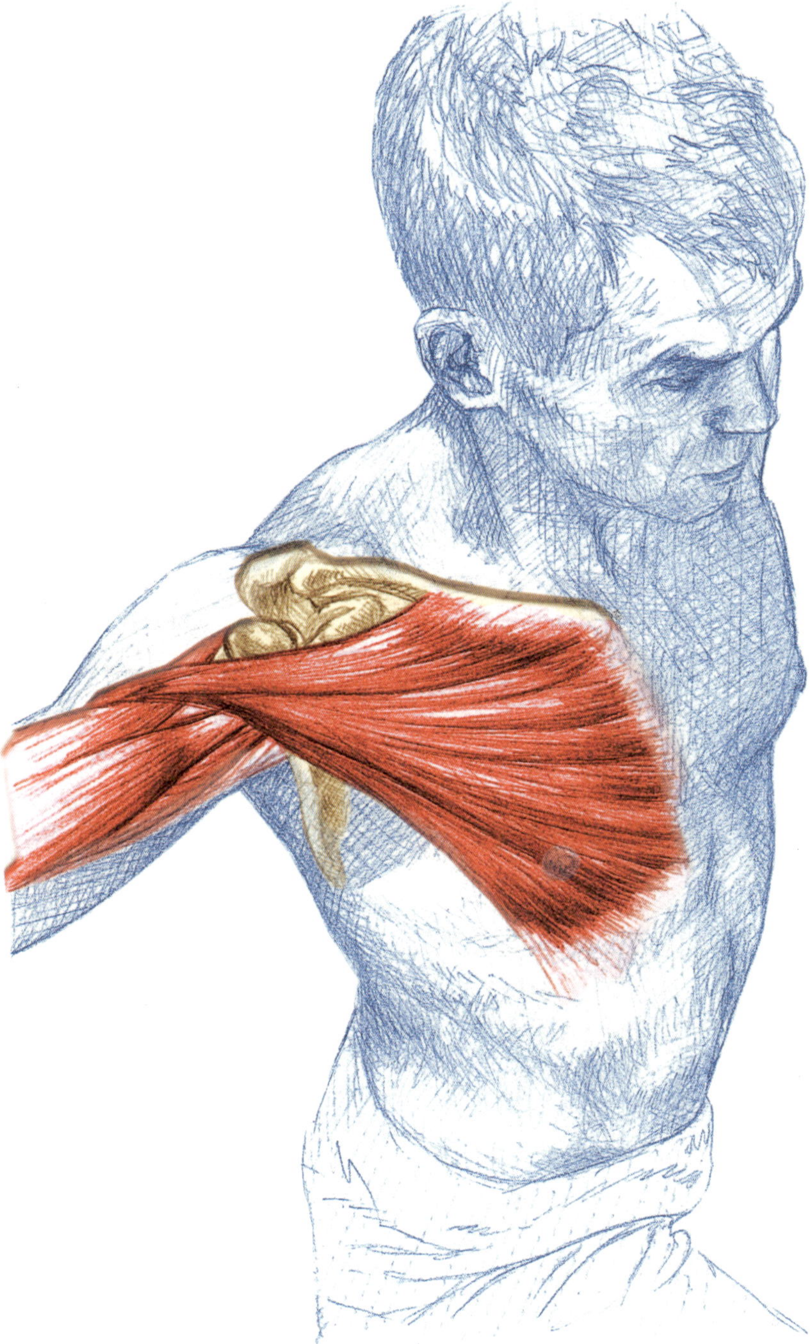

1 伸展運動的基礎知識

生理機能

人體是令人驚歎的作品，包含多種系統，確保一切運作正常，這些系統包括視覺系統、聽覺系統、循環系統、腎臟和心臟等等。其中運動系統是最重要的系統之一，它掌控著運動、柔軟度、力量、協調性和平衡性。

這組系統有骨骼、關節和骨骼肌，這些部位都需要阻力訓練來保持健康。在我們兒時，這組系統的構成要素已經發展完備；成年之後，我們則需要加以維護。

當我們活動時，受影響區域的血流會增加，以攜帶肌肉所需的氧氣和其他營養素。活動也會提高體溫，使肌肉變得柔軟。肌肉阻力訓練會刺激肌肉成長，讓身體變得更強壯，更能應付下次的鍛鍊。你應該慢慢增加阻力，讓身體有機會調適。如果阻力增加太快，肌肉的負荷會超載。所有形式的超負荷都是相對性的，包括走太多路、走太頻繁、抬太重的東西，甚至坐太久也會造成肌肉超負荷。

慢慢增加阻力是很重要的，可以避免你在任何類型的訓練或伸展過程中受傷。即使你不讓訓練過於輕鬆，身體也會記錄你所做的一切事情。如果你在短時間內過度訓練，身體會透過疼痛的感受來告訴你。

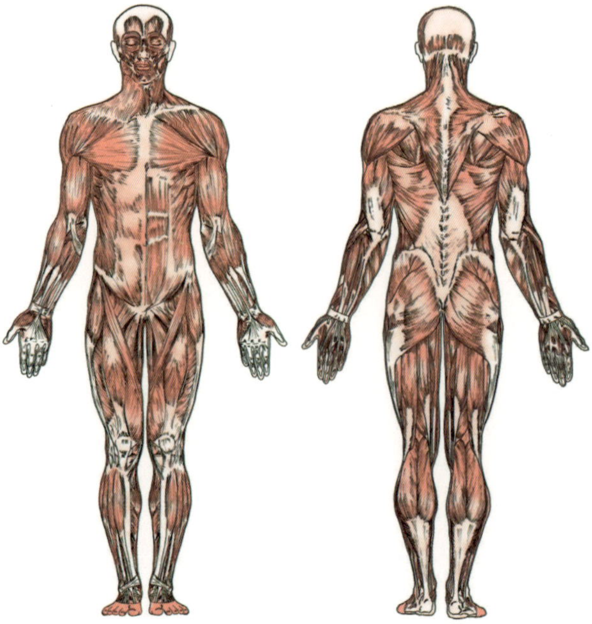

人體包含大約 300 塊骨骼肌

肌肉系統

身體包含大約 300 塊骨骼肌，這些肌肉的設計是讓關節能夠移動。它們就像被拉開的橡皮筋，當一塊肌肉開始活動時，它會像橡皮筋一樣收縮。你的肌肉越有彈性，活動就越順暢。

從未做過任何工作的肌肉在休息時不會變得更強壯。相反地，這些肌肉會變緊、縮短，從而造成疼痛。當你需要用到這些肌肉時，它們會更加容易疲勞，由於這些肌肉不習慣做任何工作，因此，在你做像是搬椅子這類簡單的日常動作時，就有可能會閃到腰。

身體需要平衡。使用到身體前面的肌肉時，會將整個身體往前拉。如果這些肌肉因不常活動而縮短，就會導致駝背的姿勢。因此，爲了站直身體，身體後面的肌肉必須跟前面的肌肉一樣長而強壯，不然就是一樣短而虛弱。最好的情況就是身體前後的肌肉都一樣有彈性，如此一來，不用太多能量也能保持身體平衡。

身體不同面向的肌肉之間的關係（前後或左右側的肌肉），對於身體的活動表現和整體健康非常重要。

如果肌肉反覆處於緊繃狀態（例如在壓

力下），隨著活動變少、血液循環變慢，肌肉將會失去彈性、變得僵硬。

肌肉的類型

肌肉組織分為三種類型：橫紋骨骼肌（striated skeletal）、平滑肌（smooth）和橫紋心肌（striated cardiac）。在講伸展運動時，我們要看的是橫紋骨骼肌組織，因為平滑肌位於腸道和血管等管狀器官，而心肌只存在於心臟。

骨骼肌由肌纖維（肌肉細胞）組成，每條肌纖維外面包著一層稱為肌內膜（endomysium）的結締組織鞘。多條肌纖維會排列成一束束的肌束（fascicle），由一層稱為肌束膜（perimysium）的結締組鞘包起來。肌束組成的整條肌肉再由稱為肌外膜（epimysium）的外層結締組織包起來。這些結締組織又稱筋膜（fascia），位於肌肉的起點和附著點。每條肌纖維都透過肌腱附著在骨頭上。

肌纖維包含數十萬條肌原纖維（myofibril），肌原纖維由肌小節（sarcomere）組成，而肌小節則是骨骼肌的基本收縮單元。肌原纖維包含兩種蛋白絲——肌動蛋白絲（actin filament）和肌凝蛋白絲（myosin filament）。這兩種蛋白絲以重複的模式排列，使肌肉呈現條紋狀。肌原纖維和肌小節是肌肉發生收縮的地方。

第 4 頁的圖片所顯示的是肌動蛋白絲和肌凝蛋白絲。當肌肉收縮時，較粗的肌凝蛋白絲的頭部會形成橫橋（cross-bridge），與較細的肌動蛋白絲相互作用。具體來說，肌凝蛋白絲的頭部會向內往肌小節的中心折

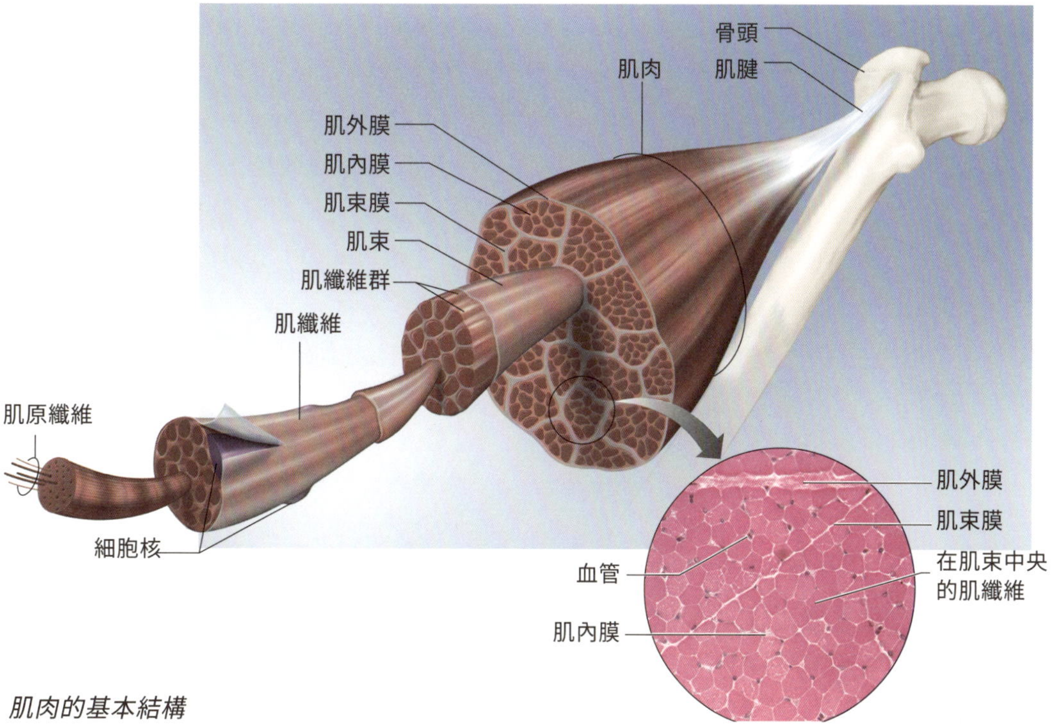

肌肉的基本結構

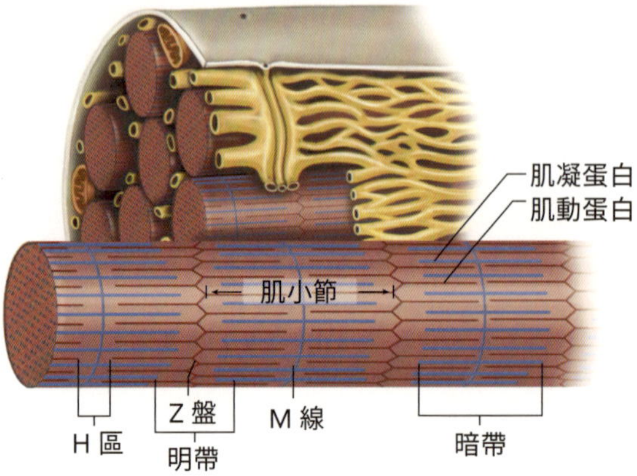

肌小節中肌動蛋白絲（細）和肌凝蛋白絲（粗）的排列狀況。

疊，將肌動蛋白絲拉得更近並引起收縮。在正常、放鬆的肌肉中，肌小節可以伸展到其休息張力長度的 150%，這表示當肌肉放鬆時，肌小節並不是限制關節活動度（range of motion, ROM）的因素。然而，當肌肉緊繃時，做伸展運動可以幫助肌肉放鬆，在短時間內增加關節活動度。

肌梭

肌肉組織中的肌梭（muscle spindle）是監測肌肉長度的受器。這些受器是由小肌肉線（梭內肌纖維〔intrafusal muscle fiber〕）和神經末梢組成。肌梭會對伸展程度和伸展速度產生反應。當肌肉受到大幅度的伸展——尤其是伸展速度很快時，肌梭會向脊髓發送向內脈衝，這些脈衝會在脊髓直接轉爲向外脈衝，造成肌肉伸展。這個動態過程形成所謂的牽張反射（stretch reflex）。

爲了避免過度刺激肌梭和觸發牽張反射，伸展時應該要放慢速度，肌梭就能透過調適過程來逐漸習慣伸展程度。

當肌肉收縮時，肌梭也會透過增加交感神經系統中的脈衝傳遞來做出反應。這種反應會增加收縮肌的張力，減少或抑制其拮抗肌（antagonist）的張力。舉例來說，當肱二頭肌收縮時，肱三頭肌就會放鬆。這個過程有時會被稱爲拮抗肌抑制（antagonist inhibition），可應用於某些伸展技巧中。

高基氏肌腱器

肌腱中的高基氏肌腱器（Golgi tendon organ）是監測張力的感覺受器。高基氏肌腱器附著在肌纖維與肌腱相連之處，因此會與肌纖維串接。當肌腱伸長時，高基氏肌腱器會做出反應。在被動伸展的情況下，肌纖維主要會受到伸展，但如果肌肉在伸長的位置收縮，那麼高基氏肌腱器就會受到強烈的刺激。

當收縮或伸展強度超過一定的臨界程度時，就會透過高基氏肌腱器觸發反射動作，造成肌肉放鬆。這種放鬆是一種保護機制，避免肌腱受到傷害。這種反射動作一般稱爲逆牽張反射（inverse stretch reflex）或抗伸張反射（anti-myotatic reflex）。

在做伸展運動和想要放鬆肌肉時，可以利用高基氏肌腱器的作用。這種作法有時稱爲自我抑制（self-inhibition）。

筋膜和結締組織

如前所述，筋膜是包住肌纖維、肌纖維束和整個肌肉的結締組織膜，所有器官、肌肉、骨骼和神經裡面和周圍都有筋膜。

有兩種結締組織會影響關節活動度：分別是膠原結締組織和彈性結締組織。當膠原組織占主導地位時，關節活動度就會相對受到限制；當彈性纖維占主導地位時，關節活動度就會較大。

結締組織在限制關節活動度上的作用是最大的。在一定範圍內，我們可以透過伸展運動和傷後復健來改變組織，進而影響關節活動度。近年來，越來越多的相關研究發現，筋膜對許多關節活動度的影響範圍，可能比我們過去所理解的更廣泛。

伸展運動對筋膜的影響和對肌肉組織的影響一樣大，這表示我們在伸展時所體驗到的效果，有一部分可能跟筋膜的伸展有關。除此之外，我們知道刺激筋膜中的受器可以降低肌肉張力、減少交感神經系統活動，以及促進血管舒張（也就是血管擴張，這能增加血液循環）。

拮抗肌

拮抗肌是與正在工作或伸展的肌肉產生相反運動的肌肉。如果你正在伸展的肌肉的功能是彎曲手肘，其拮抗肌的功能就是拉直手肘。因此，當你使用一組肌肉來執行某項運動時，緊繃的拮抗肌就會對這個運動造成阻力。如果你知道大部分的問題是哪些拮抗肌造成的，運動起來就會更有效率。舉例來說，在跑步的過程中，你會使用髖屈肌群和股四頭肌來帶動你的腿向前移動。腿向前移動時，大腿後側讓腿向後移動的肌肉就會被伸展開來。如果這部分的肌肉呈現緊繃，就會妨礙運動。因此，在跑步前先伸展一下這些肌肉，會讓活動更有效率。

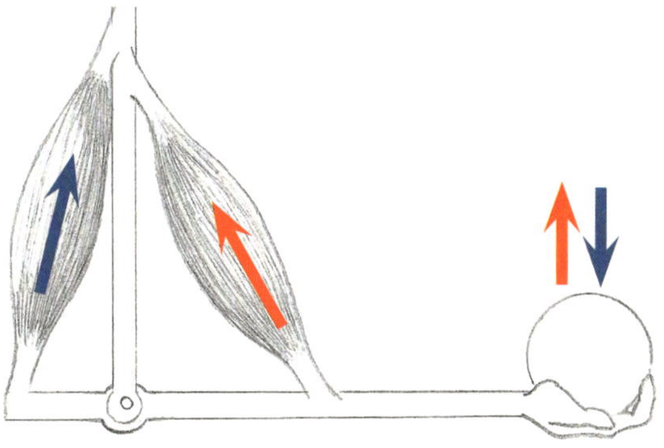

紅色箭頭的肌肉會把球舉起，藍色箭頭的肌肉會把球放下。兩邊肌肉作用的方向相反，所以互爲拮抗肌。

肌肉縮短和激痛點

肌肉在工作時會產生副產物，其中一種叫做乳酸（lactic acid）。只要你長時間拿著某個物品，就會感受到乳酸的作用。首先，你會感到肌肉有灼熱感。當你越來越累時，該部位就會開始疼痛。當你放開拿著的物品時，疼痛就會消失，因爲血液會將乳酸從肌肉中清除。

如果你持續地讓肌肉處於緊繃狀態，就會造成乳酸過多的問題。現代人由於壓力的緣故，肩頸肌肉經常處於緊繃狀態。這也會導致姿勢不良，而姿勢不良也可能是肌肉無力，或是身體爲了適應縮短的肌肉所造成的。這個不良習慣也會增加阻力，讓你難以用正確的姿勢站立或坐著。這種阻力也會讓肌肉進一步地縮短。

用「肌肉裡的結（knot）」來描述激痛點是最貼切的，這種結的大小不一，從米粒到豌豆的大小都有。激痛點會引起局部或其他身體部位疼痛。這種疼痛可能是活性疼痛或隱性疼痛。舉例來說，肩部斜方肌的活性激痛點可能導致耳朵周圍或前額和眼睛周圍的頭痛。按壓位於同一區域的隱性激痛點也會引起類似的疼痛。

激痛點會出現在靜態縮短緊繃、進而產生乳酸的肌肉中，也會出現在工作過度、沒有休息的肌肉中。激痛點所產生的疼痛，可能會以放射狀的方式向下延伸到手臂，再傳到手部或腿部，也可能會造成背部的局部疼

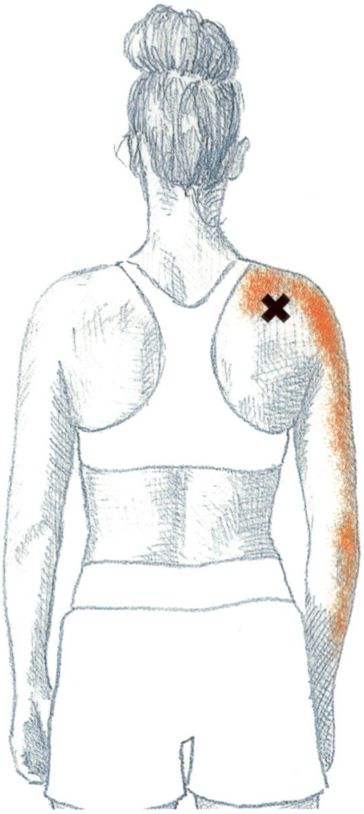

X 記號代表激痛點的位置，有顏色的部分表示可能感覺到疼痛的區域，但不一定整個區域都會受到影響。

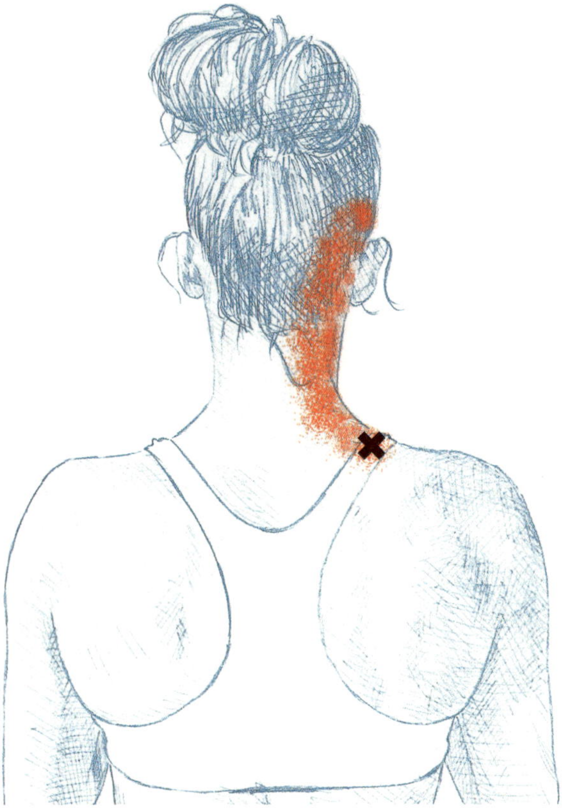

最常見的頭痛來自斜方肌上方的一個激痛點。

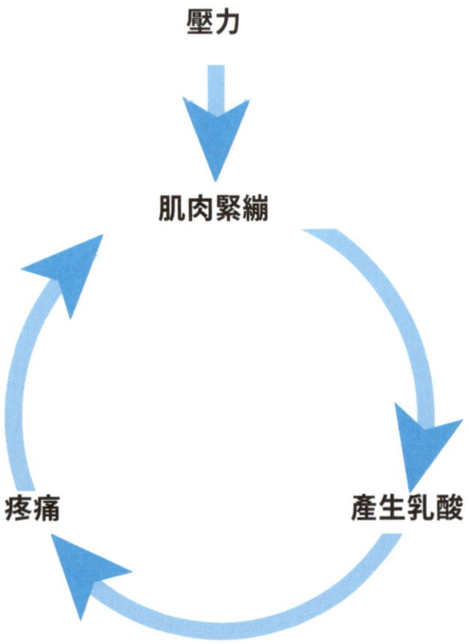

以下是肌肉縮短和出現激痛點最常見的原因：

- 壓力
- 姿勢不良
- 靜態負重
- 久坐不動
- 在不舒服的姿勢下睡太久
- 重複性的動作（尤其是頭部以上）
- 運動技巧不當
- 翹二郎腿
- 習慣性地將背包揹在同一邊肩膀
- 身體發冷

痛。有些激痛點的發生位置是所有人都一樣的，這有助於我們找到疼痛的原因。伸展運動是消除激痛點、或是讓活性激痛點變成隱性激痛點的好方法。

骨骼系統

身體的一切都附著在骨骼上，從肌肉、肺臟到肝臟和腸道都是。如果骨骼太過脆弱，一切都會分崩離析。運動和負重會刺激骨骼在夜裡進行強化和重建，以應付隔天的活動需求。然而，久坐不動的生活方式無法讓骨骼變得更強壯。缺乏活動會讓骨骼停止重建，變得更薄、更不耐用。遺憾的是，建構強健骨骼的時間是有限的。這個過程會一直持續到二十五歲，在這之後，想要明顯增強骨骼就很困難了。因此，一定要讓你的孩子到戶外活動，不要整天坐在電腦或電視前。骨骼和身體是為工作而創造的，不是為了休息。

關節

關節——也就是骨頭之間的連接處，可能是運動系統中最敏感的部分。骨頭末端包覆著軟骨（cartilage），可以減緩振動並減少摩擦。軟骨跟骨骼的其他部分一樣需要受到負載。軟骨會在我們出生後的最初幾年增厚。軟骨越常承受負載，就會變得越厚，功能也會更好。

一扇門如果經常開關卻從未上油，就會開始吱吱作響。我們的關節也是如此，關節需要保養和運動。提供負載是照顧關節的最佳方法。在關節活動度的範圍內充分活動關節，可以對關節產生刺激，下次使用起來會更加順暢。不常用的關節會變得僵硬。打上石膏的手肘在短短十二小時內，肘關節的靈活度就會降低到原有功能的 30%。

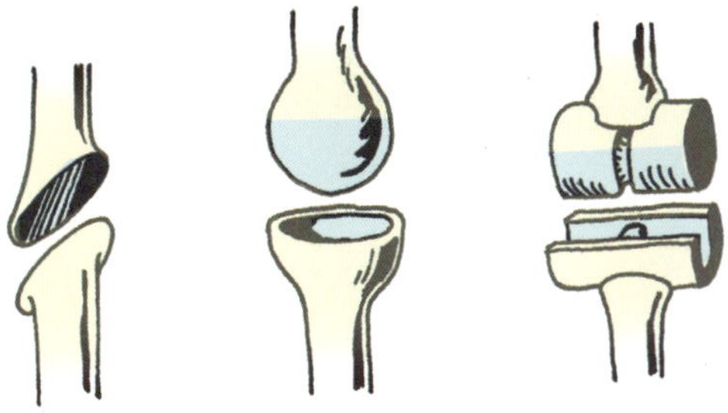

人體有 6 種關節，包括上圖所示的平面關節（plane joint）、杵臼關節（ball-and-socket joint）和屈戊關節（hinge joint）這三種。關節的形狀決定其所能執行的運動。

關節頭：通常呈圓形並包覆著軟骨。

關節腔：較扁平，包覆著軟骨，與骨頭頭部吻合。

韌帶：負責穩定關節。

關節囊：限制運動並防止污垢和細菌進入。

軟骨：減少骨頭頭部和關節腔之間的摩擦。

關節液：減少關節的摩擦和磨損；輸送營養。

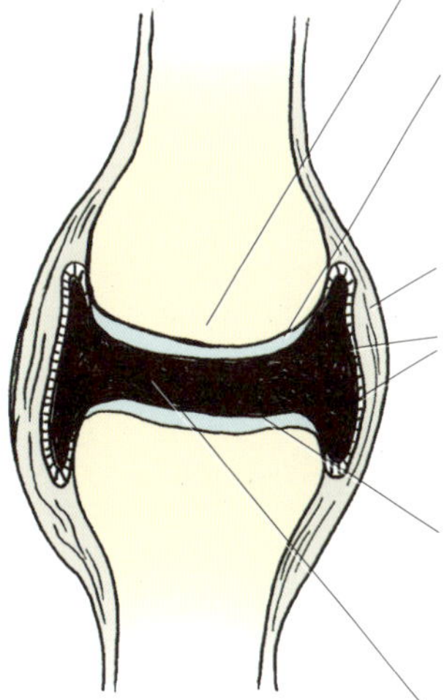

發生骨折時，身體會讓骨頭癒合，並在上面多加一層組織，減少再次骨折的機率。

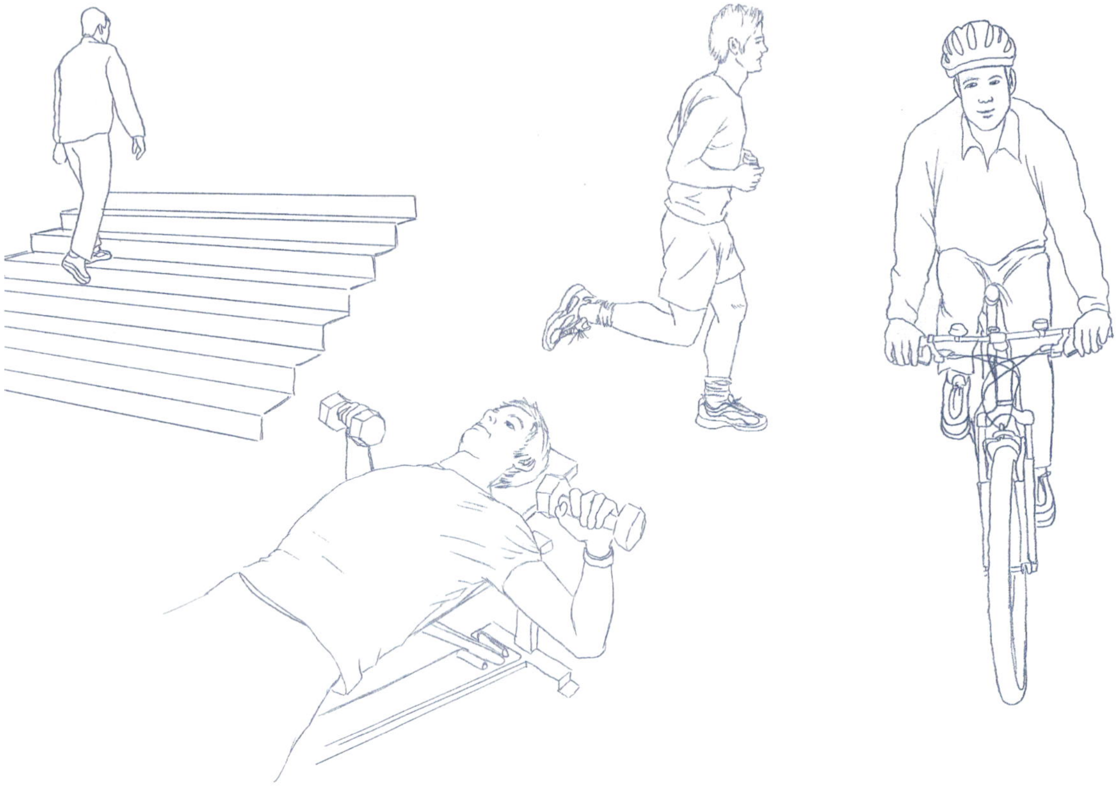

每天活動大約三十分鐘是保護背部和整個身體的最佳方法。

動起來！

遺憾的是，現代生活提供我們椅子、手扶梯和電梯等便利的設施，讓身體喪失其所需要的刺激。整天休息並不會讓身體免於痛苦和麻煩，反而會減少讓身體感覺舒暢的機會。人體的構造適合連續步行好幾個禮拜，最好可以揹個背包，不管年輕人或老年人都一樣。

用活動記錄器來計算步數是追蹤活動量的好方法。不過除了腿以外，身體其他部位也需要工作。所有的關節和肌肉每天都要活動才會覺得舒暢。身體覺得舒暢，你就會覺得舒暢。

缺乏活動的結果

計步器

不到 1,000 步：	別再賴再沙發上了。
1,000 到 3,000 步：	你的運動量不夠，有害健康。
3,000 到 5,000 步：	這樣好多了，但現在試著到戶外走走。
5,000 到 10,000 步：	很好，你快達標了，再走個幾步就好了。
10,000 步以上：	做得好！現在你會開始感受到眞正的健康益處了。

心臟

如果心臟不曾受到挑戰，它會盡可能地少做點事，等到你需要時，它就無法完成額外的工作。心臟虛弱也會妨礙血液循環。

肌肉

肌肉不用的話就會萎縮，等到你需要時，它就無法好好發揮作用。肌腱會變得脆弱，很容易因突然的動作而撕裂。如果不去保養，肌肉就會失去彈性，變得僵硬。

關節

年輕的時候，可以透過活動強化軟骨。如果你小時候不活動，你的軟骨會比經常活動的軟骨還來得薄。軟骨變薄會增加關節炎的風險。

骨頭

跟軟骨一樣，承受負載的骨頭會更強壯。缺乏活動是導致骨骼脆弱的主要原因，而骨質疏鬆症是老年人骨折最常見的原因。

血液循環

缺乏活動會造成微血管（細小血管）收縮，讓氧氣無法輸送到肌肉和其他組織。

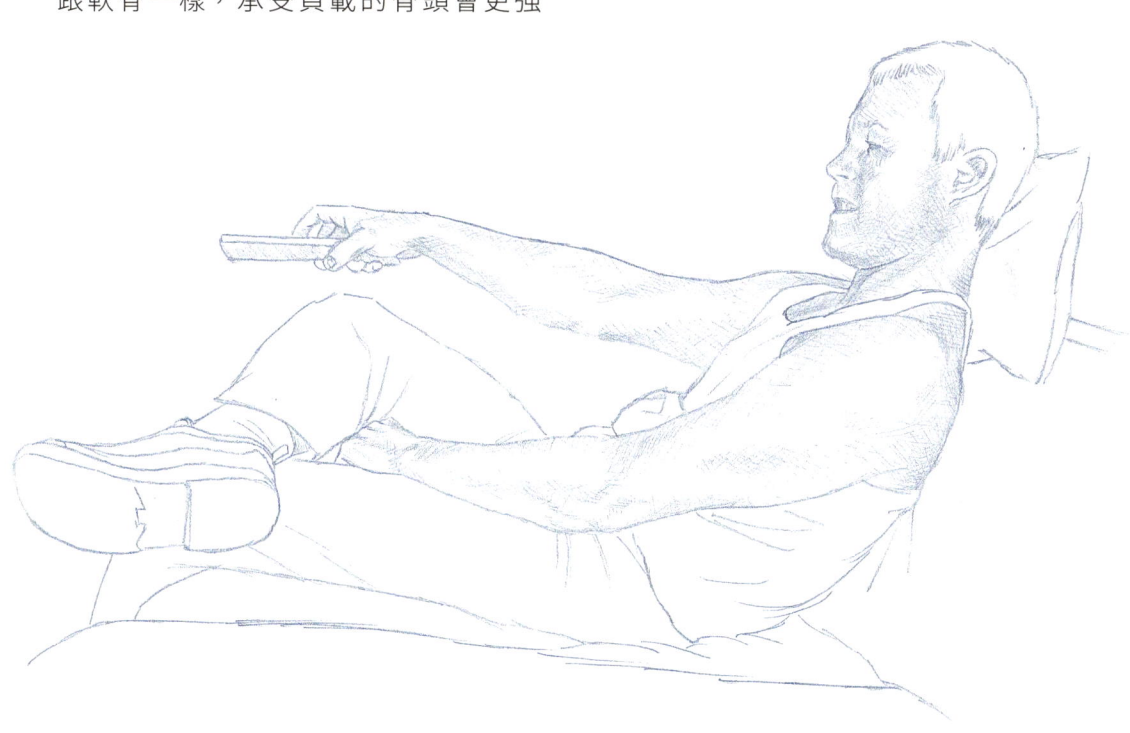

只要平常有在做些活動，稍微偷懶一下也不會有什麼危害。

爲什麼要做伸展運動？

伸展運動的整體目的是增加關節靈活度，也就是關節活動度。這麼做的益處包括舒緩疼痛和提升功能。這裡將會介紹可以帶來這些益處的各種機制。

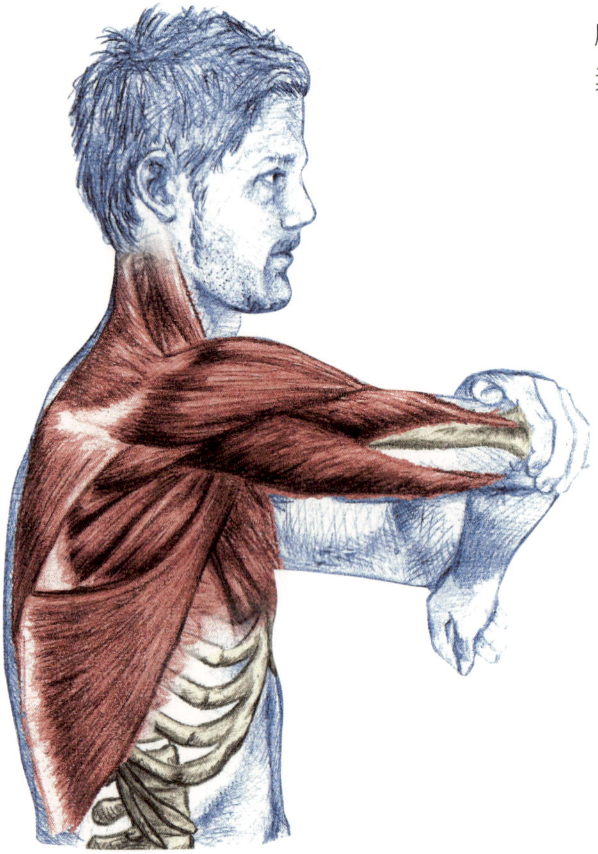

伸展棘下肌可以減少肩膀前側的疼痛。

在了解如何利用伸展運動提升關節靈活度前，要先清楚下列限制關節活動度的因素：

- ***機械性限制：*** 被動柔軟度可能會受到組織、肌肉、筋膜、韌帶、關節囊和肌腱黏彈性（viscoelasticity）限制的負面影響。在主動伸展過程中，神經系統控制了肌肉的長度和張力，因此虛弱或緊繃的肌肉會讓運動和伸展動作無法達到完整的關節活動度。
- ***感官性限制：*** 伸展耐受度是指一個人在完整的關節活動度中進行伸展動作時，所能承受的伸展感覺和可能的不適。如果感覺太痛或太不舒服，神經系統就會發送信號，讓伸展動作回到感覺比較舒服的位置。這有可能限制關節達到完整活動度的能力。
- ***心理性限制：*** 大腦可能會想起先前做伸展運動時的不愉快經驗，因而透過運動控制施加心理性限制，讓人無法完全伸展。

有些伸展運動的效果沒有相關記載，有些則有詳實記載，分述如下：

- ***增加伸展耐受度：*** 透過伸展運動來延伸組織，可以增加組織耐力，讓組織感覺不那麼緊繃。這能提高人的伸展耐受度，使其在更完整的關節活動度內進行伸展時也不會感到那麼不適。
- ***改善被動柔軟度：*** 組織液水平的變化會影

響黏彈性，（組織受損所造成的）結締組織傷疤的功能改善，也會對其產生影響。

- *改善主動柔軟度：*伸展運動可以提高運動功能，讓身體能更好地引導肌肉做出各種動作，並利用其進行特定目的。
- *心理效應：*人的預期心理可以透過安慰劑效應發揮正面影響。
- *減少神經肌肉活動：*伸展運動具有促進血液循環、減少疼痛等等作用，進而導致肌肉放鬆。此外，它還能向筋膜中的受器發送信號，使其將肌肉伸長。
- *降低進行肢體活動時的受傷風險：*伸展運動能讓肌肉張力（肌肉緊張程度）變正常、改善血液循環，同時可能提高運動功能，進而降低受傷的風險。
- *改善運動後的恢復狀況：*伸展運動可以促進血液循環和局部氧合（oxygenation，這個效應相對較難察覺），進而改善恢復狀況。研究也顯示伸展可以減少運動所帶來的疼痛，但未必每個人都會出現這種效果。
- *提升肢體表現：*部分研究指出，可以利用伸展運動來改善神經肌肉活動、協調性和本體感覺，進而提升表現。然而，也有研究指出這會減少神經肌肉活動和力量，導致表現下降。在與運動員配合時，要同時考量到這兩種不同的研究發現。
- *傷後復健：*個別研究顯示，伸展運動可以促進血液循環，進而刺激受損組織癒合。部分證據也指出伸展能讓功能性恢復得更快更好，對肌肉和肌腱發炎的狀況也有正面作用。不過同樣地，我們要記得這方面的科學證據有限，個別案件的情況差異也很大。

疼痛會導致關節活動度降低，而緊張或緊繃的肌肉會透過下列各種方式引發疼痛：

- 肌肉張力增加會造成血液循環變差，導致局部缺血（也就是所謂的 D 圈或疼痛圈，稍後會有說明）。
- 肌肉緊繃可能造成部分肌肉緊張或出現激痛點，導致局部疼痛和投射疼痛。

舉例來說，錯誤的靜態工作姿勢所造成的原發性肌肉緊張會造成肌肉張力增加，進而增導致組織裡細小血管壓力變大。接著，這種壓力會減損血液循環，妨礙動脈和靜脈的氧氣和養分輸送，導致乳酸等代謝物堆積。氧氣供應不足加上代謝輸送不良，會使得負責管控組織受器（傷害受器）的酸鹼值升高。酸鹼值升高則會導致痛感受器傳遞更多脈衝到脊髓，進而增加肌肉張力，讓細小血管承受更多壓力，形成一個惡性循環。

除了疼痛，緊繃或緊張的肌肉也會產生下列不良作用：

- *增加受傷風險：*緊張或緊繃的肌肉可能發生完全、部分或細微斷裂。
- *超負荷：*組織張力增加可能引起刺激和發炎。
- *表現下降：*緊繃的肌肉會減少主動肌（agonist）中肌動蛋白絲與肌凝蛋白絲之間的橫橋數量，也會抑制拮抗肌。
- *僵硬：*緊張或緊繃的肌肉會減損關節活動度。
- *擠壓其他結構：*緊張的肌肉有時會壓迫到神經和血管。舉例來說，梨狀肌有可能會擠壓到坐骨神經，引發腿疼。

下列幾種原因可能導致肌肉緊張，以及伴隨而來的關節活動度減損：

- 肌動蛋白和肌凝蛋白複合體的活動增加，

無論是有意識的還是反射性的。其原因可能出現在中樞層次（例如高度壓力）、週邊層次（例如神經肌肉傳導失靈，影響神經釋放乙醯膽鹼），或是肌肉本身的局部層次（例如鈣質滲漏）。

- 部分研究指出，適當的健身可能導致關節活動度減少達 10%。
- 關節活動度減損最常見的原因，可能跟結締組織成分縮短有關。這種縮短通常是缺乏活動所造成，但也可能是創傷和伴隨而來的結締組織結疤所引起。

摘要：伸展的機制

- *自主抑制：*當我們透過本體感覺神經肌肉促進術（proprioceptive neuromuscular facilitation, PNF）來伸展並收縮主動肌時，會啓動高基氏肌腱器，使其在肌肉放鬆後短暫抑制肌肉。這種抑制作用可以用來加深伸展度。這套理論還沒有完全經過科學證實，不過部分研究證實 PNF 比其他伸展方法更有效。
- *拮抗肌（交互）抑制：*當伸展中的肌肉的拮抗肌受到靜態收縮時，該拮抗肌的肌梭會被逐一啓動，使得主動肌受到反射性抑制。
- *調適，又稱突觸前抑制：*在伸長的位置慢慢伸展和收縮主動肌時，梭內肌纖維（也就是肌梭裡的肌纖維）的橫橋會被破壞。這會降低肌梭的敏感度，代表肌梭疲倦了。肌梭活動降低所顯現的徵兆是，來自肌梭的向內神經纖維和前往肌肉的向外神經傳導物質之間的突觸，會出現傳導物質減少的狀況。
- *黏彈性改變：*在慢慢伸展的情況下——尤其是當我們讓肌肉長時間保持在伸展姿勢時，筋膜的橡皮筋效應會逐漸降低。
- *感官機制：*伸展運動可以減少肌肉的緊繃感，增加我們的伸展耐受度。
- *心理效應：*人們常會預期伸展有助於增加關節活動範圍並減少疼痛，這種預期心理可以透過安慰劑效應發揮正面影響。

如何伸展

錯誤的伸展技巧不但浪費時間，還會增加受傷風險。請你了解，當你伸展肌肉時，至少會進行一個與工作（收縮）中的肌肉直接相反的動作。

如果某塊肌肉的功能是彎曲手肘，那你要伸直手肘才能伸展這塊肌肉。如果某塊肌肉會讓臀部彎曲、膝蓋打直或增加下背部的弓度，想要伸展這塊肌肉，就要拉伸臀部、彎曲膝蓋或減少背部的弓度。如果只做其中一個動作，不但伸展效果不佳，還有可能過度增加關節活動度，導致受傷。仔細遵守伸展指示，才能進行安全有效的練習。

四大原則

想要安全地做伸展運動，就要遵守四條主要原則：避免疼痛、慢慢伸展、伸展對的肌肉，以及只鍛鍊必要的關節和肌肉。訂定這些原則的目的是讓伸展更安全有效，同時提升對自己身體的知覺。

避免疼痛

如果你小心地伸展，肌肉會以你預期的方式做出反應。如果你強行伸展，肌肉就不會跟你配合。如果你伸展到會痛的程度，身體的防禦機制會以爲發生危險，就會啓動。當肌肉感到疼痛時，會試著透過收縮來自我保護，這樣就會造成反效果。當然，只要不適感沒有擴散到身體，伸展時稍微有點痛是很舒服的。不過，你必須要能夠分辨伸展的灼熱感，以及會導致受傷的疼痛感之間的差異。

慢慢伸展

如果你在伸展時把手或腿往外甩，肌肉會伸展得太快，導致身體以爲肌肉就要撕裂或受傷了。這時身體也會透過收縮來保護肌肉，反而讓你無法達到伸展的目的。

伸展對的肌肉

雖然聽起來很多餘，不過你必須使用正確的技巧才能做到這點。如果移動的方向偏差個幾度，你可能就不是在伸展肌肉，而是在拉扯關節囊或傷害身體。爲了保護身體並節省寶貴的時間，正確的伸展是很重要的！

避免影響其他肌肉和關節

隨便伸展或伸展不當會對其他肌肉和關節產生負面影響，反而會讓你的狀況變差。這個常見的錯誤，是導致某些人認爲伸展運動沒有用或很痛苦的主因。

四大原則

避免疼痛
慢慢伸展
伸展對的肌肉
避免影響其他肌肉和關節

黃金法則

你需要好的技巧和練習才能正確地伸展。做伸展運動跟學其他東西一樣，只要多加練習就會熟練。開始做動作時，先確認你所有的角度都是對的。一定要用正確的速度和姿勢移動。伸展肌肉時，注意要盡量減少移動關節。用阻力最小的方式運動是人的本性，因爲這讓我們感到靈活舒適，但是這麼做就無法好好伸展了。

考量因素

做伸展運動前要先熱身嗎？

大部分的人在身體暖和時會覺得比較舒暢靈活。但是可以不要熱身，直接做伸展運動嗎？其實只要你有按照伸展運動的基本準則來做，就不會有受傷的風險。畢竟，如果你一天得做十次伸展，才能矯正某個身體狀況，那麼每次都要熱身不但困難，也很不切實際。

應該在健身前或健身後做伸展運動？

如果你健身的目的是爲了感覺舒暢和保持身材，那麼在健身前、健身後，甚至健身過程中做伸展運動都可以。如果你要舉重，伸展你要鍛鍊的肌肉和它的拮抗肌可能會對你有幫助。在跑步時伸展小腿有助於避免受傷，因爲緊繃縮短的小腿肌肉容易影響步伐。

把伸展運動變成日常習慣

你應該把伸展運動變成日常習慣，才能讓伸展效果發揮到最大。就跟每天刷牙或洗澡一樣，你的肌肉也需要經常保養。如果你有肌肉緊繃縮短的相關問題，那更應該做伸展運動。雖然在上班時做伸展運動感覺有點蠢，卻可以幫助你避免頭痛或閃到腰。眞正關心員工的老闆，會讓員工早上和下午都有做伸展運動的休息時間。

做伸展運動需要什麼？

你不需要任何裝備，就能開始做伸展運動。本書介紹的所有運動，無論在家、上班時間，或在健身房都可以做。牆壁、桌子、書本（拿來站的）、毛巾或熨衣板都能當成裝備。

黃金法則

在盡量減少
關節活動的情況下
盡情伸展。

伸展技巧

伸展的方式有很多種，但基本的概念都一樣：伸展運動要能拉伸肌肉。

伸展運動一般可以分成兩大類型：靜態伸展和動態伸展。靜態伸展是維持一個姿勢一段時間，動態伸展則是在你想要影響的關節處重復運動。我們這裡講的是靜態伸展技巧，方法就是慢慢伸展（以免刺激肌梭），直到感到緊繃但不會痛的程度。你可以相對長時間地維持這個姿勢一大約 1 分鐘以上。不同研究對於伸展時間的長度看法不一。具體來說，部分研究建議收縮階段應該落在 3 到 30 秒之間，伸展階段應該界於 10 到 60 秒之間或更久。不過，大部分的研究指出收縮階段最久為 10 秒，伸展階段則比這個稍久一些，然後慢慢放鬆，回到起始姿勢。

研究認為被動伸展可以改變肌肉的感覺，進而增加伸展耐受度和肌梭調適度。也就是說，你的組織會習慣練習過的伸展程度。一般相信被動伸展也能改變組織液的水平，進而增加黏動性並減少肌肉緊張。

被動 PNF

最安全有效的伸展方式是本體感覺神經肌肉促進術（PNF），又稱收縮－放鬆法。首先，伸展你的肌肉，直到肌肉開展反抗，這時身體會向肌肉傳送訊息，要它收緊以保護自己。然而，當你一直維持這個姿勢時，肌肉就會解除危機，身體就會再次放鬆。你也可以故意收緊肌肉，以安撫身體的防禦機制。PNF 的設計是防止身體抗拒伸展。為了達到最大益處，請你按照第 13 頁的四大法則進行伸展。

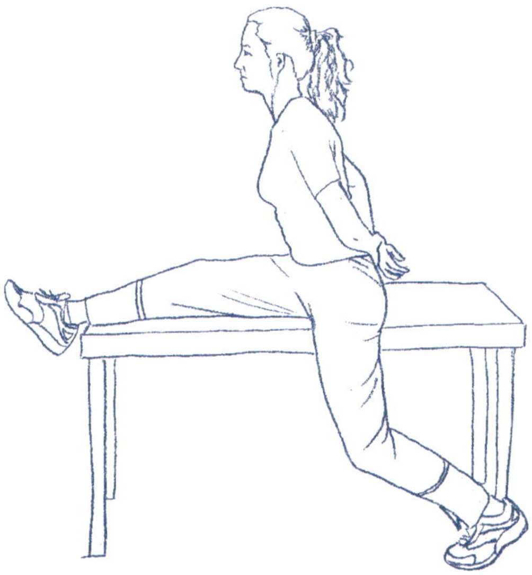

被動大腿後肌伸展：將上半身向前傾斜，直到感覺大腿後側被伸展開來，然後維持這個姿勢。

在做被動 PNF 時，首先慢慢伸展肌肉，直到感到緊繃但不會痛的程度，然後停止並維持這個姿勢 5 到 10 秒。接著，靜態收縮被伸展的肌肉 5 到 10 秒，放鬆幾秒，然後進行更深度的被動伸展並維持這個姿勢 5 到 10 秒。重復這組動作二到三次。

被動 PNF 步驟

PNF 可以拆解成六個步驟：

1. 擺出正確的起始姿勢。
2. 伸展直到達到終止點。
3. 放鬆。
4. 在不移動肌肉的情況下收縮肌肉。
5. 放鬆。
6. 伸展直到達到新的終止點。

根據練習需求和個人目標，重複最後四個步驟三到六次。

起始姿勢

無論你是站著、坐著還是躺著，如果起始姿勢不正確，就無法有效地伸展。所以你要先花時間學習起始姿勢，然後再進行剩下的伸展動作。因此，在你開始之前，請先閱讀每個練習的伸展指示，並仔細看搭配的插圖。如果起始姿勢不容易做，可以透過鏡子或請別人檢查你的姿勢。

伸展動作

在伸展階段時，將肌肉拉長，直到感覺到輕微的刺痛感。在有控制的情況下往正確的方向慢慢伸展，以免啓動身體的防禦系統。本書會以箭頭標示正確的方向。

終止點

在伸展運動中，終止點是指動作因某個原因而停止的位置。有些終止點會改變，其他終止點則是固定的。當你在伸展肌肉時，遲早都一定會達到終止點的。你可能因肌肉感到刺痛或疼痛而停止伸展，肌肉和皮膚等軟組織或骨頭部分相互碰撞，也會造成動作停止。

在使用 PNF 時，當肌肉感覺到輕微的刺痛感，代表達到終止點了。如果你達到不一樣的終止點，請停止動作以矯正伸展技巧，或考慮暫時停止伸展這塊肌肉。另外也請記得，某些肌肉要等其他肌肉伸展之後，才能有效伸展。

放鬆

在放鬆階段，你只需要維持在終止點的位置，同時讓肌肉盡可能地放鬆即可。在這個步驟中，你要試著減少身體收緊肌肉的企圖。如果你能放鬆，伸展的效果會更好。

收縮

收縮是分散身體的注意力，以欺騙其防禦系統的另一種方法。你可以利用某種形式的阻力（例如手、地板或牆壁）來收縮被伸展的肌肉，阻止肌肉繼續移動。在不進一步移動的情況下收縮肌肉，可以解除身體的防禦系統。在這個步驟中，你在上一個步驟所感覺到的輕微刺痛感會減輕或消失。如果疼痛不減反增，代表你在一開始的階段就過度伸展了。但是如果每個步驟都做對了，你現在會覺得可以伸展到新的終止點。

圖中的綠色箭頭示範如何對大腿後肌進行被動 PNF 治療性伸展。在這個伸展動作中，夥伴抬起當事人的腿，直到當事人感覺到大腿後側被伸展開來。當事人讓主動肌（大腿後肌）維持在伸展姿勢十秒，然後放鬆，幾秒之後繼續進行新的伸展。

主動 PNF

主動 PNF 與被動 PNF 的差別在於，前者的伸展動作不是被動進行的。相反地，主動 PNF 會啓動拮抗肌，然後在靜態狀態下對主動肌產生作用。因此，被伸展的肌肉會短暫放鬆，然後透過拮抗肌移動到新的伸展位置。主動 PNF 的時間間隔與被動 PNF 的一樣（最多 10 秒），需要重復整組動作二到三次。

圖中的藍色箭頭顯示如何透主動 PNF 對大腿後肌進行治療性伸展。當事人透過收縮股四頭肌來擺出伸展姿勢。在這個姿勢中，腿是被固定住的，這樣當事人就能將腳跟壓在治療師的肩膀上，藉此對抗主動肌。放鬆之後，當事人主動進行新的伸展動作。

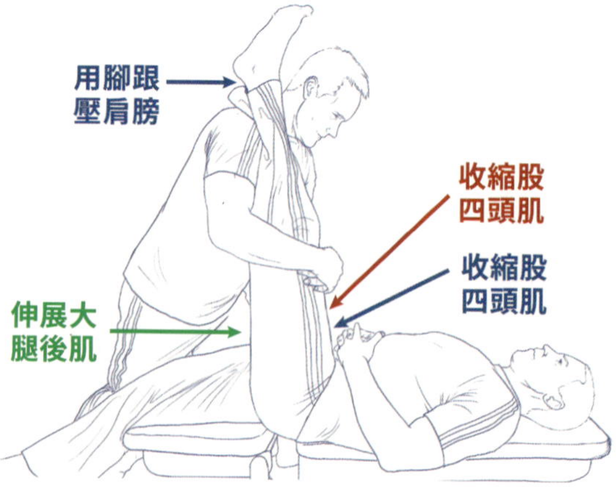

圖中的箭頭標示在不同的大腿後肌伸展法中所使用到的肌肉。綠色 = 被動 PNF；藍色 = 主動 PNF；紅色 = INF。

跟被動 PNF 一樣，主動 PNF 可以增加伸展耐受度、透過高基氏肌腱器促進自我抑制，以及增加黏彈性。另外，也能透過收縮被伸展的肌肉的拮抗肌，產生所謂的拮抗肌抑制。這種收縮會啓動肌梭系統，觸發脊髓發送信號，進而讓主動肌放鬆。

INF

抑制性神經肌肉促進術（inhibitory neuromuscular facilitation, INF）只利用拮抗肌抑制來進行伸展。也就是說，這種方法是透過收縮被伸展的肌肉的拮抗肌，並讓被伸展的肌肉維持在最後位置，藉此完成伸展動作。接著它會再次啓動拮抗肌，以擺出新的伸展姿勢。這個過程要重複二到三次。

圖中的紅色箭頭說明如何對大腿後肌進行 INF 治療性伸展。當事人利用拮抗肌（股四頭肌）將腿盡量抬高到伸展位置。夥伴將腿固定在該位置，讓當事人維持這個姿勢 10 秒，以繼續收縮拮抗肌。接著當事人將腿移到新的伸展位置，夥伴將腿固定在新的位置，讓當事人再次進行伸展。

INF 有助於增加伸展耐受度，也可能促進黏彈性的產生。INF 非常適合用來伸展有疼痛狀況的肌肉。在這種情況下不適合靜態啓動主動肌，因爲這麼做會讓主動肌感到疼痛，不但不會讓它放鬆，反而會對其造成壓力。這時只用拮抗肌來做伸展會比較好，這樣就不會動到主動肌了。

利用網球進行伸展

我們可以利用網球來緩解肌肉僵硬。具體來說，這種方法是利用網球來對肌肉施加壓力，藉此增加靈活度並減輕疼痛。因此，大部分的人發現，先用球針對僵硬的肌肉施加壓力，再來做伸展運動會比較容易。

請注意這種方法相當激烈，必須適度使用。不建議讓球在肌肉上來回滾動，因爲這麼做會激發隱性（非活性的）激痛點。這種方法也有可能造成瘀血，所以如果你很容易瘀血，使用時要格外小心。爲了讓球最有效地與肌肉貼合，可能的話，可以考慮把球放在衣服裡面。

以下是利用網球的具體步驟：

1. 找到肌肉上僵硬或疼痛的壓痛點。
2. 將球放在痠痛點上。
3. 按照第二章〈針對性伸展運動〉章節各圖所示，將球靠著肌肉壓到某個平面上。
4. 持續施加壓力，直到痠痛減輕。
5. 再次增加壓力。
6. 重複步驟 4 和 5，最多不超過二到三次。

訣竅

- 讓球保持靜止，避免在肌肉上滾動。
- 對每個點施加壓力時不要超過三分鐘。
- 如果施加壓力時壓痛感不減反增，或感到疼痛程度達到十分制疼痛等級的七 分以上，請立即停止使用。
- 如果你壓球時太用力，或你有這種體質，可能會出現瘀血。

什麼時候該避免做伸展運動？

做伸展運動基本上是有益處的，但在某些情況下，你可能需要特別小心，或乾脆不要伸展。

年齡

小孩的柔軟度本來就比成人還好。不過，隨著年齡增長，身體會變得更僵硬，柔軟度和調適性也更差。但是這不代表年紀大了就不能做伸展運動。你永遠可以透過伸展提升靈活度並維持柔軟度，如此就能避免一些因年齡而造成的疼痛。你不必做到能劈腿的程度，只要活動量足以讓肌肉放鬆即可。這能讓你的全身保持協調。最重要的是記得，年紀大了以後千萬不要勉強伸展，也不要以爲自己可以像年輕時那樣，輕易且快速地達到想要的成果。

受傷之後

有些情況可以在受傷之後馬上開始做伸展運動，其他情況則要時間過久一點再做會比較好。一般來說，肌肉拉傷或抽筋之後，應該等 48 小時再開始做伸展運動。如果受傷很嚴重，可能要等更久一點。如果是關節受傷，例如腳踝或膝蓋扭傷，應該要等到傷勢評估之後，再開始做伸展運動。想要確認自己的情況，可以找整復推拿師（神經肌肉骨骼疾病專家）或物理治療師做評估。

如果是急性損傷或病症，像是頸部僵硬或背痛，可以開始伸展特定肌肉。治療這類損傷最好的方法通常就是運動，不過一定要用正確的方法。

如果受傷的原因是重複性動作所造成的，也很推薦做伸展運動。重複性動作會導致肌肉縮短或緊繃，進而影響肌腱。記得要遵守前面介紹的四大原則，伸展或收縮肌肉時如果感覺越來越痛，也要馬上停止。

頸部或背部扭傷

閃到腰或頸部僵硬並沒有特定的診斷方法。這些痛苦的症狀可能是肌肉痙攣或抽筋，或是脊椎關節卡住（或是綜合各種因素）所造成的。任何導致疼痛和靈活度下降的病症都要經過正確的診斷，才能得到對的治療。醫師一般會稱急性背痛爲損傷，然而這種診斷無法確切指出疼痛的位置或原因。一直以來，針對急性背痛，醫師通常會囑咐病患臥床休息兩週。現在我們知道，這種情況應該要繼續活動才能痊癒。有急性背痛時應該找整復推拿師、整脊師、物理治療師或醫師進行評估。

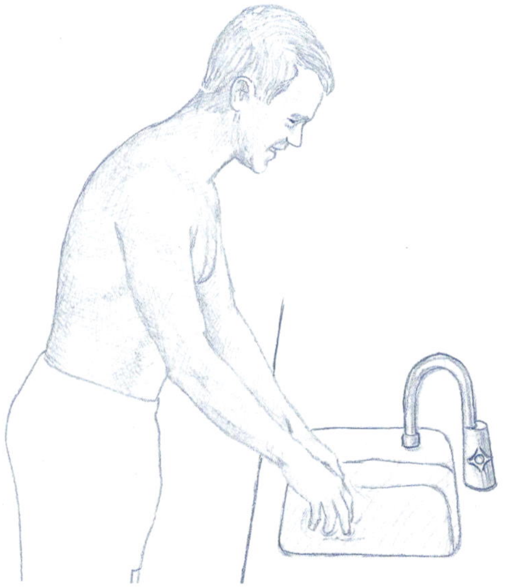

洗碗時身體稍微前傾也可能導致背部問題。

關節過動

關節過動（hypermobility）是指關節活動度太大。體操選手、舞者或武術學員可能會遇到這種狀況。關節過動也有可能是基因問題所造成的。如果關節活動度太大，就有可能會傷到關節。關節和周邊的韌帶也可能會開始傳送疼痛信號。

有個有趣的現象是，即使關節周圍的肌肉縮短，關節還是有可能會很靈活。因此，關節過動未必代表肌肉是放鬆、柔軟的狀態。爲了避免進一步造成關節問題，你必須遵守伸展的基本原則。關節過動的人是否該做伸展運動，取決於他們是否了解伸展的技巧，以及要選哪些肌肉進行伸展。你應該知道要伸展什麼肌肉，以及健康的伸展應該會有什麼感覺。

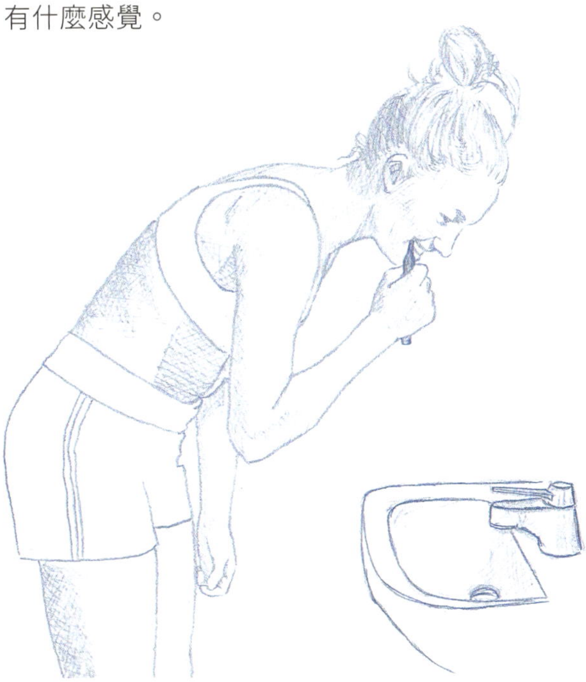

許多日常活動都會對背部造成負擔，而因此導致問題。身體稍微前傾對背部是不良的姿勢。

懷孕

許多女性在懷孕期間會有腰痛的問題，主要的原因是多了胎兒的重量，不過負荷量變大也會導致肌肉縮短。在我協助過的所有女性中，幾乎都在做過伸展運動後發覺疼痛有所緩解。

如果你在伸展時或伸展後骨盆不會痛，懷孕期間就可以繼續做伸展運動。剛生產完後應該要等骨盆底的韌帶癒合，再開始伸展運動。通常是產後十二週，你就可以恢復完整的伸展計畫了。如果不確定懷孕期間要怎麼做伸展運動，不妨諮詢整復推拿師或物理治療師。

醫療考量

即使正在接受藥物治療或生病，做伸展運動也不會對身體產生負面影響。然而，如果你服用了大量的可體松，就需要比平常更加小心。如果你注射了可體松，接下來的十天應該避免伸展接受注射的部位。如果不確定，可以諮詢醫師或專業醫護人員。

應該避免的動作

一般來說，所有會讓關節活動達到極限，但卻無法眞正伸展肌肉的動作都不理想。其中一個例子就是將腳跟向後拉向臀部，藉此伸展大腿前側的動作。這種動作會讓膝關節大幅度地彎曲，目標肌肉卻沒伸展到多少，此外也會增加下背部的壓力，主要問題出在起始姿勢。你可以試試第 113 頁介紹的股直肌俯臥練習，就會感覺到柔軟度不一樣了。

避免進行下列動作：

- 以站姿伸展大腿後側。
- 以站姿伸展大腿內側。
- 以俯臥姿勢伸展大腿前側，小腿碰到大腿。
- 以坐姿伸展臀肌
- 以站姿伸展髖屈肌群，後腿打直。
- 以一隻手臂打直、高度低於肩膀的姿勢伸展胸部。
- 以跪姿伸展大腿前側。
- 以站姿伸展大腿前側。
- 以站姿、圓上背，雙手交叉於兩膝之間的姿勢，伸展肩胛骨之間的肌肉。

如有下列情況，絕對不能進行伸展運動：

- 骨折
- 高燒
- 關節發炎
- 包覆肌肉的皮膚上有開放性瘡口或縫合線

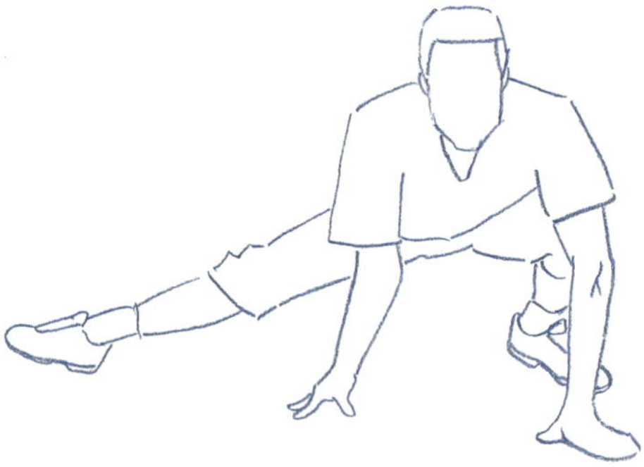

不建議以站姿伸展大腿內側（通常稱爲劈腿）。這個動作會對膝蓋內側造成壓力。

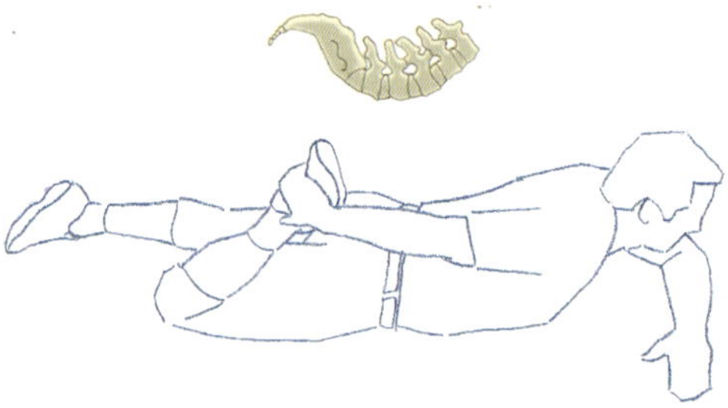

以臥姿伸展大腿前側會導致下背部產生大量運動，也會讓膝關節的活動達到極限。

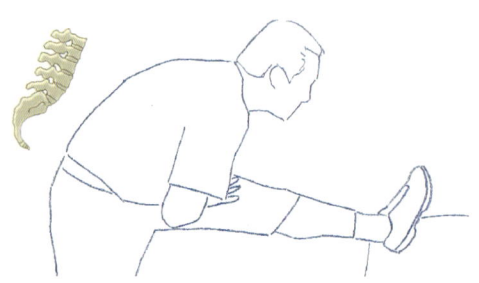

以圓背和腿部過度拉伸的姿勢伸展大腿後側，會對膝關節和背部造成過度的壓力。

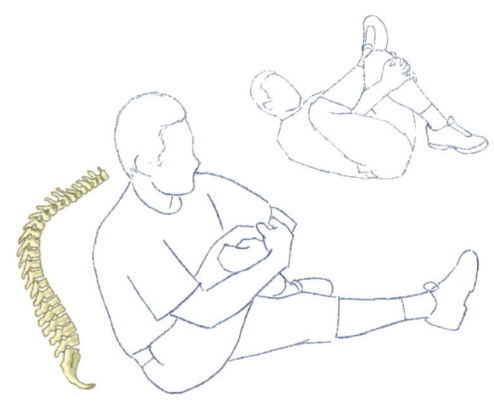

當伸展臀肌時，下背部應該呈現弧形，不是像圖中所示呈現圓背。

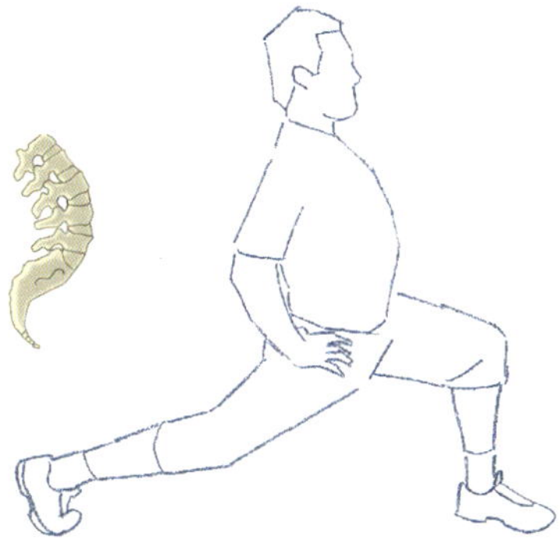

不建議以站姿、後腿打直的姿勢伸展髖屈肌群。伸展髖屈肌群時，不應該增加下背部的弓度，而是要讓背變平。

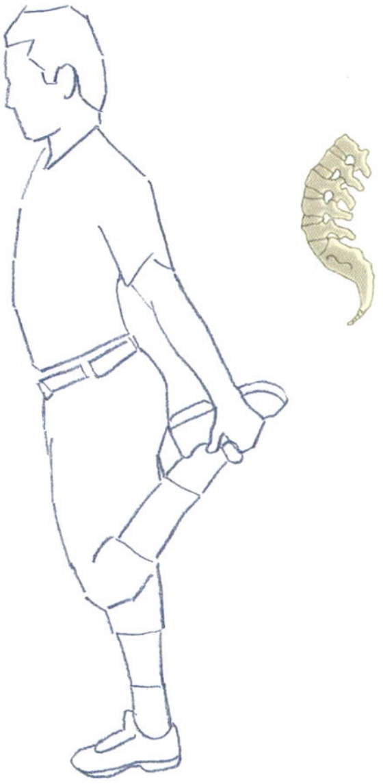

以站姿伸展大腿前側時，一大部分的活動會發生在下背部，也會讓膝關節的活動達到極限。

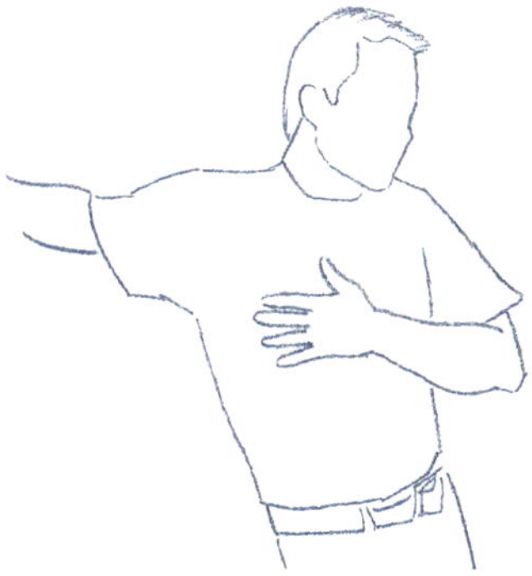

不建議以一隻手臂打直、高度低於肩膀的姿勢伸展胸。手臂打直會對手肘造成過度壓力。

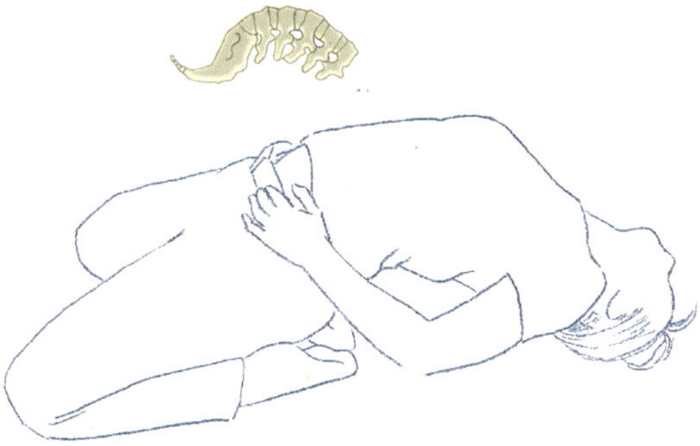

不建議以跪姿伸展大腿前側，這會增加下背部的弓度，讓膝關節活動達到極限。

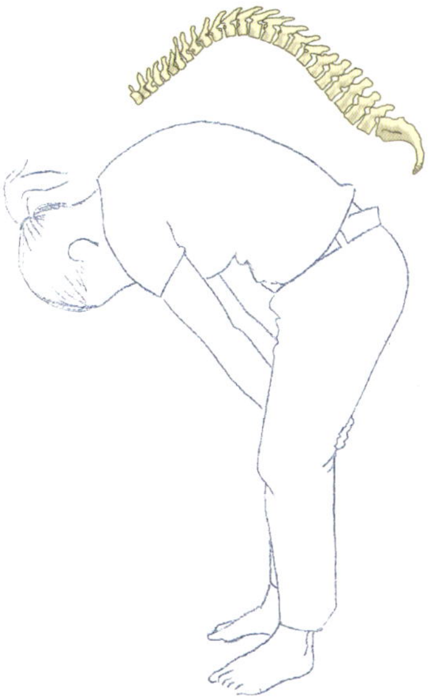

以站姿伸展肩胛骨之間的肌肉會對脊椎的椎間盤造成太多壓力。

好的姿勢對身體有幫助

好的姿勢可以消除不必要的靜態工作，不會對肌肉造成負擔。當肌肉被迫在靜態狀態下工作時，會使用更多的能量，進而產生更多乳酸，並導致疲憊感。好的姿勢會讓負荷儘量靠近身體中心，無論坐著或站著都很有效率。

下列原因可能造成姿勢不良

- 肌肉縮短
- 肌肉虛弱
- 舊傷未癒
- 身邊的人姿勢不佳（小孩會模仿大人的姿勢）
- 憂慮和壓力
- 疼痛

脊柱

脊柱是保持良好姿勢、同時不會造成過度負荷的關鍵。脊柱和其周邊肌肉讓我們有機會以有益的方式對待身體。

脊柱由 24 塊獨立的脊椎骨組成，每塊脊椎骨頂端都比底端稍微小一點。這些脊椎骨由不同的關節和韌帶連接在一起。骶骨（sacrum）和尾骨（tailbone）位於脊椎底部。骶骨由五塊脊椎骨融合而成一塊楔形骨頭，位於髖骨（hip bone）之間。位於骶骨下面的骨頭通常稱爲尾骨，同樣是由四到五塊脊椎骨融合而成。

整條脊椎由許多小肌肉包覆起來。除了脊椎頂部之外，每組脊椎骨之間都有一個椎間盤。

椎間盤的外圍是軟骨環，中間則是膠狀物質。椎間盤就像跑步鞋裡的鞋墊一樣，具有緩衝作用。

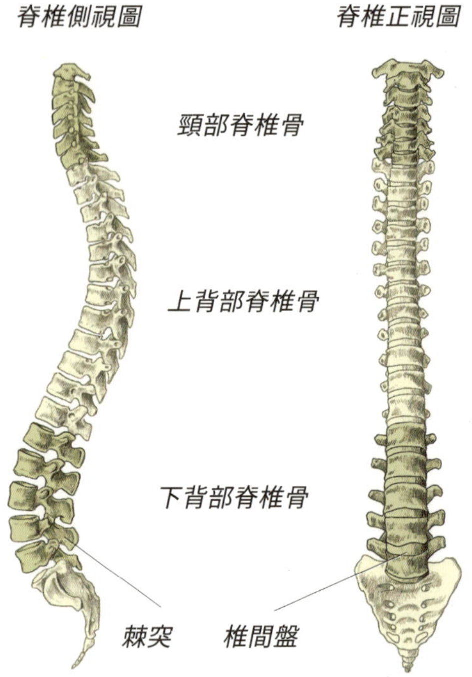

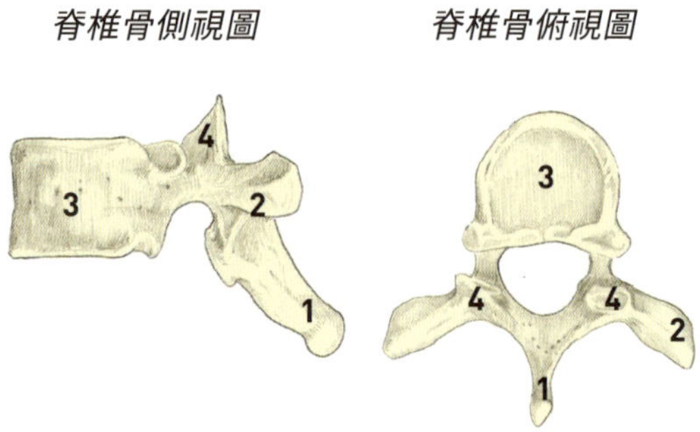

1. 棘突
2. 橫突
3. 椎體
4. 脊椎分節

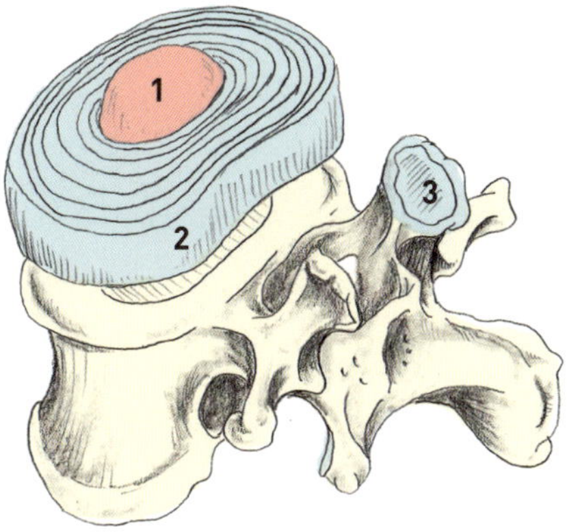

1. 髓核 = 膠狀物質
2. 纖維環 = 纖維軟骨環
3. 脊椎分節

脊椎的移動包括以下幾種：
1. 側彎。
2. 後彎。
3. 前彎。

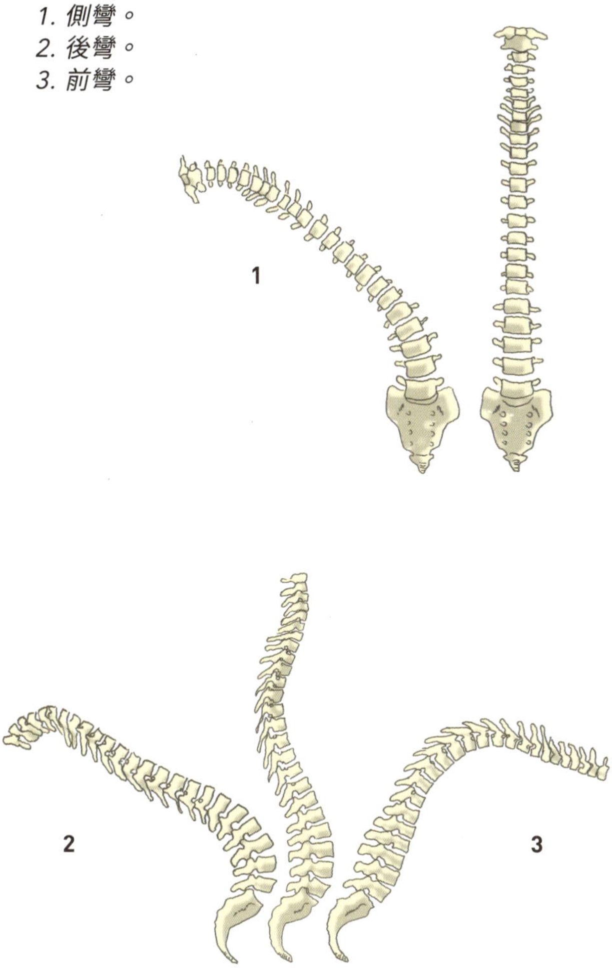

椎間盤是吸收力量和振動的緩衝器。如果沒有椎間盤，脊椎骨就會因站立或行走時反覆受力而被壓碎。脊椎是身體中央一條可移動的支柱，從側面看時會有三道明顯的曲線。

頸部的七塊脊椎骨排列成弧狀，稱爲前凸（lordosis）。往下十二塊位於胸部的脊椎骨排列成圓狀，稱爲後凸（kyphosis）。最後五塊位於下背部的脊椎骨同樣排列成弧狀。這種形狀有助於背部吸收力量，因爲它能增加或減少曲度，藉此減輕壓力。脊椎由韌帶和小肌肉包覆起來，以讓所有可移動的脊椎骨保持在原位。這些韌帶和小肌肉會互相作用，以穩定背部並讓身體能夠移動。

脊椎承受著極大的負擔，不是只有保護穿越其中的脊髓，和讓身體保持直立的功能而已。脊椎還要有足夠的柔軟度，才能彎曲、吸收跑步或行走時的力量，並承受提重物時的龐大壓縮力量。此外，脊椎還要能往不同方向移動。這些都說明了脊椎的構造爲何如此巧妙。

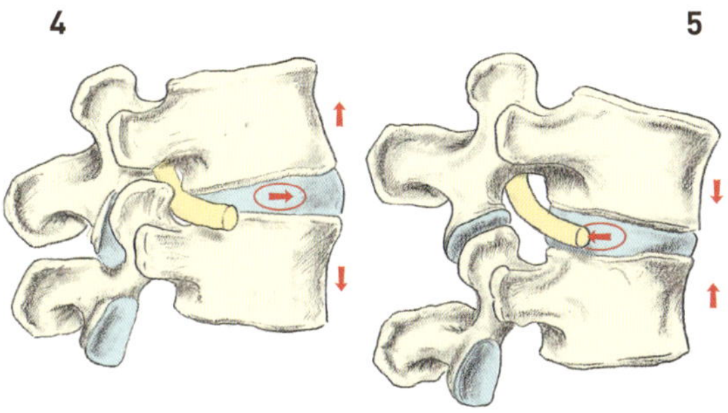

4. 後彎會減少神經的空間。
5. 前彎會增加神經的空間，但也會增加椎間盤前面的壓力，並迫使髓核向後移。

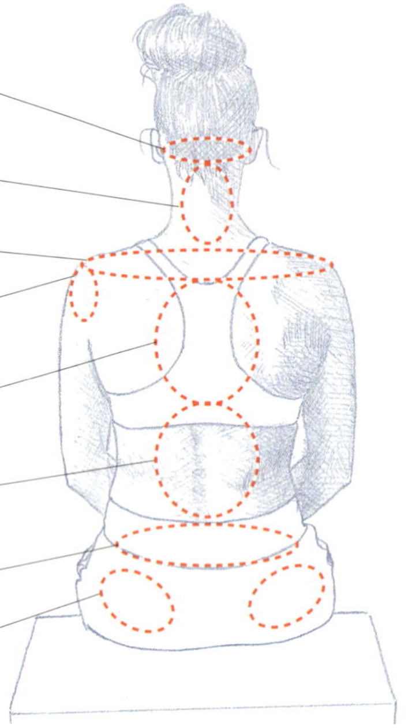

背部各個區域

下列壞習慣會導致椎間盤破裂

站姿或坐姿不良，而且彎腰駝背得很嚴重。如果來自地面的力量無法通過脊椎中心，對椎間盤的傷害性槓桿效應會高達九倍。

提重物時從不用到腿部，無論是只有一次或是長期如此，在雙腿打直、彎腰的情況下提起重物，都有可能造成椎間盤破裂。如果在提起重物時試圖轉動身體，椎間盤受傷的機率會增加好幾個百分比。

日復一日、經年累月地長時間坐著，長久下來，椎間盤就會破裂。

記住，任何問題都是其來有自的。

椎間盤破裂

當椎間盤破裂時，軟骨環也會破裂，造成膠狀核心滲漏。如果不幸的話，這種破裂會壓迫神經，產生刺激和發炎，進而造成疼痛。這種疼痛可能是局部性的，也可能透過脈衝放射到受壓迫神經所控制的區域。最常見的破裂區域位於下背部第四到第五腰椎之間。不幸的是，這裡也是坐骨神經從脊椎離開的地方。如果這條神經受到壓迫，疼痛會從腿部放射到足部，甚至可能減弱反射和運動控制。然而，大部分的椎間盤破裂是無症狀的，也就是說不會引發疼痛或任何症狀。事實上，大部分的人是直到 45 歲，才發現自己至少有一處椎間盤破裂卻不自知。

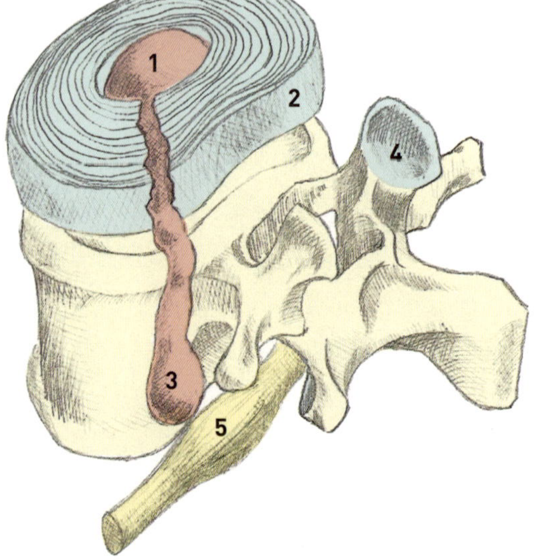

1. 髓核
2. 纖維環
3. 髓核向神經（編號 5）滲漏
4. 脊椎分節

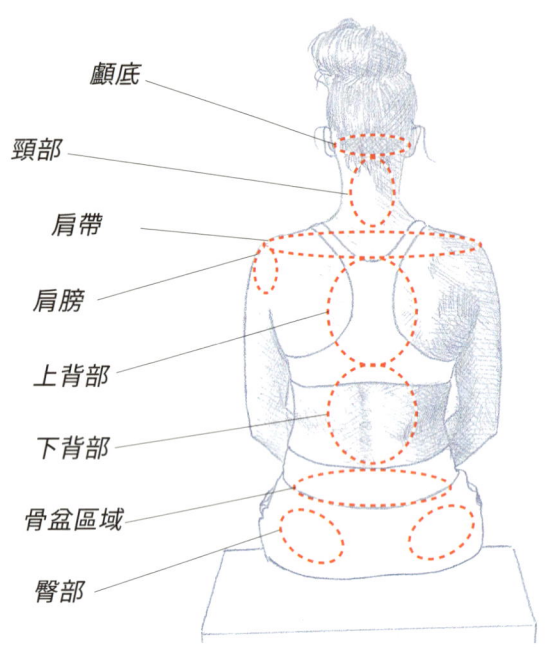

腹肌

腹肌的問題在於我們知道它的位置，也知道如何鍛鍊，但當眞正需要時，卻不知道如何使用。腹肌對姿勢和脊椎的健康具有重要作用，能夠維持上半身和下半身之間的穩定性，同時減輕脊椎裡椎間盤的壓力。

腹肌的四塊主要肌肉包括前面的腹直肌、腹外斜肌、腹內斜肌，以及腹橫肌。這些肌肉的主要功能包括將軀幹向前彎、轉動軀幹，以及將軀幹向側彎。雖然這些功能都很重要，但它們最重要的功能是腹間壓（interabdominal pressure）。這是透過吸氣、緊閉嘴巴，以及收緊腹肌所形成的壓力。這種方法會讓腹腔內的壓力增加，使脊椎骨彼此分離，並減少椎間盤的壓力。強大的腹間壓能讓底部椎間盤的壓力減少達 50%，其上方椎間盤的壓力則可減少達 30%。知道這點之後，你就不難理解爲什麼在提重物或輕物時，應該利用腹肌產生這種壓力。

爲了減輕壓力，你必須知道如何收緊腹肌。聽起來很簡單，不過很多人的作法都不正確。有些人以爲收緊腹肌是把腹部往外推，有些人則把腹部往內縮，但是這兩種作法都無法達到預期效果。

測試你的腹肌

- 將背靠著牆壁站立，腳跟、臀部、肩胛骨和後腦勺都要碰到牆壁。現在，試著把下背部推向牆壁，臀部或肩膀要保持靠牆。如果不確定下背部是否有往牆壁移動，可以將手放下背部和牆壁之間。
- 仰躺下來，雙腿併攏。正常來說，你會感覺到下背部和地板之間會有一些空隙。現在，試著把下背部推向地板。你可以把手放在下背部和地板之間，感受下背部用力的程度。

這些動作幾乎只會用到腹肌。有些人完全無法讓下背部往牆壁或地板移動，因爲他們不知道如何讓腹部發揮作用。他們會努力扭動身體，卻怎麼也無法讓下背部靠近目標。請你練習，直到成功完成這項測試。這能讓你學習使用和依賴腹肌，幫助你擺出更標準、更輕鬆的姿勢。

如果沒辦法收緊腹肌，可以試試咳嗽或讓腹部出力。如果其他肌肉太過緊繃或縮短，例如髖屈肌群或腿部前側的股四頭肌，可能也會很難收緊腹肌。相關肌肉的伸展方法請見本書第 108 頁和 113 頁練習章節的說明。

好的姿勢

站姿

從側面看，你的耳朵、肩膀、髖部、膝蓋和腳都要相互對齊，形成一條身體鉛垂線。當脊椎呈現正常曲度時，脊椎所吸收的力量就能直接通過每塊脊椎骨和椎間盤。你的膝蓋要稍微彎曲，不能過度伸直。

常見錯誤

- 將下巴向前推，使得耳朵位於肩膀前面，頸部姿勢有如禿鷹。
- 肩膀向前彎曲，使得上背部出現駝背。
- 將髖部向前推，下背部明顯弓起（可惜的是，很多人都用這種姿勢休息）。
- 將髖部向後傾斜，消除下背部的弓度，形成我所謂的「計程車屁股」。

從前面看，頭部應該擺正，不能傾斜或轉動（這有時不太好分辨，因爲角度可能非常細微）。肩膀應該放低，兩邊彼此齊平。雙腳應該打開，與髖部同寬，腳趾應該稍微向外。

乍聽之下非常簡單。不過，只要看看四周，就會發現很少人是這種站勢。大多數的人不是前傾、後傾，就是歪向一邊，也可能把大部分的重量壓在其中一隻腿上。

正確的站姿如下：

- 雙腳打開與髖部同寬，腳趾向外斜出幾度。
- 腳跟和前腳掌承受的重量應該平均。
- 膝蓋稍微彎曲。首先，試著過度打直膝蓋，然後稍微彎曲，讓膝蓋往前移動大約 2.5 公分即可。
- 腹肌稍微收縮以保持穩定。
- 讓脊椎呈現自然的曲線。
- 肩膀放鬆。
- 頭部擺正。

想要測試自己的站姿是否正確，可以請人往下壓你的肩膀。如果你的站姿正確，即使這麼一壓，身體也不會搖晃。特別重要的是，腹部不應該被這股力量壓得向前推。如果腹部向前推了，代表下背部的弓度太大了。你可以收縮腹部，拉平下背部來進行矯正，就跟靠牆練習一樣。

好的姿勢

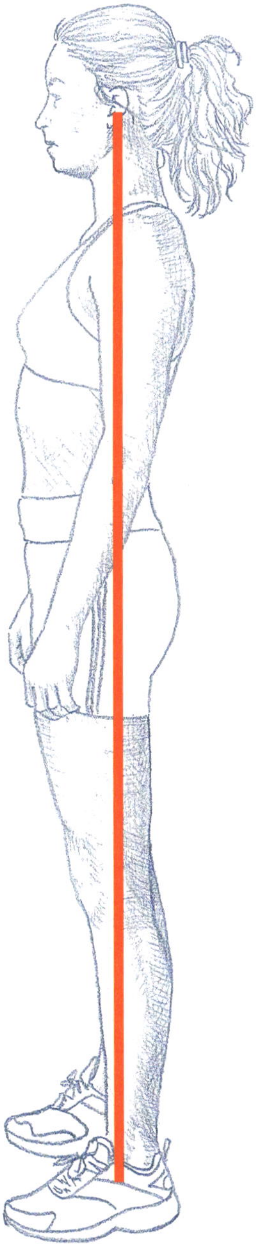

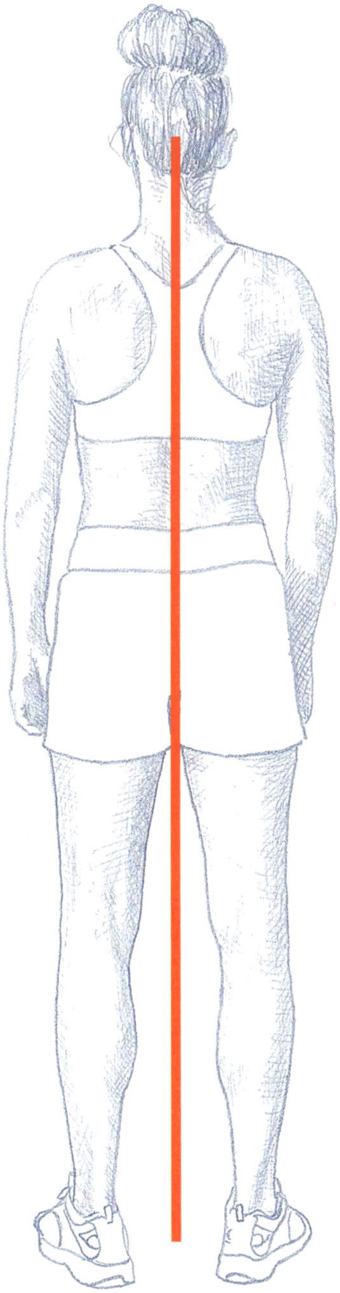

鉛垂線是一條通過耳朵、肩膀、脊椎、膝蓋和腳踝外側的虛擬線。

身體重量應該平均分配到這條線的左右兩側。

不良姿勢

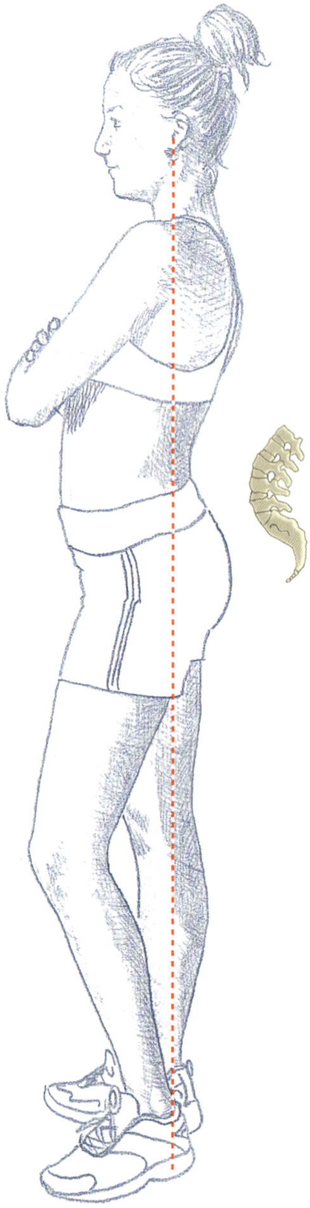

身體歪向某一隻腳並弓起背部，會讓鉛垂線移得太後面。

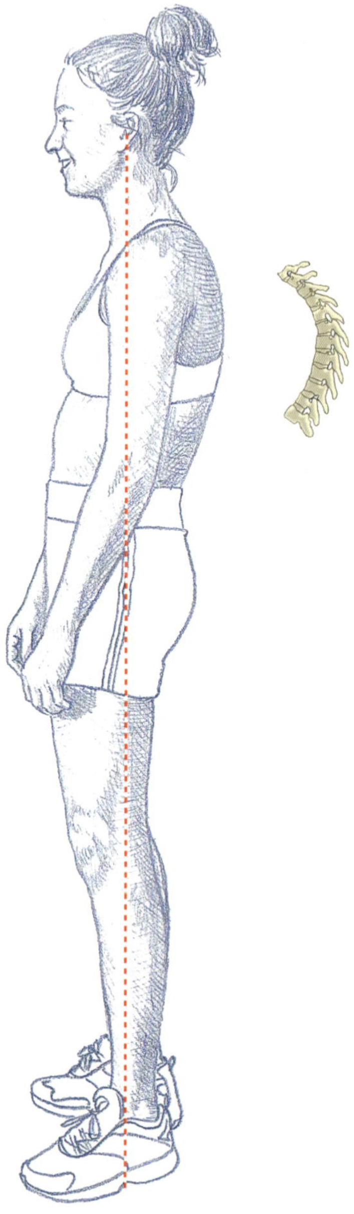

彎腰駝背會讓鉛垂線移得太前面。

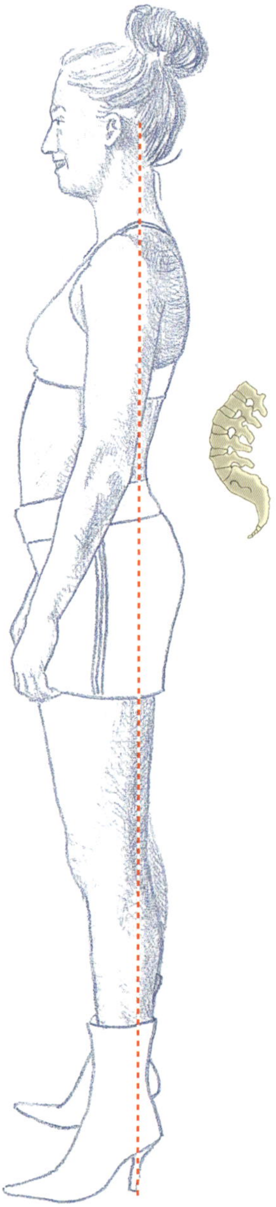

穿高跟鞋容易讓鉛垂線移得太後面。

坐姿

雖然不建議你常常坐著，不過還是有必須坐下的時候。當你坐下時，還得要保持挺立，不要讓全身肌肉處於放鬆或懶散的狀態。相反地，要讓特定肌肉保持活躍。在大部分的情況下，我們很難用正確的姿勢長時間坐著。不過，這倒也給了我們一個起身活動一下的理由。

想要維持正確的坐姿，未必需要一張好椅子，但是一定要先學會正確的站姿。如果你知道怎麼站才正確，當你坐下時，也會去注意脊椎的位置對不對。即便是坐著時，背部的曲度也會決定負荷對身體其他部位的影響。

記住，坐著的時候要將雙腳打開踩在地上，支撐性才會比較好。坐高一點的椅子比較容易增加大腿和背部之間的角度。這個角度應該至少有 45 度。背要挺直，才能維持跟站著時一樣的曲度。肩膀垂下並與耳朵對齊。儘量不要用靠背墊。挺直坐好是保護背部的最佳方法。使用靠背墊難免會降低背部的自然弓度，對椎間盤造成更大的壓力。最重要的是，使用靠背墊時，你不再是用肌肉來讓身體挺立，而是依靠韌帶和關節囊等被動結構來保持挺立。

如果你的正確站姿練習還不夠，偶爾坐一下可能會有好處。 不過，買一張昂貴的好椅子無法保證你不會背痛，也不能確保背部會很健康。一切全看你坐多久、坐姿如何，以及你的肌肉有多強壯、柔軟。

買椅子的時候，要考慮椅子的用途：單純拿來坐的椅子和工作用的椅子是有差別的

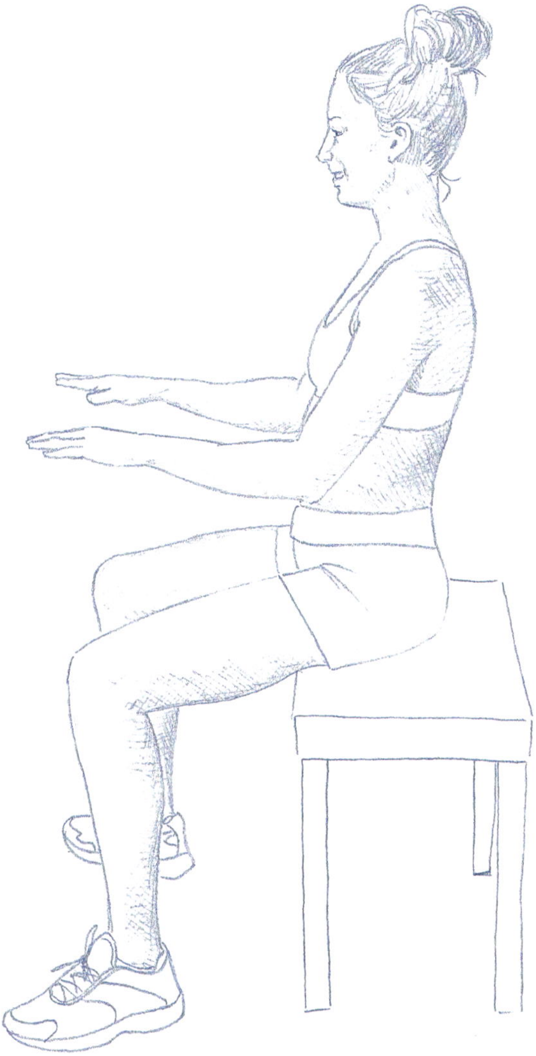

當你坐著的時候，脊椎的曲度要跟正確站立時的曲度相同。

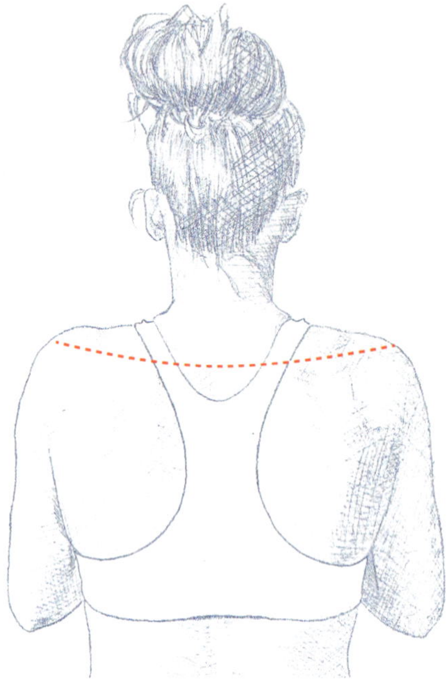

當你有壓力時，肩膀會忍不住抬起，使得肌肉處於靜態工作狀態。

姿勢不良的後果

如果久坐不動，你會失去正確站立的能力，甚至連走路或跑步都可能有困難，因爲執行這些功能的重要肌肉已經因爲久坐而變緊縮短。

姿勢不良可能導致下列問題：

- 肌肉變緊縮短，導致姿勢繼續惡化。
- 跑步或走路的動作模式不良，可能造成其他傷害。
- 肌肉產生激痛點，可能造成局部不適，或將疼痛放射到手臂和腿部。
- 引發頭痛，導致肌肉緊張、乳酸增加，使得頭痛更加惡化。

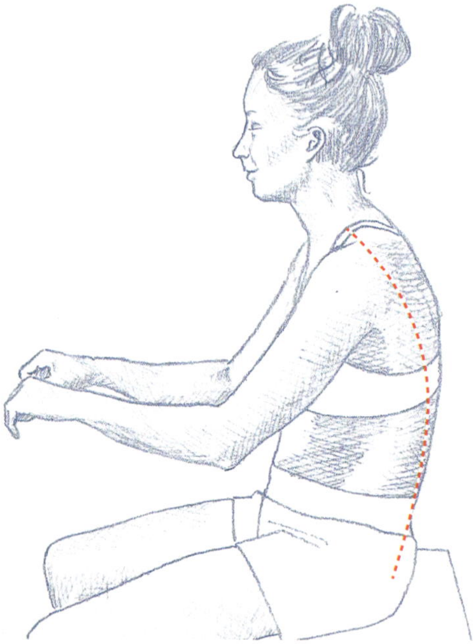

駝背的坐姿會讓下背部椎間盤的壓力增加十倍之多。就連頸部肌肉也得在靜態狀態下工作，才能防止頭部向前傾斜。

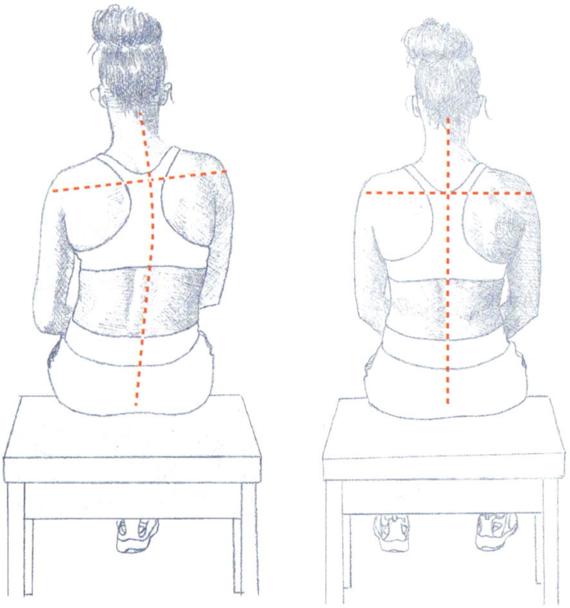

翹二郎腿的坐姿會讓身體歪向一邊，其他肌肉必須進行代償，才能避免你向側邊摔倒。

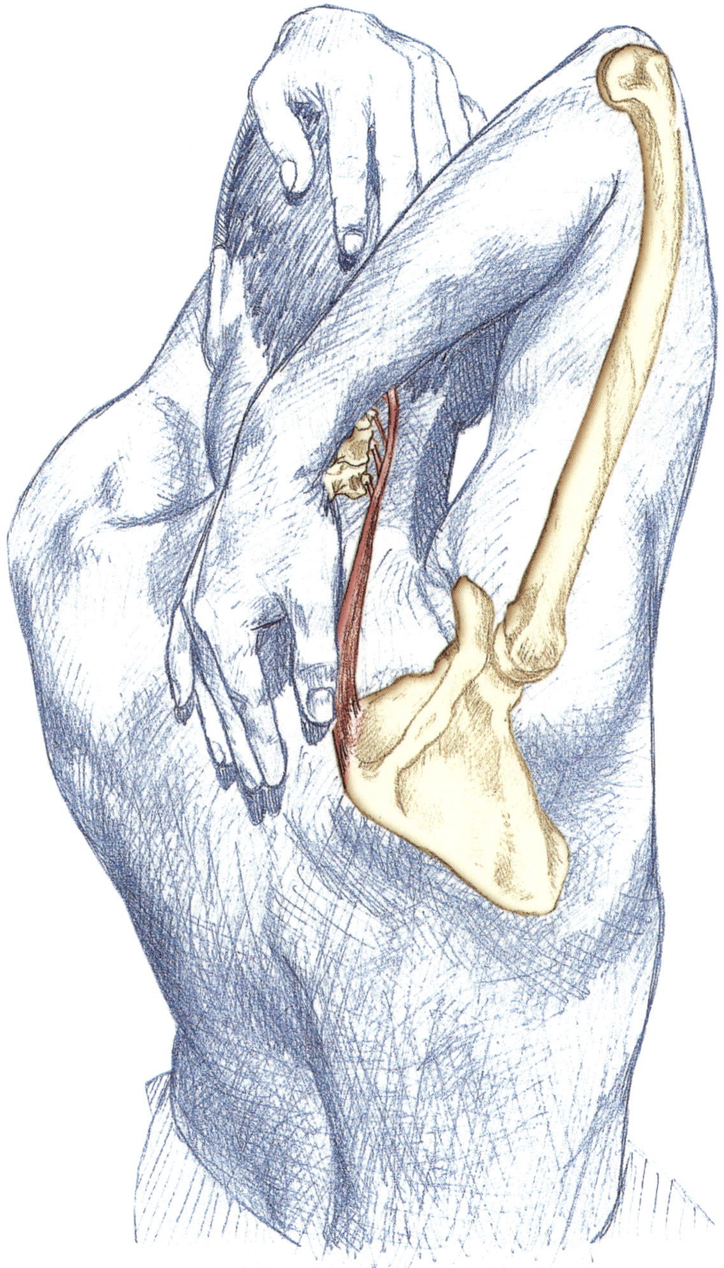

2 針對性伸展運動

上斜方肌（Upper Trapezius）

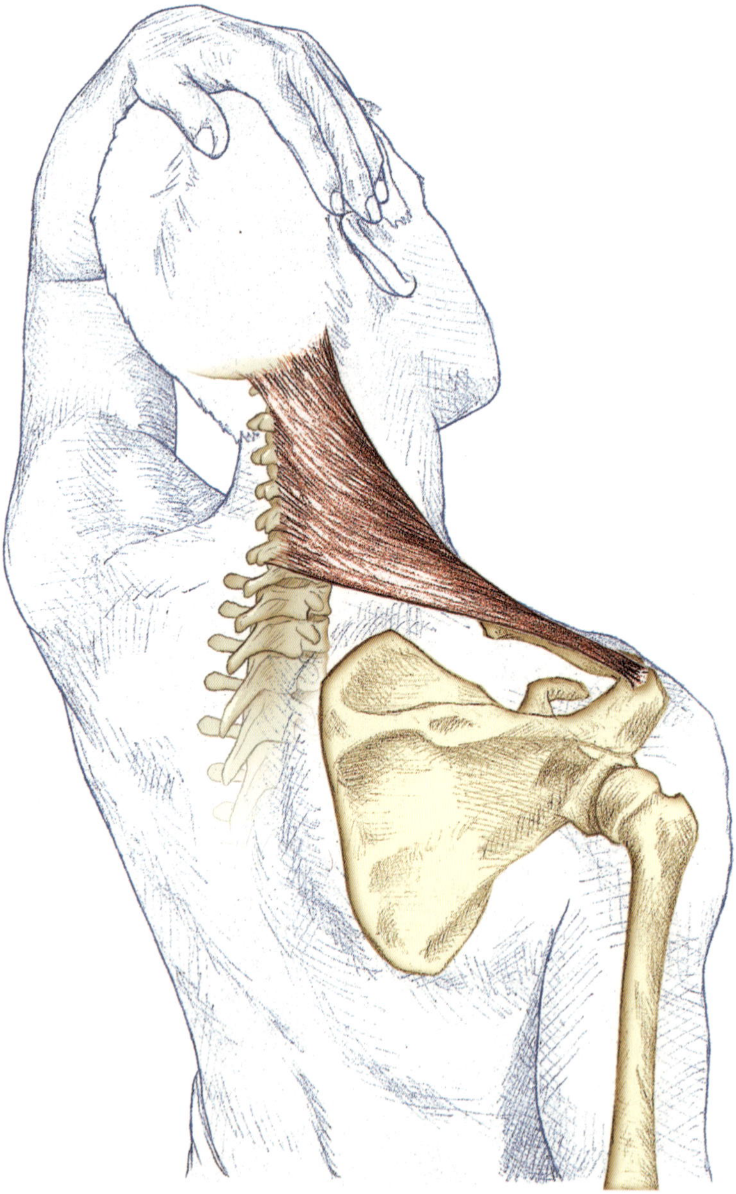

如果做得正確，這個練習是很有效果的。起始姿勢和手的放置位置非常重要，伸展時肩膀必須保持下垂，以減少肌肉的靜態張力。做這個練習時不需要用盡全力。

肌肉介紹

斜方肌是一塊扁平的大肌肉，靠近包覆著肩頸和上背部的皮膚。斜方肌的功能是抬高肩膀，拉近兩邊肩胛骨的距離，旋轉頭部，並幫助頭部側彎。

造成緊繃的原因

當你不自覺地抬起肩膀時，就會造成斜方肌緊繃縮短。這會造成肩膀產生持續性的靜態張力，導致這個區域處於緊張狀態。肩膀抬起的原因包括覺得冷或壓力大等等因素。

當你感覺到壓力時，肩頸自然很難放鬆，而這個區域正是顯現緊張狀態的地方。由於斜方肌能抬起肩膀，所以如果你經常承受壓力，這塊肌肉就永遠無法放鬆，因此變得很緊很短，進而導致疼痛和疲勞。

緊繃的症狀

- 顱底、耳朵上方、眼框或眼睛後方頭痛。
- 肩帶局部疼痛。
- 肩胛骨之間局部疼痛。
- 難以轉頭或向側邊歪頭。

柔軟度測試

你的頭應該要能側彎約 45 度，並向左右兩邊旋轉約 90 度。

注意事項

在伸展過程中，如果疼痛集中於耳朵下方，而不是整個斜方肌上，請不要做這個練習。

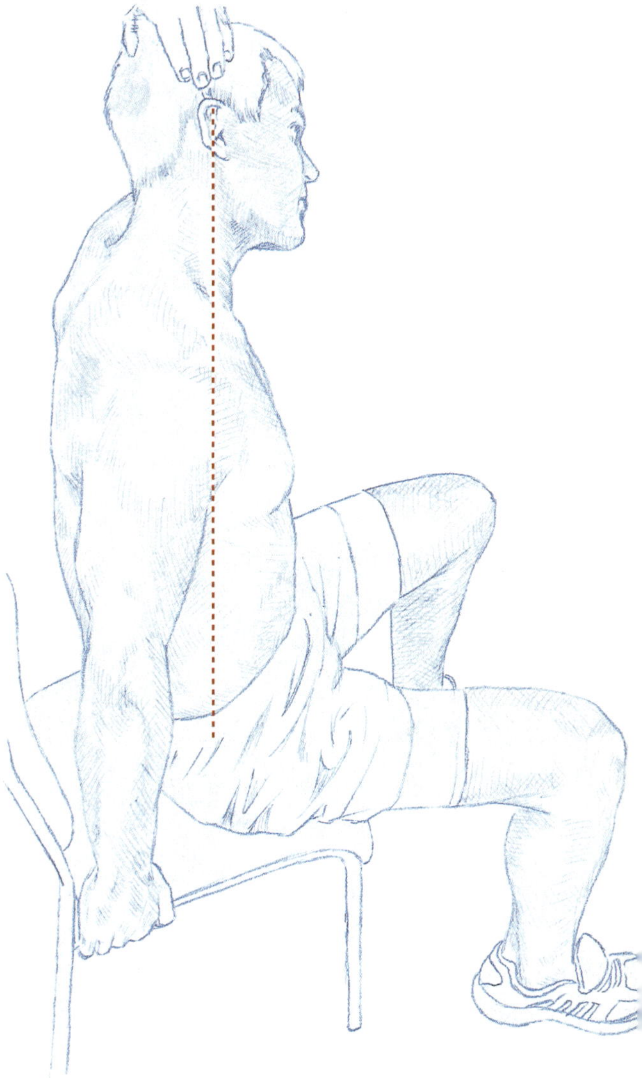

注意頭要跟上半身呈一直線。

伸展技巧

坐在椅子或健身椅上，雙腳打開，背部和腹肌稍微收緊。右手伸到身後，抓住椅子邊緣。將上半身向左靠，頭部保持直立。你會覺得右肩或右上臂有輕微的拉扯感。

接著，試著將右肩抬向天花板五秒，身體不要往側邊移動。放鬆幾秒，然後上半身更向左靠一些。現在，你已達到這個伸展練習的正確起始姿勢了。

小心地將頭向左傾斜，並稍微向右旋轉。將左手放在頭上，小心地將頭向左拉，以此伸展目標肌肉 5 到 10 秒。當感覺到脖子和肩膀有輕微的刺痛感時，請停止動作，放鬆肌肉 5 到 10 秒。

將頭向左移動，以此加深伸展度，直到達到新的終止點。

重複這組步驟二到三次。

常見錯誤

- 沒有坐直。
- 頭往前靠。
- 手放在椅子太前面的地方。

說明

如果你發現自己很難好好伸展這塊肌肉，可能需要試試深層組織按摩，幫助肌肉放鬆，使其更容易伸展。不要急於練習，剛開始要慢慢來。

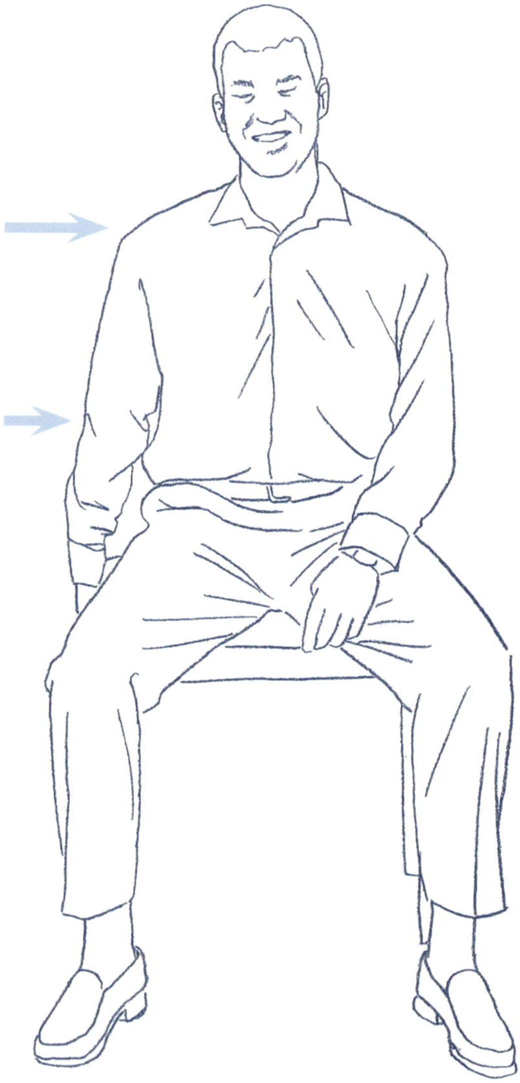

將手斜放在身體後面，擺出起始姿勢。上半身向左靠，右肩垂下。

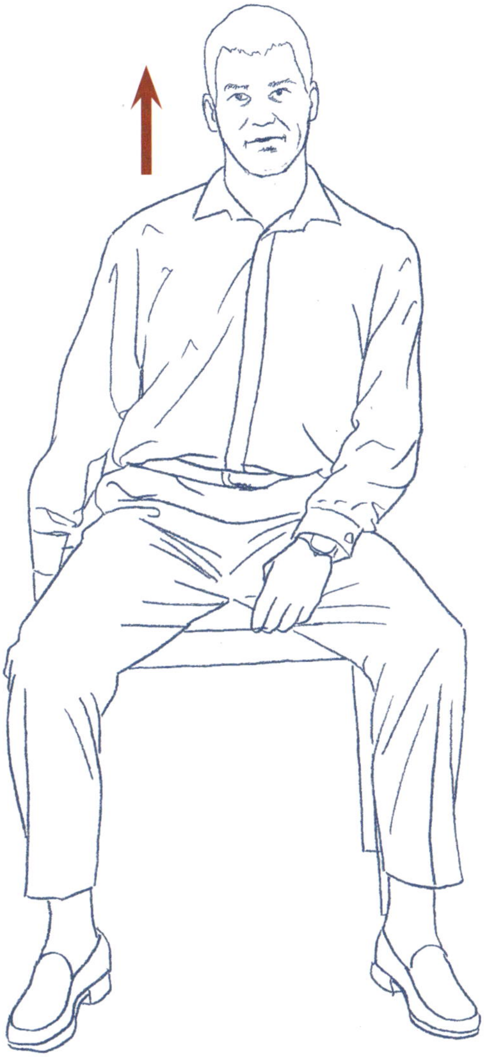

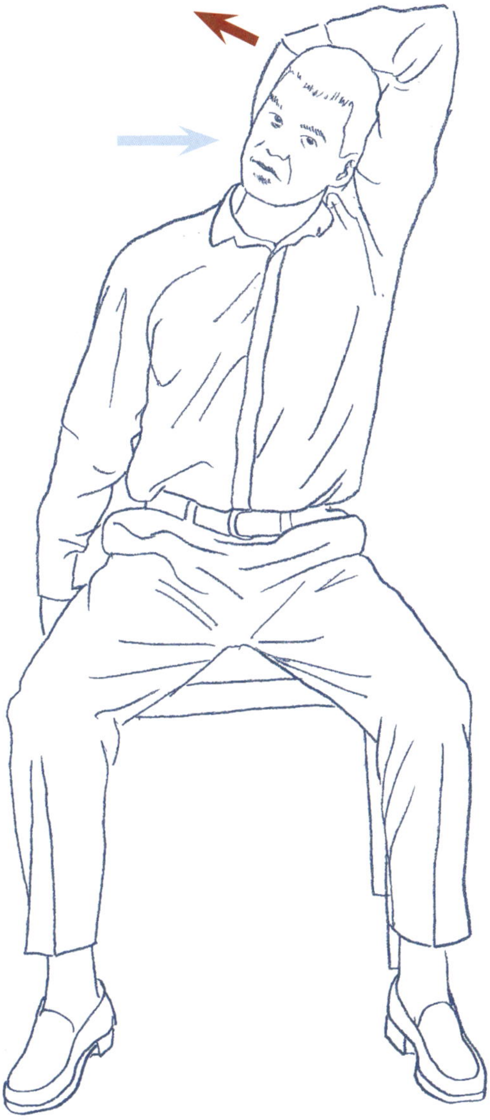

將右肩抬向天花板以進行抵抗，接著放鬆右肩，更向左靠一些。

小心地將頭往左邊移動，並稍微轉向相反方向，以此進行伸展。小心地將頭往上推以進行抵抗。

胸鎖乳突肌（STERNOCLEIDOMASTOID）

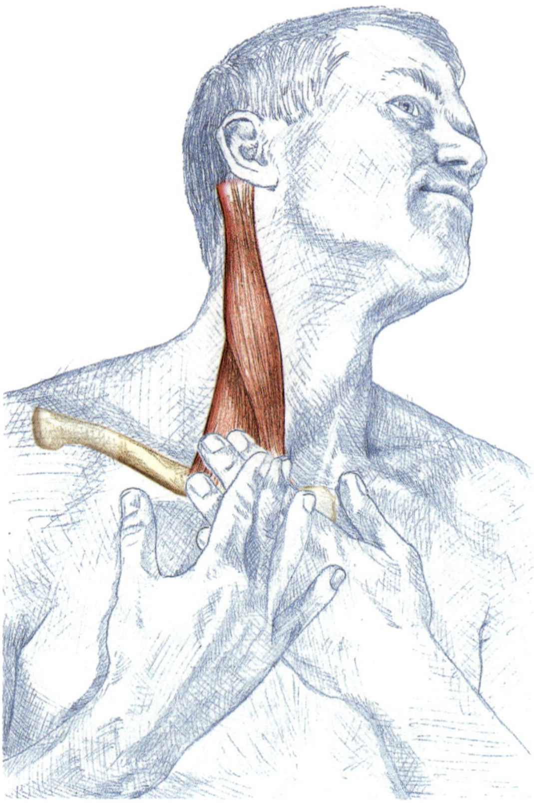

這個練習做起來可能會有點怪，因爲這塊肌肉位於敏感位置。如果感覺太不舒服就不要做。一開始你可能需要請治療師來幫你。想要輕鬆找到這塊肌肉，可以站在鏡子前面，將頭轉向一邊，這樣肌肉應該就能清楚顯現。

肌肉介紹

胸鎖乳突肌是一塊圓形的肌肉，靠近頸部前面的皮膚，很容易看到。這塊肌肉從鎖骨內側沿著頸部側邊向上延伸，附著在耳朵後面的顱底。胸鎖乳突肌的功能包括讓頭側彎和轉動，幫助用力吸氣，讓頸部底部向前傾斜，以及讓頭向後仰。

造成緊繃的原因

駝背坐著看電視或電腦螢幕等等不良姿勢，可能造成這塊肌肉縮短。這些不良姿勢也可能是胸大肌縮短的後果。胸鎖乳突肌縮短所造成的姿勢有時也被稱爲「禿鷹頸」，因爲看起來就像禿鷹挺著頸部和頭部的樣子。

處於壓力下的人經常會用力呼吸並抬起肩膀，造成這塊肌肉長時間處於靜態工作狀態，進而導致緊張和疼痛。

緊繃的症狀

- 頭頂頭痛
- 頭部無法挺直與脊椎對齊

柔軟度測試

背部和後腦勺靠牆而站。一隻手放到頸部後方，試著將頸部往牆壁的方向推。你要能將頸部推到手上。

注意事項

如果造成頸部疼痛、頭暈或呼吸困難，請不要做這個練習。

伸展技巧

你可以坐著或站著進行這個練習。

找到胸鎖乳突肌與右邊鎖骨的附著點，將右手的三根手指放在這塊肌肉底端 2.5 公分處。將左手放在右手手指上並保持不動。

將頭稍微向左後方移動，直到感覺到頸部右側有輕微的灼熱感。接著，放鬆肌肉 5 到 10 秒。

將頭移回起始姿勢以進行抵抗。你可以將一隻手放在額頭上，用頭去推手 5 到 10 秒，以此放慢動作。放鬆肌肉 5 到 10 秒。

將頭向左後方移動並加深伸展度，直到達到新的終止點。

重複這組步驟二到三次。

常見錯誤

- 肌肉位置不正確。
- 頭轉錯方向。

說明

如果你在做這個練習時有困難，在找到肌肉位置前先把頭往前伸，以便更快達到伸展效果。

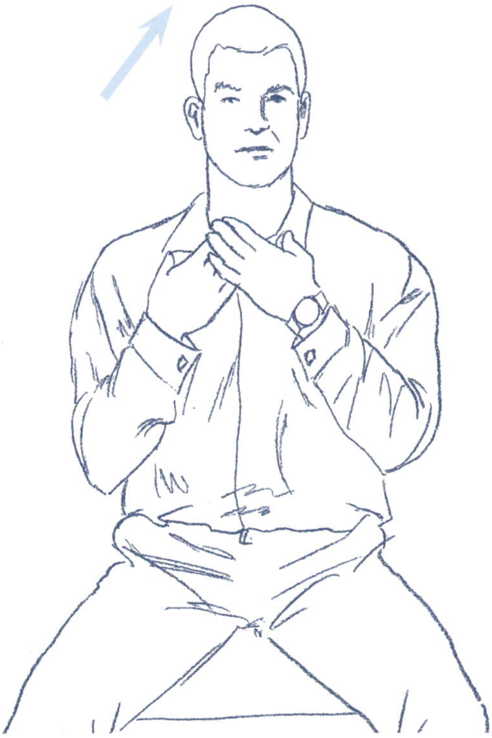

用手指找到肌肉的位置，將頭向左後方移動。

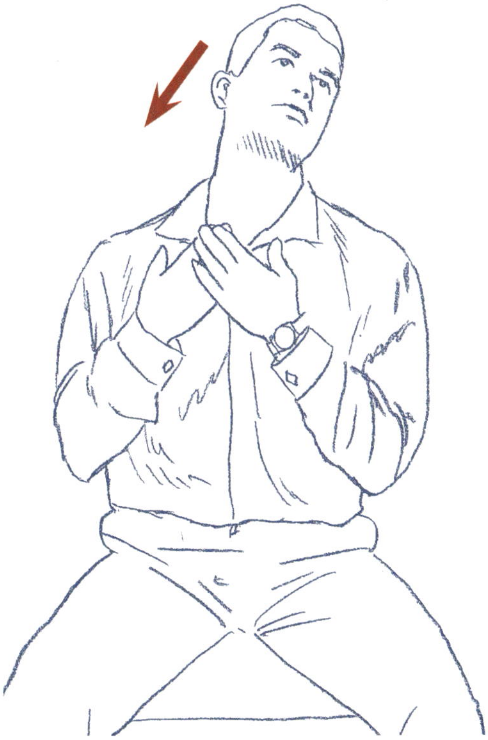

將頭移回起始姿勢以進行抵抗。

斜角肌（SCALENES）

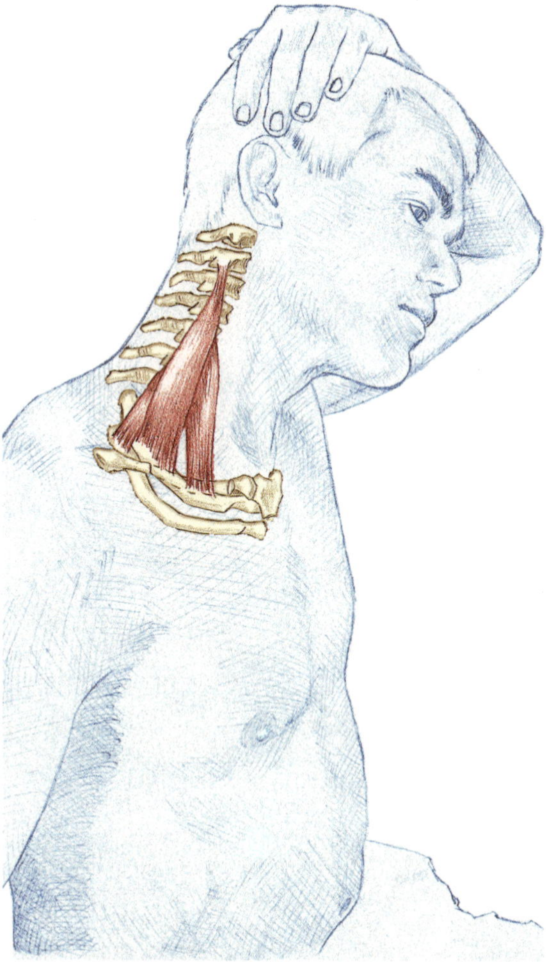

這個練習跟第 32 頁的上斜方肌練習類似。差別在於這裡的頭是直接向一邊傾斜，沒有轉動。

肌肉介紹

斜角肌位於頭部側面上斜方肌和胸鎖乳突肌之間，從頸椎延伸到兩根上肋骨。斜角肌的功能是幫助頭部往側邊傾斜，並在用力吸氣時提供協助。

造成緊繃的原因

坐著時習慣性地將頭往一邊傾斜（例如用耳朵和肩膀夾住手機），可能會導致斜角肌變緊縮短。

一般認爲斜角肌是壓力肌的一部分，因爲有壓力時，用力呼吸的情況會增加，進而啓動斜角肌。

緊繃的症狀

- 頭部難以側彎
- 手部或手臂有麻木或刺痛感

柔軟度測試

你的頭應該要能側彎約 45 度。

注意事項

在伸展過程中，如果頸部感覺疼痛，請不要做這個練習。

伸展技巧

坐在椅子或長椅上，雙腳打開，背部和腹肌稍微收緊。右手伸到身後，抓住椅子邊緣。將上半身向左靠，頭部保持直立。你會覺得右肩或右上臂有輕微的拉扯感。

接著，試著將右肩抬向天花板五秒，身體不要往側邊移動。放鬆幾秒，然後上半身更向左靠一些。現在，你已達到這個伸展運動的正確起始姿勢了。

小心地將頭向左傾斜。將左手高舉過頭，放在頸部右側。小心地將頭向左拉，以此伸展斜角肌 5 到 10 秒。當感覺到頸部右側有輕微的刺痛感時，請停止動作。放鬆肌肉 5 到 10 秒。

將頭向左拉以加深伸展度，直到達到新的終止點。

重複這組步驟二到三次。

常見錯誤

- 伸展過程中沒有坐直。
- 頭部沒有與脊椎對齊。
- 抓住頭部而不是脖子。

說明

如果你在做這個練習時有困難，花些時間伸展斜方肌和胸鎖乳突肌，然後再試試看。

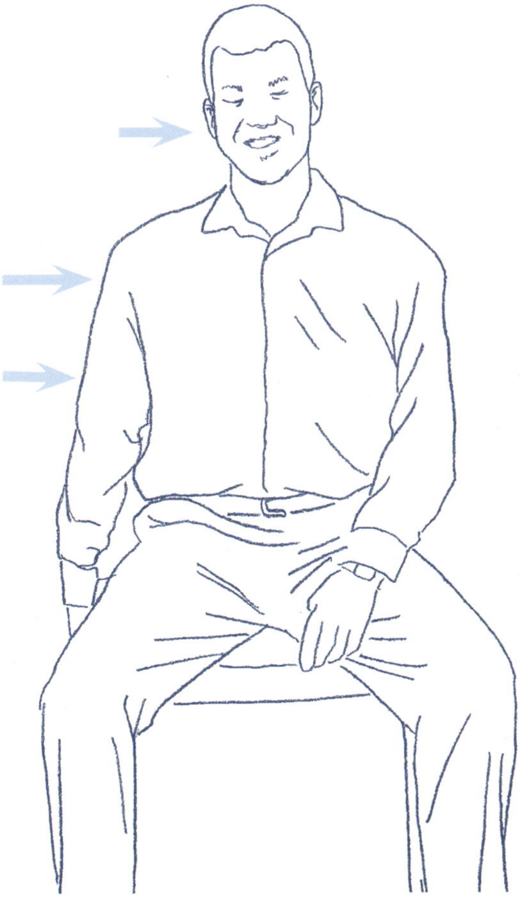

將手斜放在身體後面，擺出起始姿勢。將頭和身體挺直往左靠。

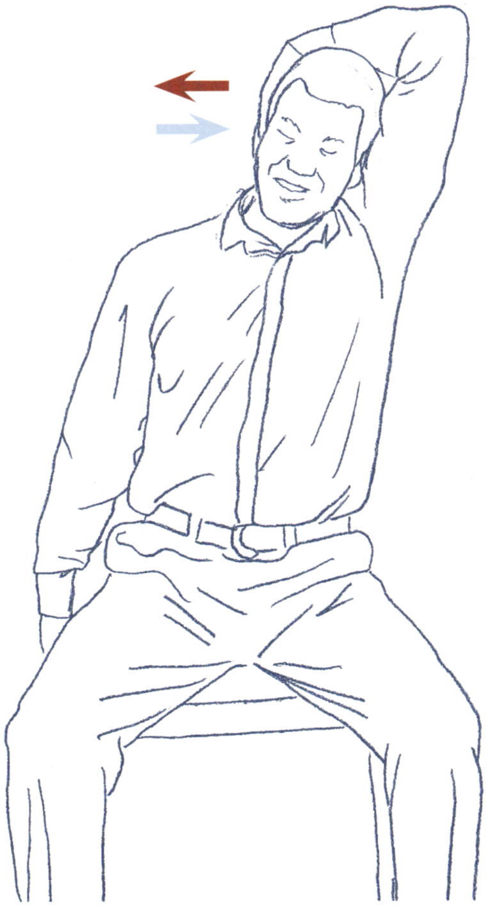

用頭去推手以形成阻力。

枕下肌群（SUBOCCIPITALS）

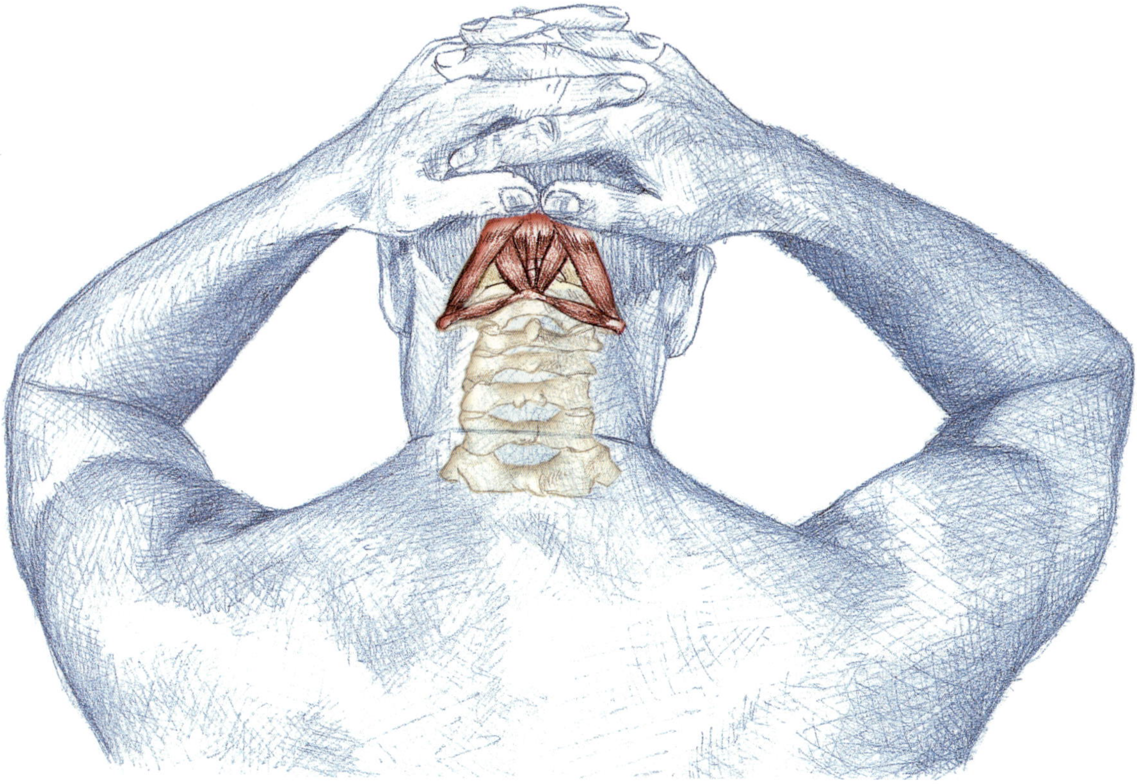

在做這個練習時要特別注意兩點：上半身不要向前垮塌（只有頭部可以向前彎曲），還有注意大拇指的擺放位置。爲了達到最佳效果，你可以將大拇指向上推入顱底下方的軟組織。

肌肉介紹

這個肌群位於顱底正下方，從最上面的兩塊脊椎骨向上附著到顱底。枕下肌群的功能是讓頭部向後彎、穩定頭部，並微調頭部動作。

造成緊繃的原因

頭部前傾的不良姿勢會讓枕下肌群處於靜態工作狀態，才能將視線導向前方，而不是落在地面上。這個過程會造成枕下肌群縮短。

壓力也會啓動枕下肌群，特別是夜裡睡覺時磨牙或咬緊牙根的動作。如果你一早起來有頭痛的狀況，可能是夜裡過度使用這個肌群所造成的。

緊繃的症狀

- 難以將下巴壓向胸口
- 顱底或頭頂疼痛

柔軟度測試

枕下肌群所產生的動作跟胸鎖乳突肌類似，因此可以使用同樣的靈活度測試。如果出現僵硬，通常這兩處都會同時有這個狀況。

背部和後腦勺靠牆而站。一隻手放到頸部後方，試著將頭部往牆壁的方向推。你要能將頸部推到手上。

注意事項

如果造成頸部疼痛或頭暈，請不要做這個練習。

伸展技巧

你可以坐著或仰躺進行這個練習。十指緊扣，將手枕在顱底，大拇指壓在顱底正下方的肌肉上。慢慢地將頭向前推 5 到 10 秒，以此伸展枕下肌群。感受一下肌肉推在大拇指上的感覺。接著，放鬆肌肉 5 到 10 秒。

將頭向前推以加深伸展度，直到感覺到肌肉被伸展開來，或有輕微的刺痛感。這就是新的終止點了。

重複這組步驟二到三次。

常見錯誤

- 沒有坐直。
- 將頭向下壓而不是向前移。

說明

如果你很難好好伸展這個肌群，可以用大拇指按摩顱底下方區域幾分鐘，或請治療師協助，直到你可以自己進行這個練習。

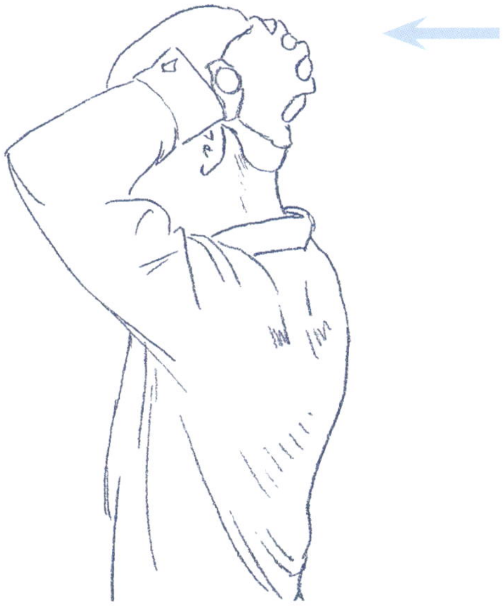

將大拇指按在顱底正下方的軟組織上。頭向前移時注意不要駝背。

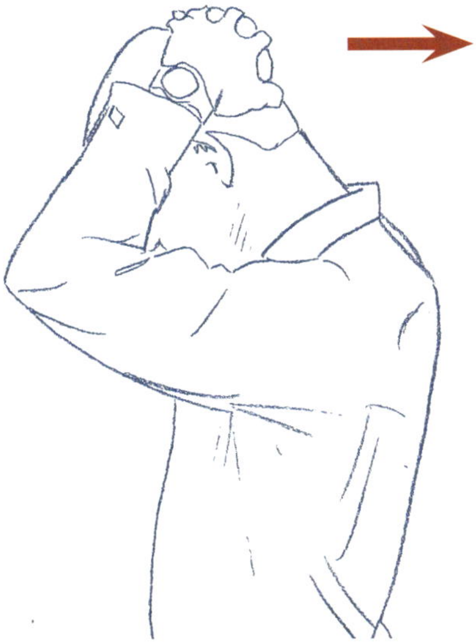

用頭往後面方向推手，以進行抵抗。

提肩胛肌（〔LEVATOR SCAPULAE〕第一版）

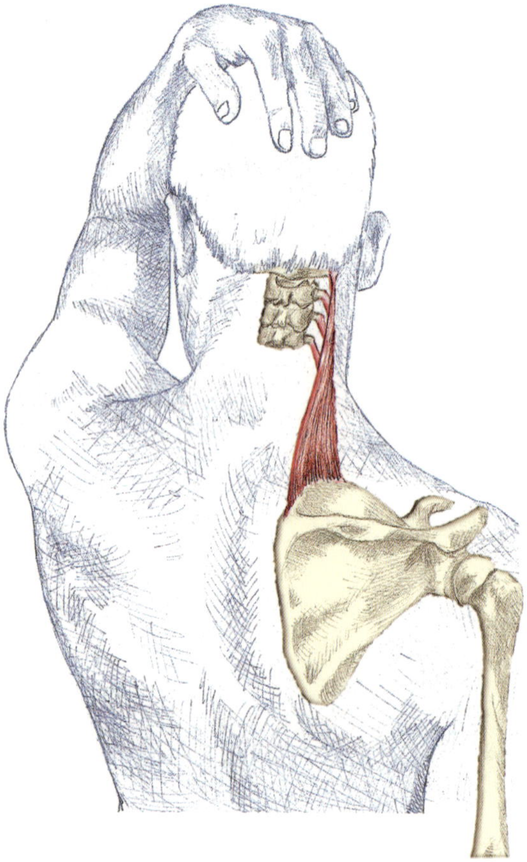

當你開始進行伸展運動時，確實的姿勢非常重要。彎腰駝背的坐姿會讓你沒辦法像坐直時那樣好好伸展。請注意頭的轉動姿勢。當你將頭轉動 45 度並開始向前彎時，要注意保持每個部位呈一直線，以免從不正確的角度拉伸肌肉。

肌肉介紹

提肩胛肌位於肩胛骨上半部和前四塊頸椎之間，是一塊在上斜方肌正下方的扁薄肌肉。

提肩胛肌的功能是讓頭轉動並側彎。當這塊肌肉的兩邊同時作用時，就能提起肩帶並讓頭向後彎。

造成緊繃的原因

不良姿勢會造成提肩胛肌縮短，例如長期抬起肩膀或肩帶，或用耳朵和肩膀夾住手機。

由於提肩胛肌能抬起肩帶，因此在壓力下，當肩膀因緊張而抬起時，會造成提肩胛肌處於靜態工作狀態。

緊繃的症狀

- 難以轉頭
- 難以將下巴壓向胸口
- 後腦勺頭痛
- 頸部扭傷

柔軟度測試

你要能將頭轉動約 90 度，並將頸部側彎約 45 度。

注意事項

如果造成頸部疼痛，請不要做這個練習。

伸展技巧

坐在椅子或健身椅上，雙腳打開，背部和腹肌稍微收緊。右手伸到身後，抓住椅子邊緣。將上半身向左靠，頭部保持直立。你會覺得右肩或右上臂有輕微的拉扯感。

接著試著將右肩抬向天花板五秒，身體不要往側邊移動。放鬆幾秒，然後上半身更向左邊靠一些。現在，你已達到這個伸展運動的正確起始姿勢了。

將頭向左轉 45 度。將左手放在頭後，以斜角往膝蓋的方向輕輕拉動。以這個方式伸展提肩胛肌 5 到 10 秒。當感覺到頸部右側有輕微的刺痛感時，請停止動作。接著放鬆肌肉 5 到 10 秒。

小心地用以頭往後推手以進行抵抗。接著放鬆肌肉 5 到 10 秒。

慢慢地將頭往膝蓋的方向拉向胸部，以加深伸展度，直到達到新的終止點。

重複這組步驟二到三次。

常見錯誤

- 沒有坐直。
- 壓迫頸部，而不是將頭向前和向下移動。
- 頭的轉動程度過大或不足。
- 沒有順著鼻子的方向往膝蓋移動頭部。

說明

如果其他部位的肌肉緊繃，可能會很難伸展提肩胛肌。如果你覺得這個練習不好做，試著先伸展上斜方肌和枕下肌群。

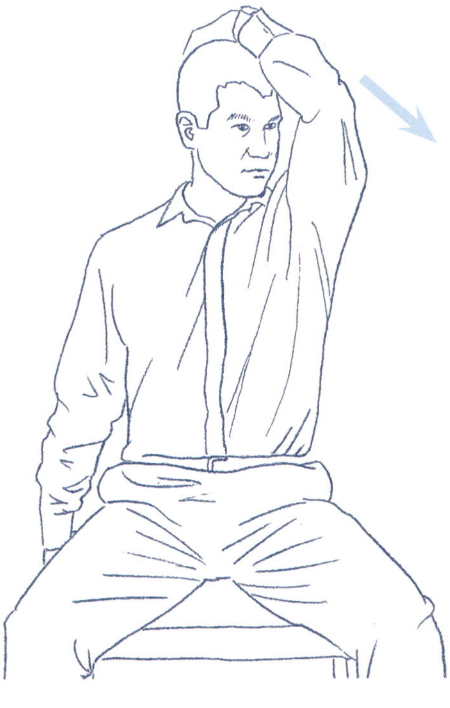

將右手斜放在身後，頭轉動 45 度，擺出起始姿勢。將頭往左膝的方向下壓，身體不要彎腰駝背。

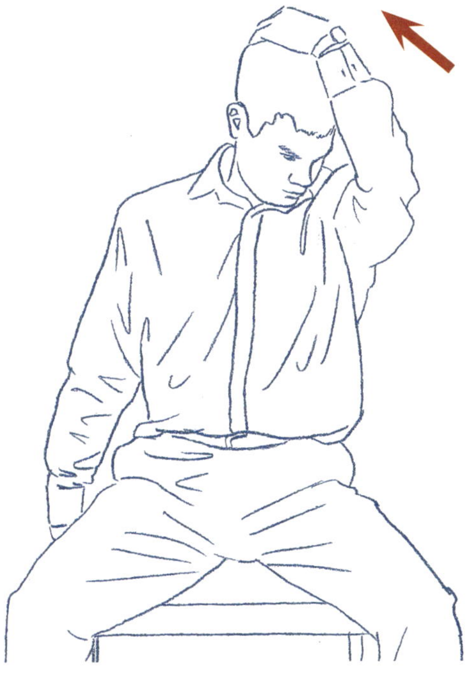

將頭往手的方向壓，以進行抵抗。

提肩胛肌（第二版）

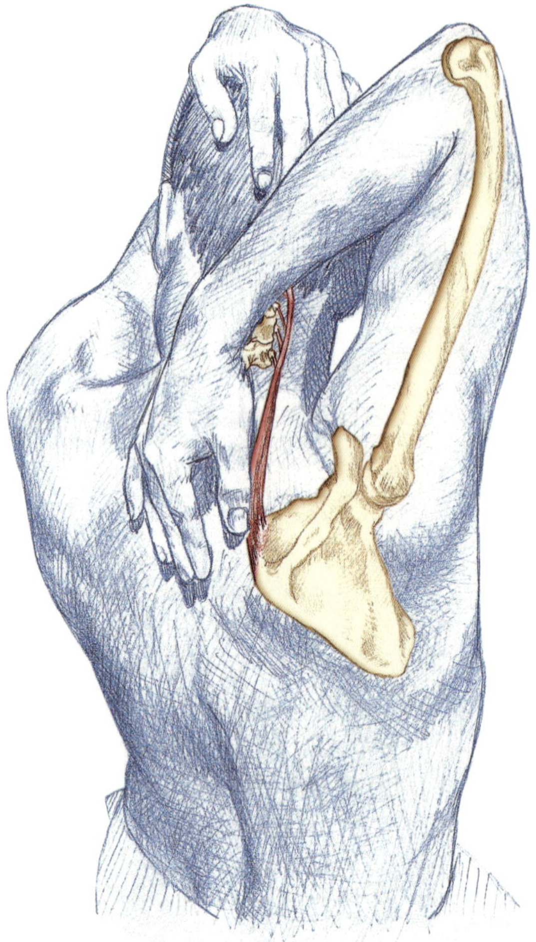

這個版本跟上一個提肩胛肌練習類似，頭部位置、動作和方向都一樣，不過這個版本要將右臂高舉過頭，向外轉動肩胛骨，以此增加伸展度。

注意事項

如果肩關節或頸部感到疼痛，請不要做這個練習。

伸展技巧

坐在椅子或健身椅上，雙腳打開，背部和腹肌稍微收緊。將右臂高舉過頭，彎曲手肘，手掌放在頭部。將左手放在頭後。

將頭向左轉 45 度，讓鼻子指向左膝的方向。用左手以斜角輕輕地將頭往左膝的方向拉動，直到頸部右側有輕微的刺痛感。以這個方式伸展肌肉 5 到 10 秒。接著放鬆肌肉 5 到 10 秒。

小心地以頭往後推左手以進行抵抗。接著放鬆肌肉 5 到 10 秒。

繼續將頭往左膝的方向拉動，以加深伸展度，直到達到新的終止點。

重複這組步驟二到三次。

常見錯誤

- 沒有坐直。
- 壓迫頸部，而不是將頭向前和向下移動。
- 頭的轉動程度過大或不足。
- 沒有順著鼻子的方向往膝蓋移動頭部。

說明

如果肩關節緊繃，可能會很難伸展提肩胛肌。如果你有這個問題，試著先伸展闊背肌和胸大肌。

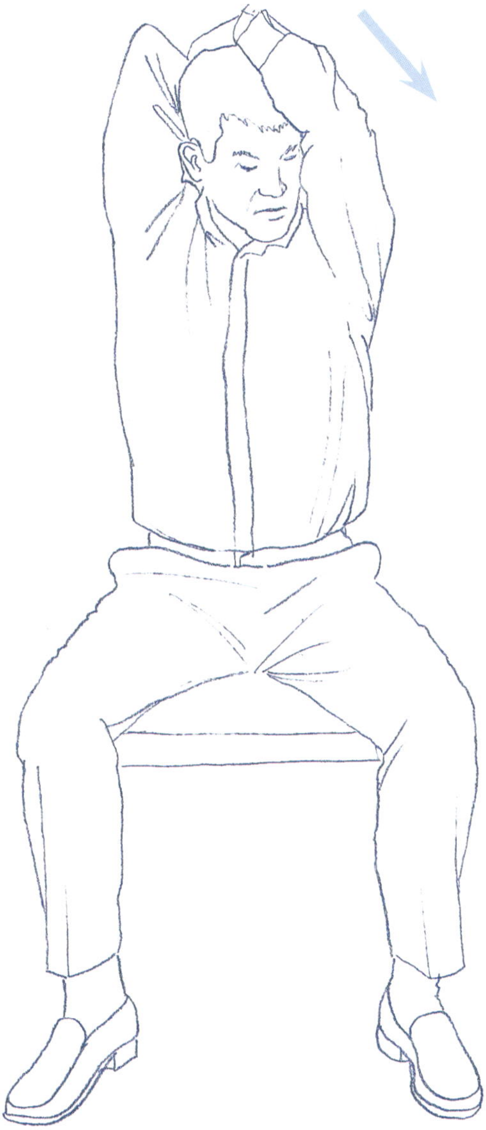

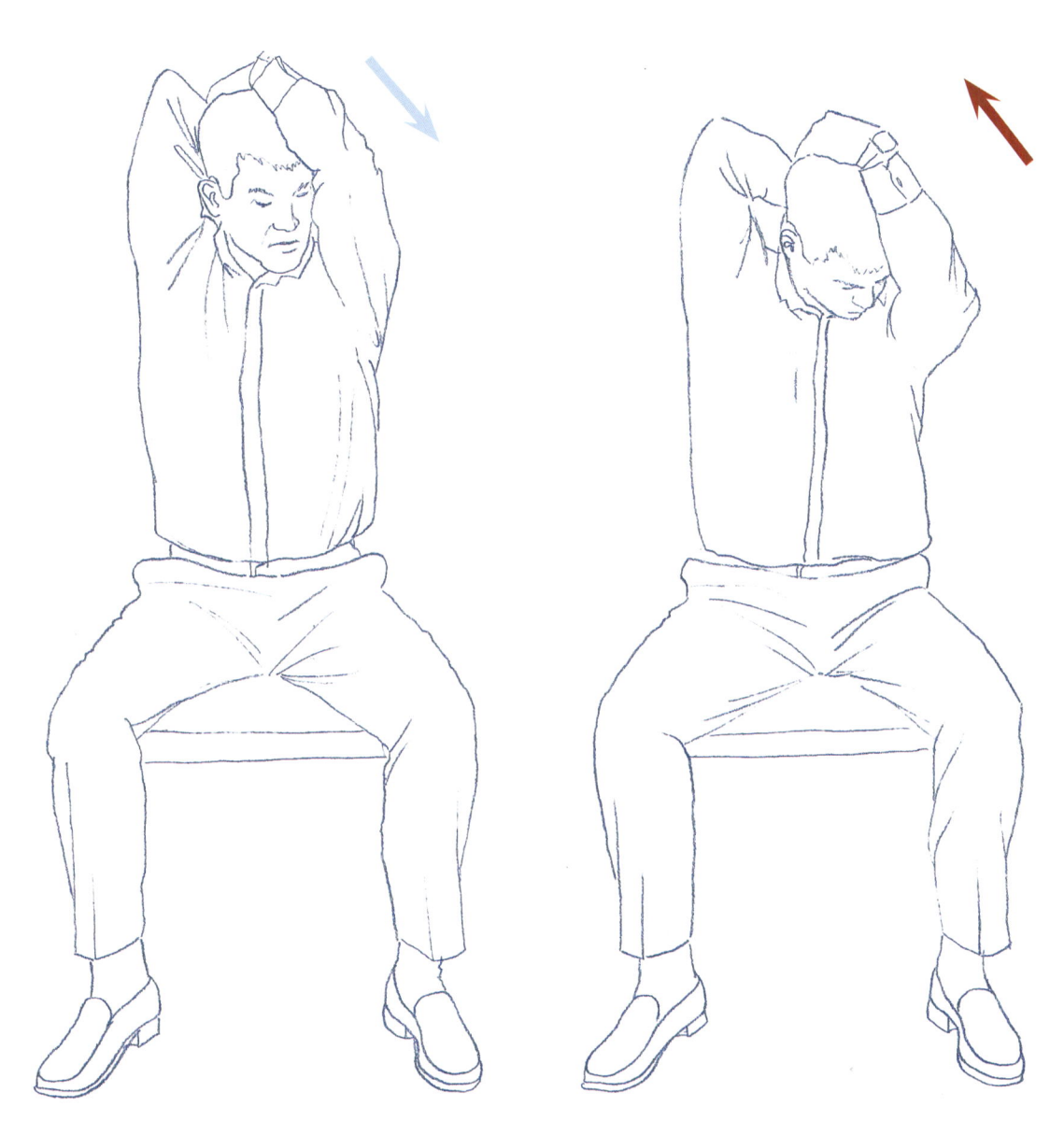

將右臂盡可能地拉到頸部後面，將頭朝左膝的方向往前拉。

將頭往後壓入手中以進行抵抗。

胸大肌（〔Pectoralis Major〕第一版）

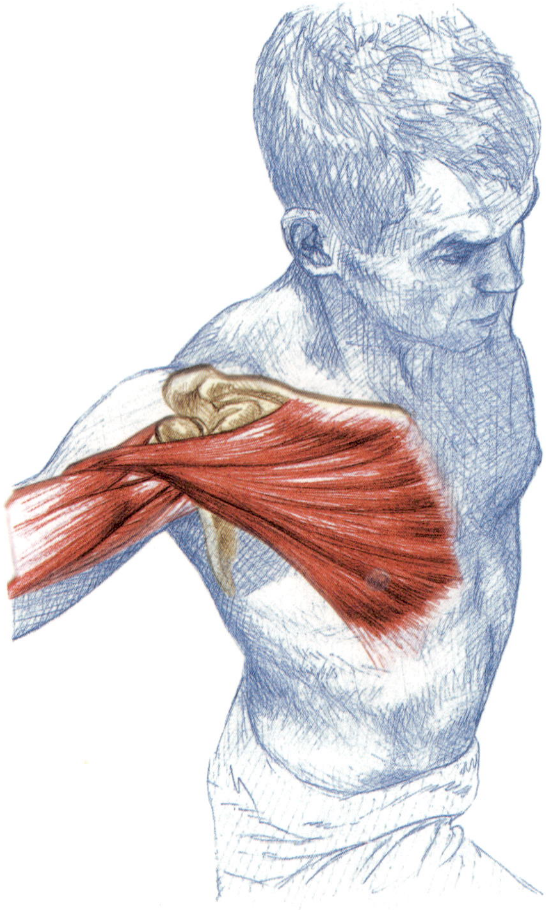

肌肉介紹

胸大肌是位於肋廓前面靠近皮膚的一塊大肌肉，從鎖骨、胸骨和腹肌頂端附近的區域延伸到手臂。胸大肌的功能是向內旋轉手臂和向前移動肩胛骨。

造成緊繃的原因

彎腰駝背，或將雙臂向前伸長進行活動等等不良習慣，會造成胸大肌縮短。髮型師、按摩師和電腦工作者常有這個問題。

胸大肌通常不會直接受到壓力的影響，不過有些人在伸展胸大肌後會覺得輕鬆，甚至因此呼吸更順暢了。一般來說，減輕胸大肌的張力可以改善姿勢，讓其他部位的肌肉也能放鬆。

緊繃的症狀

- 禿鷹頸姿勢（頭部向身體前方突出）
- 肩胛骨之間疼痛或肌肉痙攣
- 胸骨疼痛
- 胸部感覺到壓力（類似心絞痛）
- 手臂有刺痛和麻木感，在夜裡尤其明顯。

肩關節是大部分活動發生的地方，肩關節過動會讓胸大肌難以伸展。胸大肌太過緊繃也會讓伸展運動難以進行。在這個練習中，伸展技巧非常重要。記得要收緊腹肌，避免下背部弓起。

柔軟度測試

測試一

將背靠著牆壁站立。將雙臂向兩側伸直，直到手肘略高於肩膀。將雙臂彎曲至90度，然後轉動雙臂，使前臂平貼在牆上，上臂與肩膀平齊。你要能在不弓起下背部的情況下，將整個前臂和手背接觸到牆壁。

測試二

面對直角牆角站立。一隻腳抵住牆角，雙臂彎成 90 度。接著雙肘靠在牆上，轉動雙臂，使前臂平貼在牆上，上臂與肩膀平齊。上半身往牆角傾斜。如果你的柔軟度夠的話，胸部會更靠近牆角。這個動作會讓身體向前和向下傾斜。當感覺到胸部肌肉有輕微的刺痛感時，請停止動作。接著放鬆肌肉 5 到 10 秒。

將右肘壓在門框上 5 到 10 秒以進行抵抗，接著放鬆肌肉 5 到 10 秒。

重複這組步驟二到三次。

注意事項

在伸展過程中，如果肩關節、肩胛骨之間或下背部感到疼痛，請不要做這個練習。

常見錯誤

- 手肘放得太低
- 沒有收緊腹肌（造成下背部弓起）

伸展技巧

右手和右前臂靠著門框站立，手肘要比肩膀略高一些。收緊腹肌，防止下背部弓起。右腳往前站一步。

慢慢彎曲右腳，以此伸展 5 到 10 秒。

說明

如果你的肩關節有過動的問題，可能會很難好好伸展胸大肌。如果有這個情形，把手臂舉更高一點。

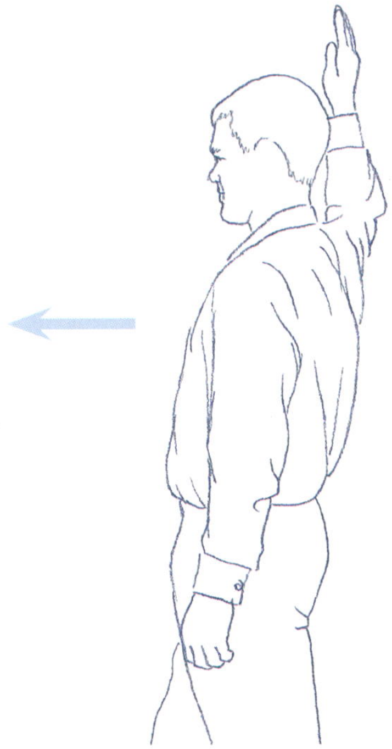

讓手肘略高於肩膀。收緊腹肌，上半身向前傾斜。

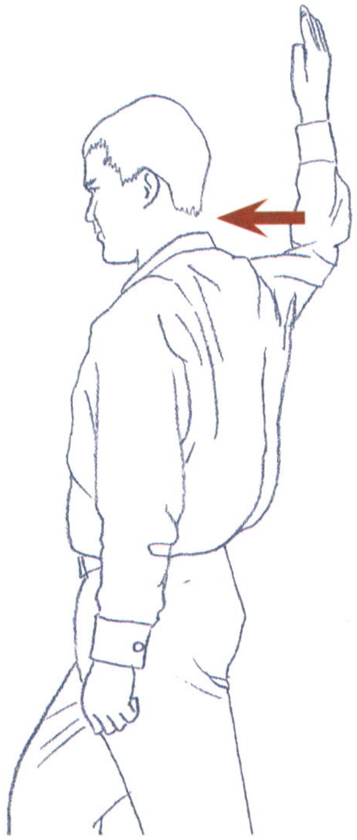

將手肘壓在門框上以進行抵抗，身體不要移動。

胸大肌（第二版）

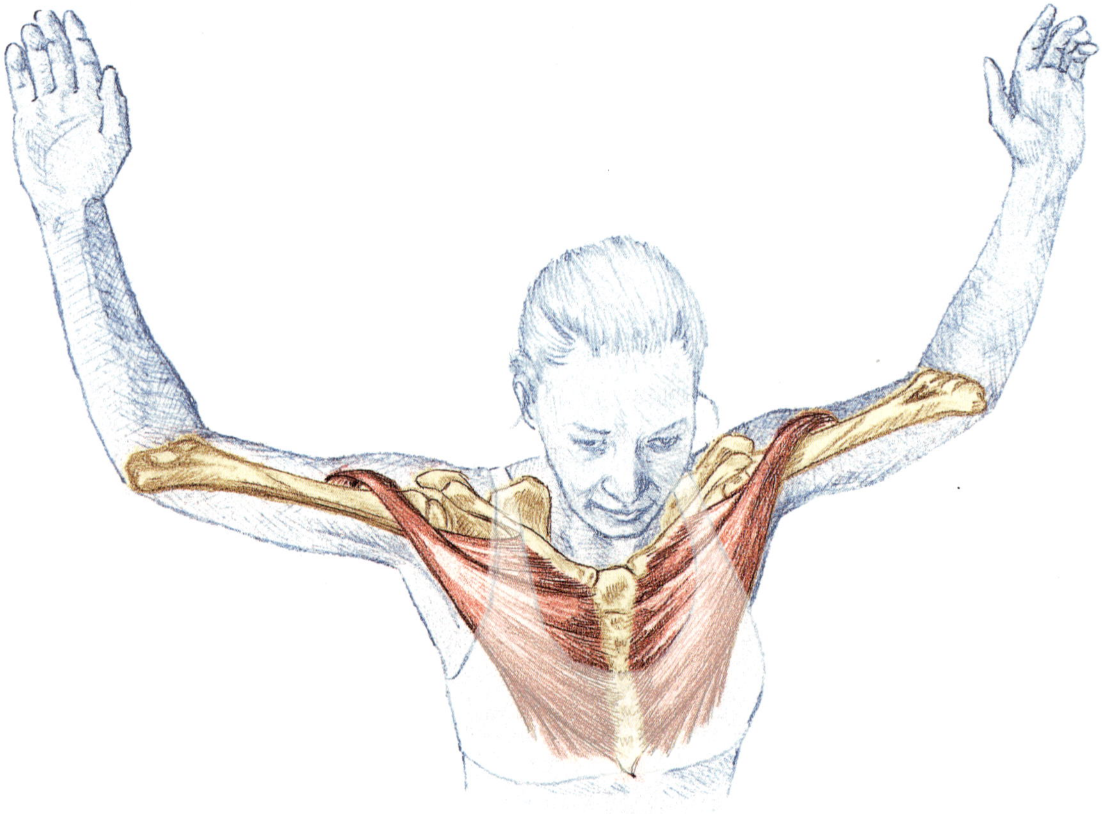

如果希望提升胸肌、肋骨周圍肌肉，以及肋骨和脊椎之間肌肉的柔軟度，做這個練習效果很好。這個練習會同時伸展到胸肌兩側，因此注意雙肘位置要一樣高，這樣才能平均伸展兩側，也要記得交換前腳的位置。

伸展技巧

面對直角牆角站立。一隻腳抵住牆角，雙手和前臂靠在牆上。手肘的位置應該略高於肩胛骨，前臂應該指向天花板。收緊腹肌，防止下背部弓起。

彎曲前腳，身體向牆角傾斜，以此伸展 5 到 10 秒，直到胸肌感覺到輕微的刺痛感。接著放鬆肌肉 5 到 10 秒。

將兩肘壓向牆壁以形成阻力，上半身保持靜止不動。肌肉的刺痛感應該會消退。放鬆肌肉 5 到 10 秒。

彎曲前腳，上半身向牆角傾斜以加深伸展度，直到再次感覺到輕微的刺痛感，這就是新的終止點了。

重複這組步驟二到三次。

常見錯誤

- 手肘放得太低。
- 前臂向內指而不是向上指。
- 沒有收緊腹部，造成下背部弓起。

說明

如果你的柔軟度很差、很難伸展，可以多做幾次第一版伸展練習，再來做這個練習。按摩胸大肌也可以幫助放鬆。

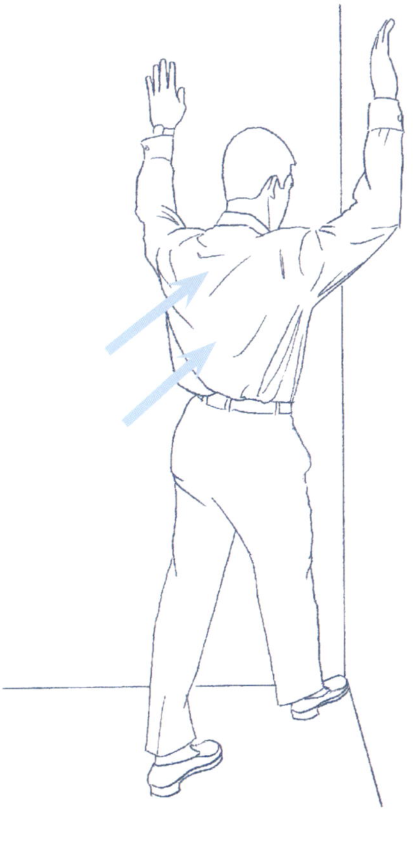

雙肘略高於肩。收緊腹肌，上半身向牆角傾斜。

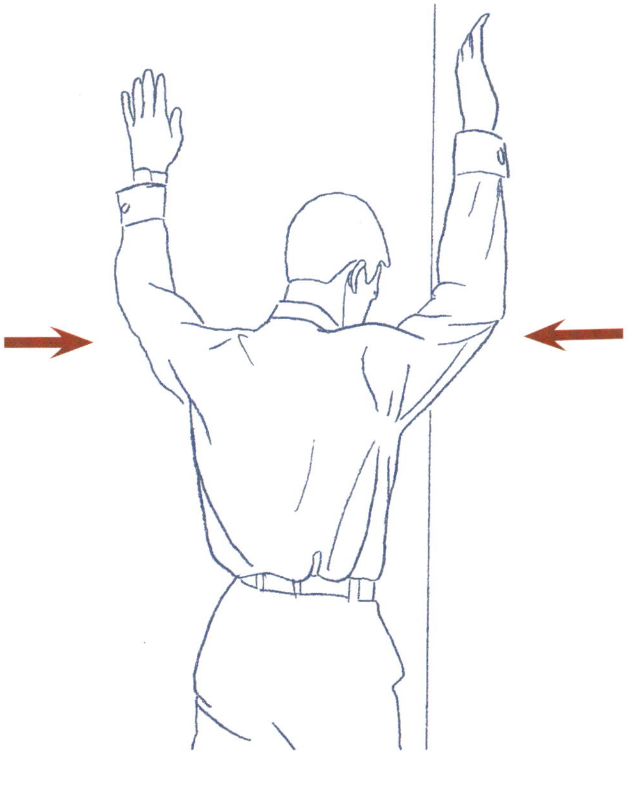

將雙肘壓在牆上以進行抵抗，身體不要移動。

胸大肌（夥伴伸展第一版）

在對胸大肌進行治療性伸展運動時一定要小心，如果不小心或動作太快，很容易對夥伴造成疼痛。

伸展技巧

讓夥伴坐在椅子、健身椅或地板上，最好彎曲雙腿，避免伸展時過度彎曲腰椎。站到夥伴後面，用大腿支撐他的腰椎。請夥伴十指交扣放在後頸，盡可能地坐高一點，同時試著收緊腹部。將你的雙臂繞到夥伴的雙臂前，然後手背伸到他的背後並靠到他的背上。如此一來，你和夥伴的雙臂和手肘就會彼此靠著。

輕輕地將夥伴的雙肘向後推，以此拉長目標肌肉，直到夥伴感覺到肌肉有拉伸感。休息 5 到 10 秒，然後請夥伴用他的雙肘將你的雙肘向前推 5 到 10 秒，以此對抗你的雙臂。休息 5 到 10 秒，然後將夥伴的雙肘向後推到新的伸展位置，直到夥伴感覺到目標肌肉有拉伸感。

說明

- 將夥伴的雙肘向後推時，兩邊的距離要一樣。
- 夥伴兩邊肌肉的柔軟度可能會不一樣，所以讓他控制力道，以讓兩邊的伸展一致。

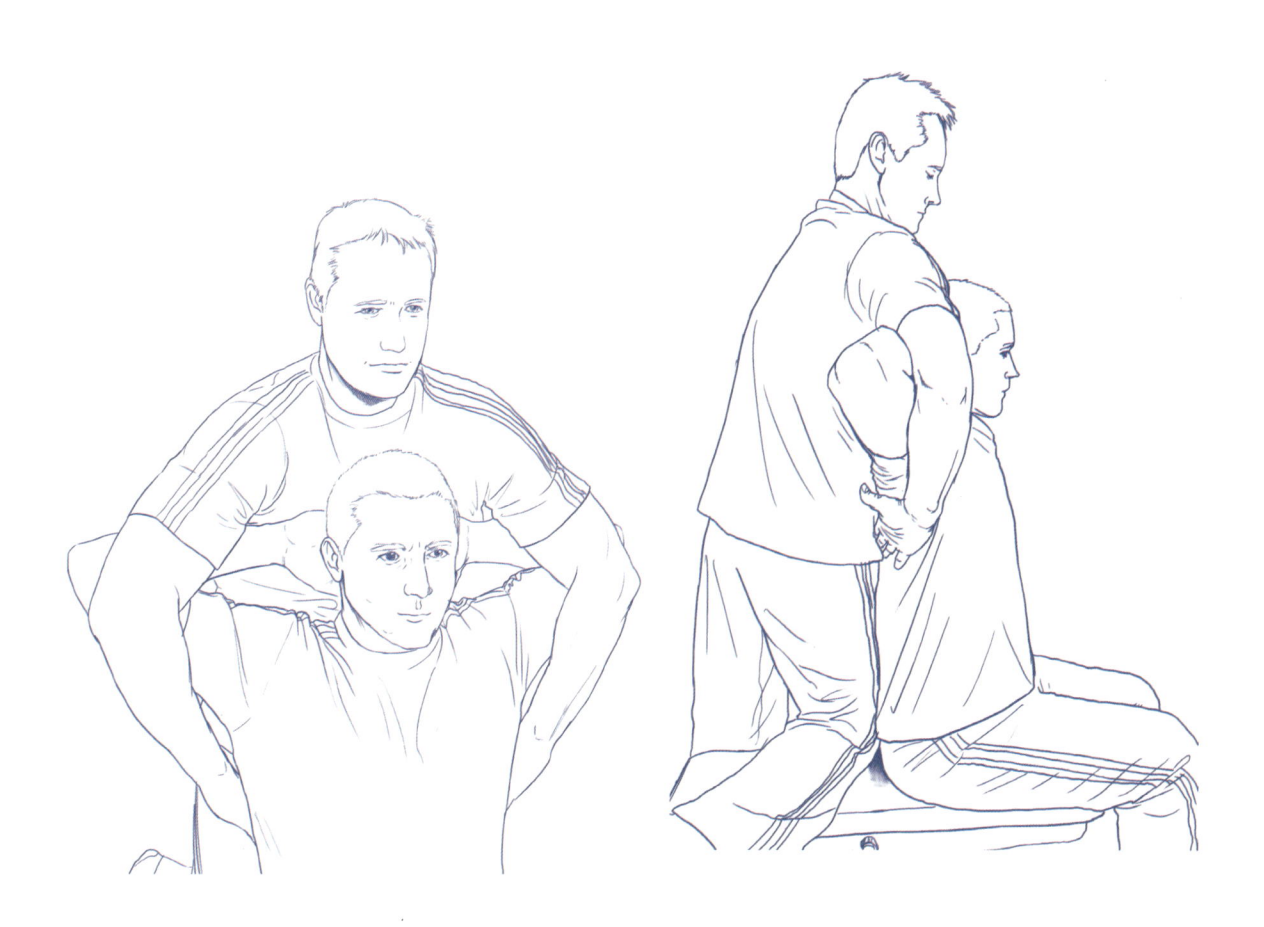

詢問夥伴兩邊的伸展度是否平均，以確保兩邊的伸展一致。提醒夥伴收縮腹肌，以免脊柱過度前凸。

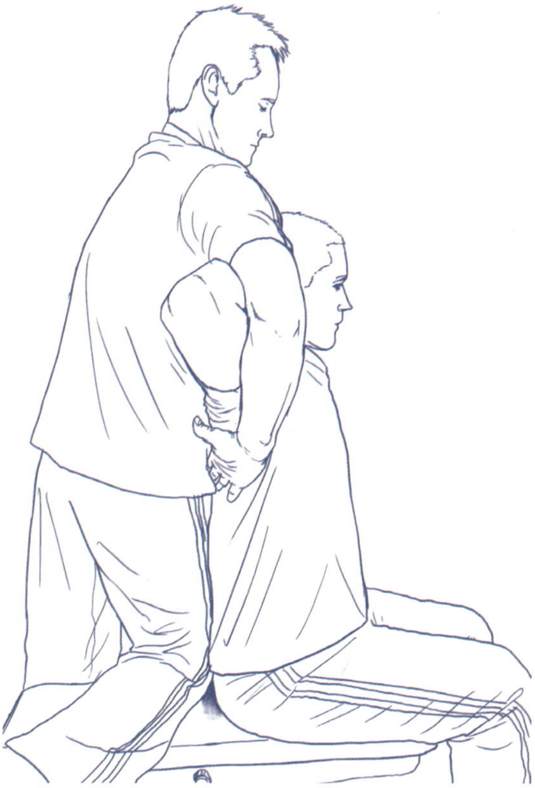

用你的大腿外側支撐夥伴的腰椎。他的下背部必須隨時貼住你的大腿。如果沒有，提醒夥伴收縮腹部。

胸大肌（夥伴伸展第二版）

如果夥伴肌肉非常僵硬或發達，可以改做這個版本。即使你的體型明顯比夥伴還小，沒辦法像第一版一樣用力，這個版本的效果還是很好。

伸展技巧

根據你需要的力道，讓夥伴坐在放平或傾斜 45 度的健身椅上——椅子放得越平，你需要的力量越大，才能將手肘向後推。如果你比夥伴還矮，椅子要放得越平。

站在健身椅前端，抓住夥伴的雙肘，也請夥伴輕輕抓住你的雙肘。在練習過程中，隨時確認夥伴的手肘有沒有略高於肩關節。

首先，輕輕地將夥伴的雙肘往兩側拉開，避免擠壓到肩關節，以增加伸展的效果。輕輕地將夥伴的雙肘向後推，以此拉長目標肌肉，直到夥伴感覺到肌肉有拉伸感。休息 5 到 10 秒。

接著，請夥伴用他的雙肘和前臂將你的雙臂向前推 5 到 10 秒。休息 5 到 10 秒，然後將夥伴的雙肘和前臂向後推到新的伸展位置，直到夥伴感覺到目標肌肉被伸展開來。

如果你想伸展胸小肌，在起始姿勢時將夥伴的雙肘稍微抬得更高一些。

說明

- 讓夥伴的前臂與健身椅的靠背保持平行。如果你對夥伴的手施加太大的壓力，他的肩關節會被過度外轉，造成受力過大，甚至受傷。
- 注意肩關節的角度；確認夥伴的手肘沒有放得太低（就像自我伸展時一樣）。
- 如果夥伴的肩膀曾脫臼，而且尚未完全康復，請不要做這個練習。
- 將夥伴的雙肘向後推時，兩邊的距離要一樣。
- 夥伴兩邊肌肉的柔軟度可能會不一樣，所以讓他控制力道，以讓兩邊的伸展一致。

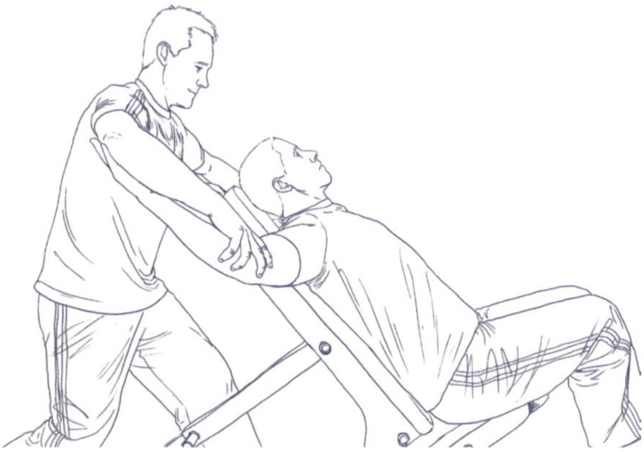

確認前臂與健身椅的角度相同，手臂背面不要碰到椅子邊緣。

胸大肌（網球版）

將球放在鎖骨正下方稍微偏向肌肉的一側。向前靠到牆壁上，試著找出壓痛點。找到壓痛點後，更向前靠到牆壁上以增加壓力。你可以把球放在衣服底下，避免球滾動。

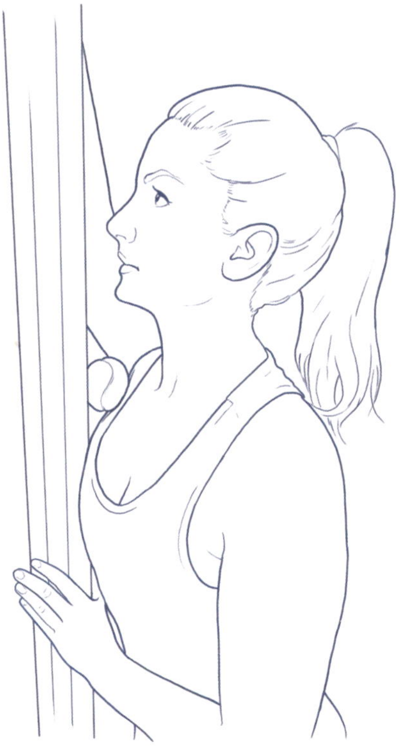

手肘呈 90 度角，位置略高於肩膀。

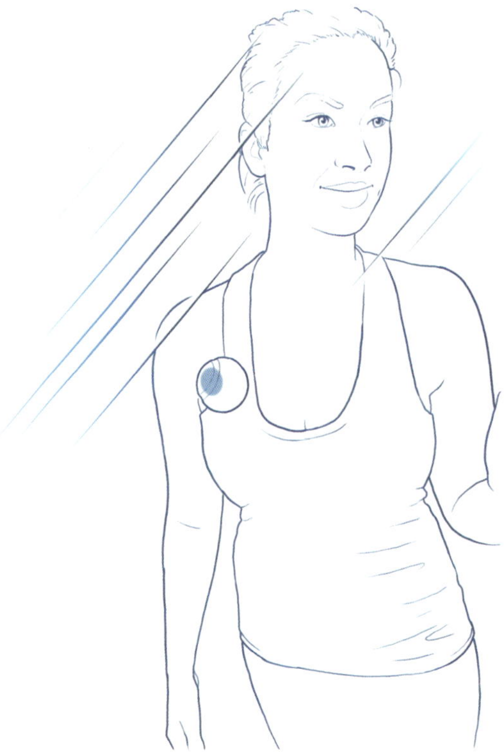

這個版本的伸展運動要將手臂放下。

胸小肌（〔Pectoralis Minor〕站立版）

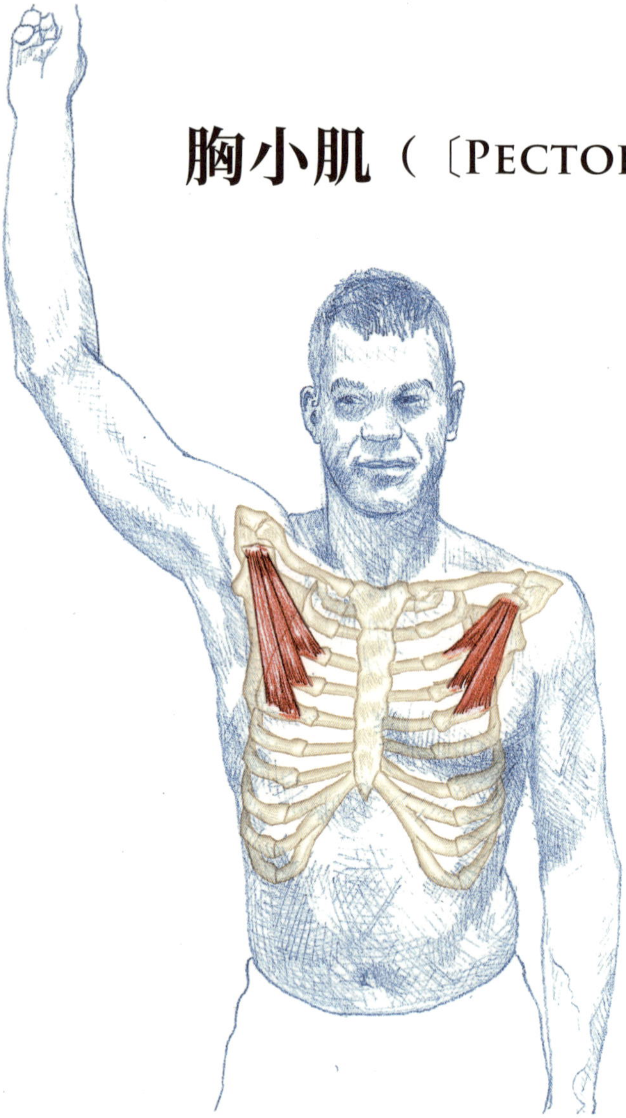

胸小肌可能會很緊繃，動作也可能很小，因此想要達到眞正有感的伸展可能會很困難。即便感覺不明顯，伸展胸小肌對你還是有好處的。這個伸展運動可以舒緩夜裡手掌和手臂麻木的狀況。在伸展過程中，如果手臂或手掌有感覺，代表有用到這塊肌肉。不用擔心，當肌肉變得更柔軟時，這種感覺就會消退。

肌肉介紹

胸小肌位於胸大肌下方，從第三到五根肋骨前面延伸到肩胛骨上部的一個突起。胸小肌的功能是放下肩膀和穩定肩胛骨，也有助於用力吸氣和呼氣。

造成緊繃的原因

長時間的靜態工作和不良姿勢會造成胸小肌變緊。就跟其他肌肉一樣，壓力會增加上胸部的張力，當呼吸變急促時尤其明顯。

緊繃的症狀

- 麻木感和疼痛感放射到手臂
- 出現類似網球肘的症狀
- 難以深呼吸
- 胸小肌感到疼痛（類似心絞痛或心臟病發作的症狀）

注意事項

在伸展過程中，如果肩關節或頸部感到疼痛，請不要做這個練習。

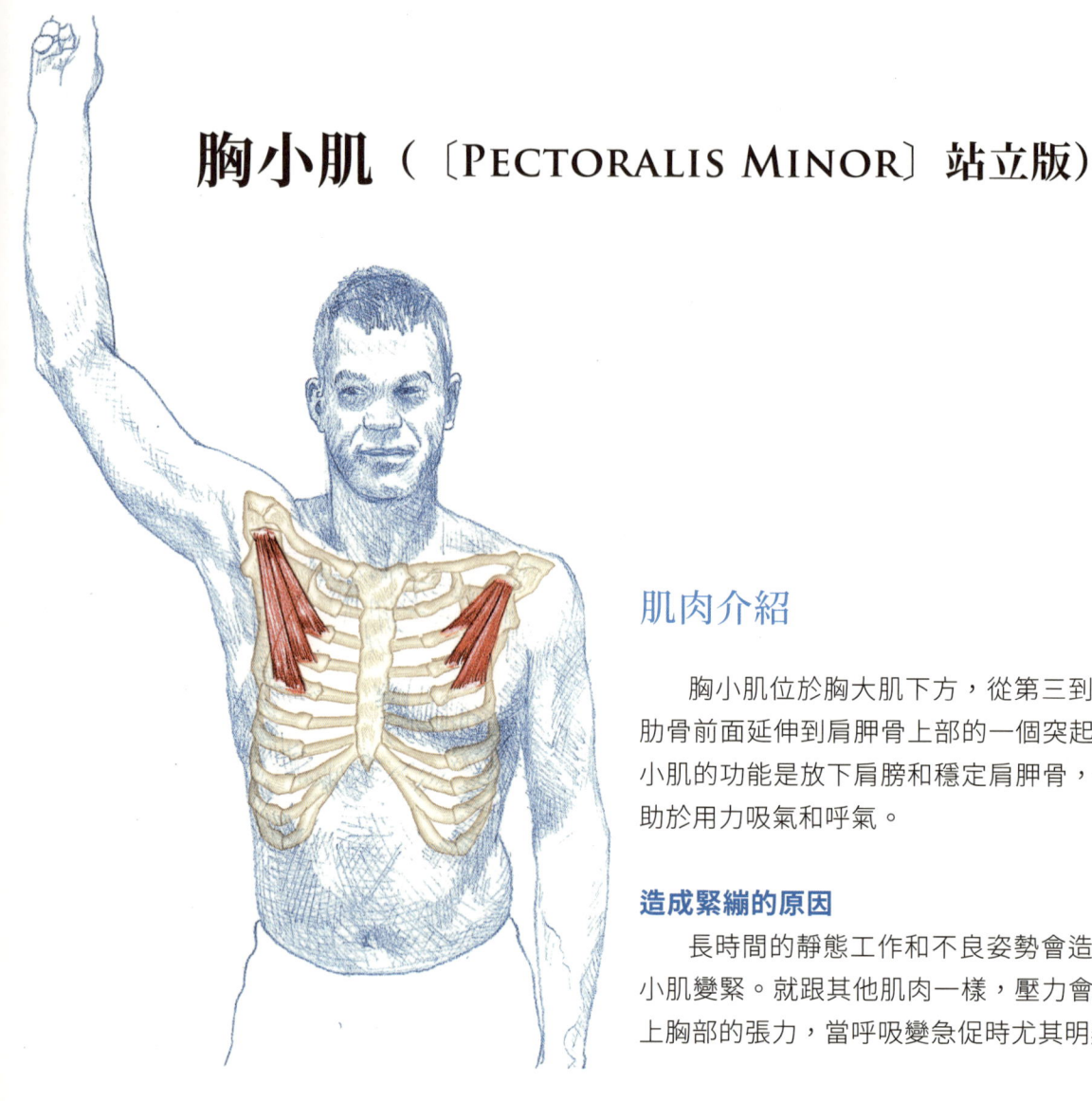

伸展技巧

右前臂和右手靠著門框站立。讓手肘的位置遠高於肩關節。前臂應該筆直朝上，讓身體和手肘之間形成 130 度角。收緊腹肌，防止下背部弓起。右腳向前站一步。

慢慢彎曲右腳，讓上半身慢慢向前和向下傾斜，以此伸展 5 到 10 秒。當感覺到胸小肌有輕微的刺痛感時，請停止動作。放鬆肌肉 5 到 10 秒。

慢慢地將右肘向前推 5 到 10 秒以進行抵抗。放鬆 5 到 10 秒。

彎曲右腳以加深伸展度，直到感覺到輕微的刺痛感。這就是新的終止點了。

重複這組步驟二到三次。

常見錯誤

- 手肘放得太高或太低
- 肩關節的柔軟度不足
- 沒有收緊腹肌，造成下背部弓起

說明

這個練習很難做，因爲一般不容易碰到胸小肌。在訓練胸小肌前先試著伸展胸大肌。

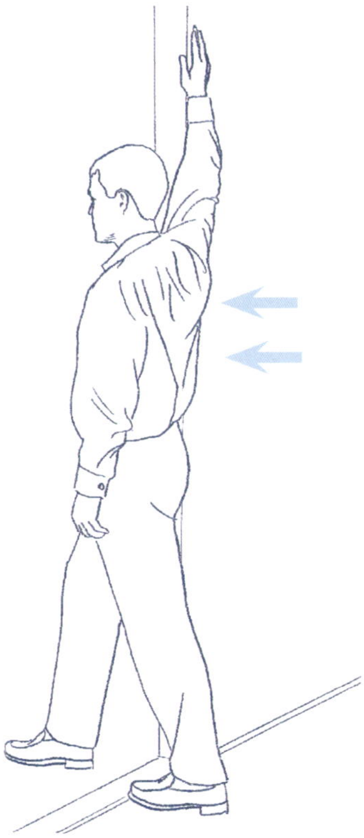

將手肘放在與雙眼同高的位置。收緊腹肌，上半身向前傾斜。

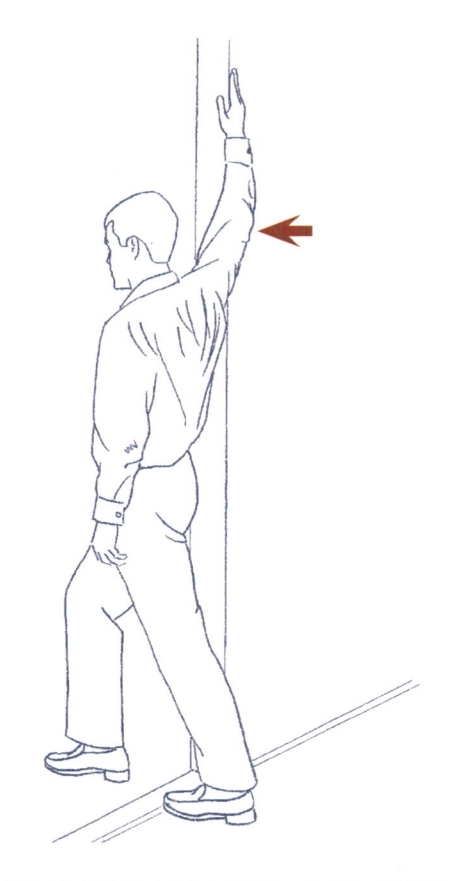

將手肘壓在門框上以進行抵抗，身體不要移動。

胸小肌（坐姿版）

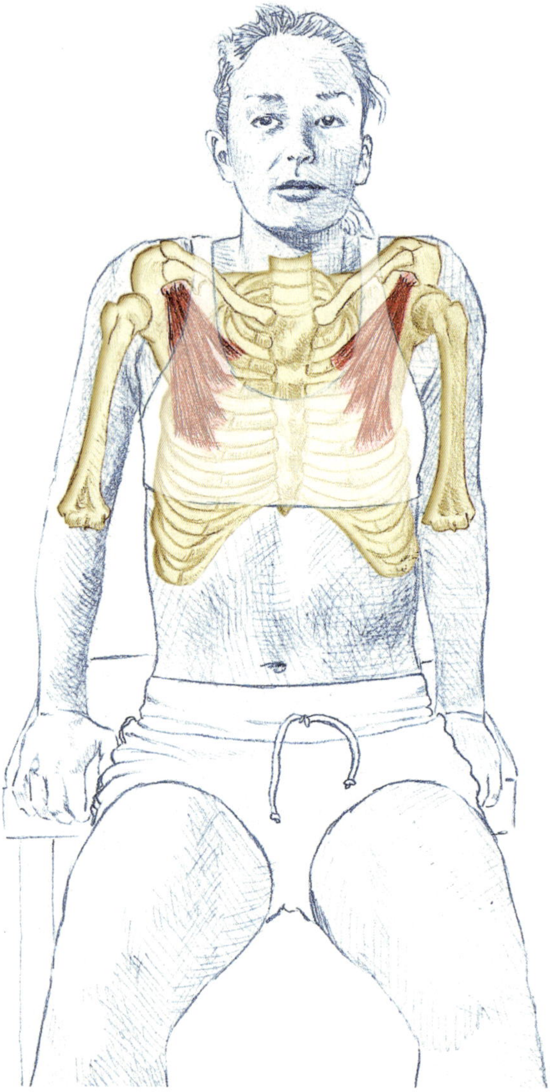

做這個練習需要有強壯的手臂和一張牢靠或固定的椅子。剛開始一定要很小心。起初你可能會覺得肩膀和肩帶有拉伸感，不過這個感覺會隨時間慢慢消失。

注意事項

如果你的肩頸或手腕有疼痛的問題，或難以伸直手臂撐起身體，請不要做這個練習。

伸展技巧

坐在穩定的平面上，例如固定在地的椅子。雙手放在椅子上，手指指向前方。雙腳踩地，向前滑動臀部，雙臂支撐身體。上半身保持挺直，收緊腹部以保持平衡。

放鬆肩膀肌肉，讓肩膀和肩帶向上移動，以此伸展 5 到 10 秒。當感覺到胸肌有輕微的刺痛感時，請停止動作。放鬆肌肉 5 到 10 秒。

用肩帶將上半身抬起約 5 公分以進行抵抗。放鬆肌肉 5 到 10 秒。

慢慢地讓上半身再次向下沉並增加伸展度，直到達到新的終止點。

重複這組步驟二到三次。

常見錯誤

- 手臂微彎
- 沒有完全放鬆肩膀

說明

其他肌肉可能抑制這個動作，斜方肌下半部也有可能太緊，造成鎖骨內側關節疼痛。在做這個練習前先試著伸展胸大肌。

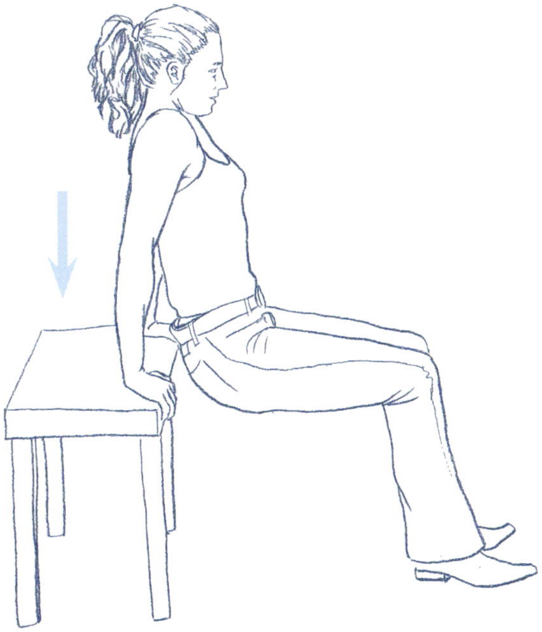

確認支撐面是否堅固，雙臂是否完全打直。讓身體慢慢向下沉，以讓肩膀抬起。

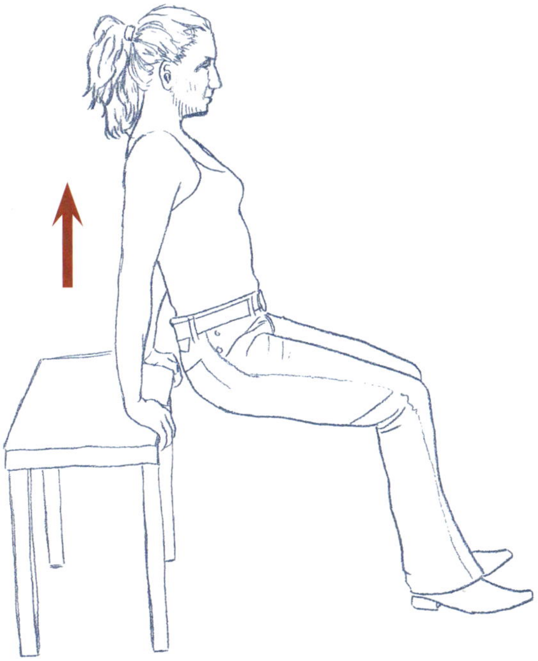

將上半身向天花板抬約 5 公分以進行抵抗。

中斜方肌和菱形肌

（〔MIDDLE TRAPEZIUS AND RHOMBOIDS〕站立版）

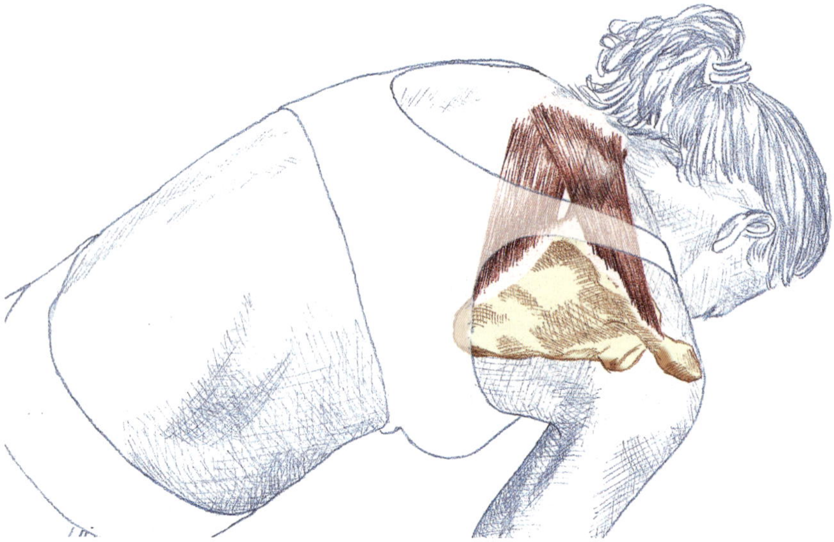

由於肩胛骨之間的肌肉有可能會很緊，因此做這個練習時需要出力。但是有個問題。想要正確地做這個練習，就要好好收緊腹肌，才不會傷到下背部。如果下背部感覺到劇痛，可能要改做下一個練習。這個練習的目的是用手臂將肩胛骨盡量向前和向側邊拉。

肌肉介紹

中斜方肌位於肌肉系統的表面，從脊椎上的突起延伸到肩胛骨遠端的一個點。大菱形肌和小菱形肌位於斜方肌下方，從脊椎上的突起延伸到肩胛骨的內緣。這些肌肉的功能是用力拉近兩邊肩胛骨並穩定肩帶。

造成緊繃的原因

不良姿勢會造成這些肌肉處於靜態工作狀態，以保護脊椎韌帶和椎間盤。

縮短的胸肌會對這些肌肉產生超出其能力的負擔。

緊繃的症狀

- 肩胛骨之間疼痛
- 肩膀前面疼痛
- 肩胛骨之間麻木

注意事項

如果下背部或肩關節感到疼痛，請不要做這個練習。

伸展技巧

右膝放在穩固的健身椅或椅子上，左腳踩在地上並稍微彎曲，以此姿勢站立。 右臂交叉到雙腿前方並抓住椅子左側。右手位於右膝前方大約 10 公分處，指關節朝向左側。左手放在左膝正上方的大腿上。收緊腹部，頭向下垂。

在不放開椅子的情況下，慢慢並小心地站起來，以此拉伸右髖關節和左膝關節。伸展目標肌肉 5 到 10 秒。你可以用左手往大腿上壓，藉此增加伸展度。持續這個動作，直到感覺到右側肩胛骨和脊椎之間被伸展開來，或有輕微的刺痛感。放鬆肌肉 5 到 10 秒。

小心地用右臂將自己拉向椅子以進行抵抗。上半身保持靜止，伸展肌肉 5 到 10 秒。接著，放鬆肌肉 5 到 10 秒。

用放在左腿上的左手將自己推回站立位置，以此加深伸展度，直到達到新的終止點。

重複這組步驟二到三次。

常見錯誤

- 沒有放鬆肩胛骨
- 右手放在椅子上太前面的地方
- 身體隨著動作轉動（背部應該呈現水平）

說明

這部分的肌肉有時可能會太緊太短，導致你無法伸展。這時做些深度組織按摩通常會有幫助。

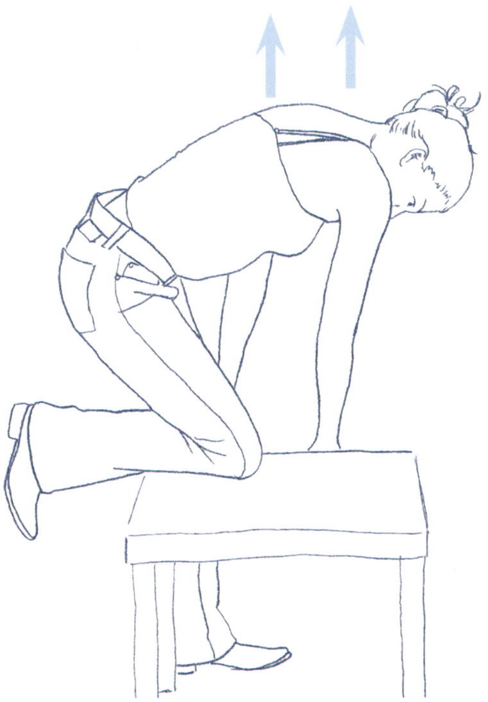

右手放在右膝前方約十公分處。用左手和右膝向上推。記得收緊腹肌。

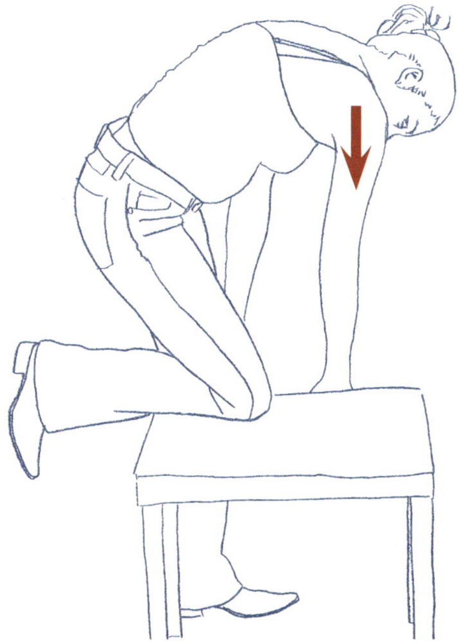

將自己拉向椅子以進行抵抗，身體不要移動。

中斜方肌和菱形肌

（坐姿版）

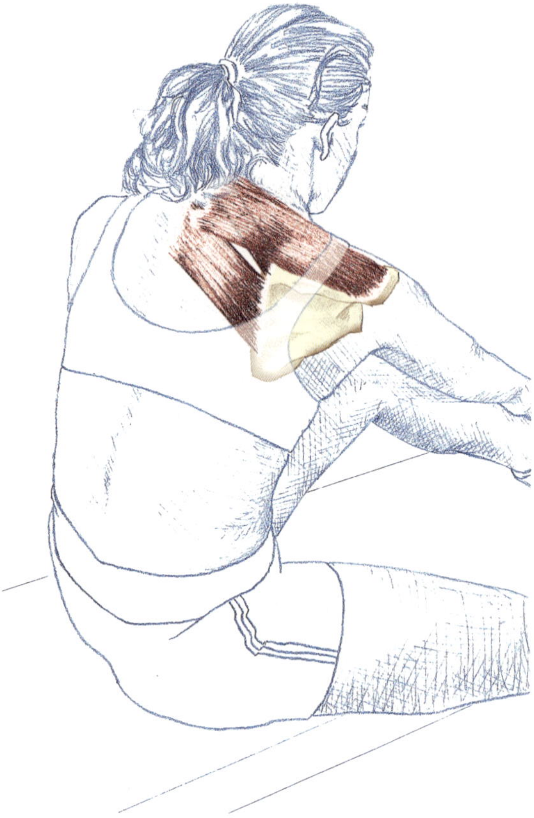

你可以在健身椅或地板上進行這個練習。如果你的柔軟度不夠，做起來可能會很困難。這樣的話，請試試上一個版本。跟上一個練習一樣，一定要收緊腹肌以保護下背部。

注意事項

如果下背部或肩關節感到疼痛，請不要做這個練習。

伸展技巧

坐在健身椅上，右腳踩在地板上，左腳放在椅子上。彎曲左膝，直到你可以用右手摸到並抓住左腳外側。左手放在左膝正上方的大腿上。上半身向後傾斜並用左手推大腿，以此進行伸展。當感覺到右側肩胛骨和脊椎之間有輕微的刺痛感時，請停止動作。放鬆肌肉 5 到 10 秒。

用右手小心地將上半身拉向左腳，以進行抵抗 5 到 10 秒。注意上半身沒有真的移動。（想要伸展右側，試著將身體轉向右邊）。放鬆肌肉 5 到 10 秒。

上半身向後傾斜並用左手推大腿，以加深伸展度，直到達到新的終止點。

重複這組步驟二到三次。

常見錯誤

- 沒有挺直背部
- 身體隨著動作轉動

說明

這部分的肌肉有時可能會太緊太短，導致你無法伸展。做些深度組織按摩通常會有幫助。如果下背部會痛，可能是腹肌收得不夠緊。

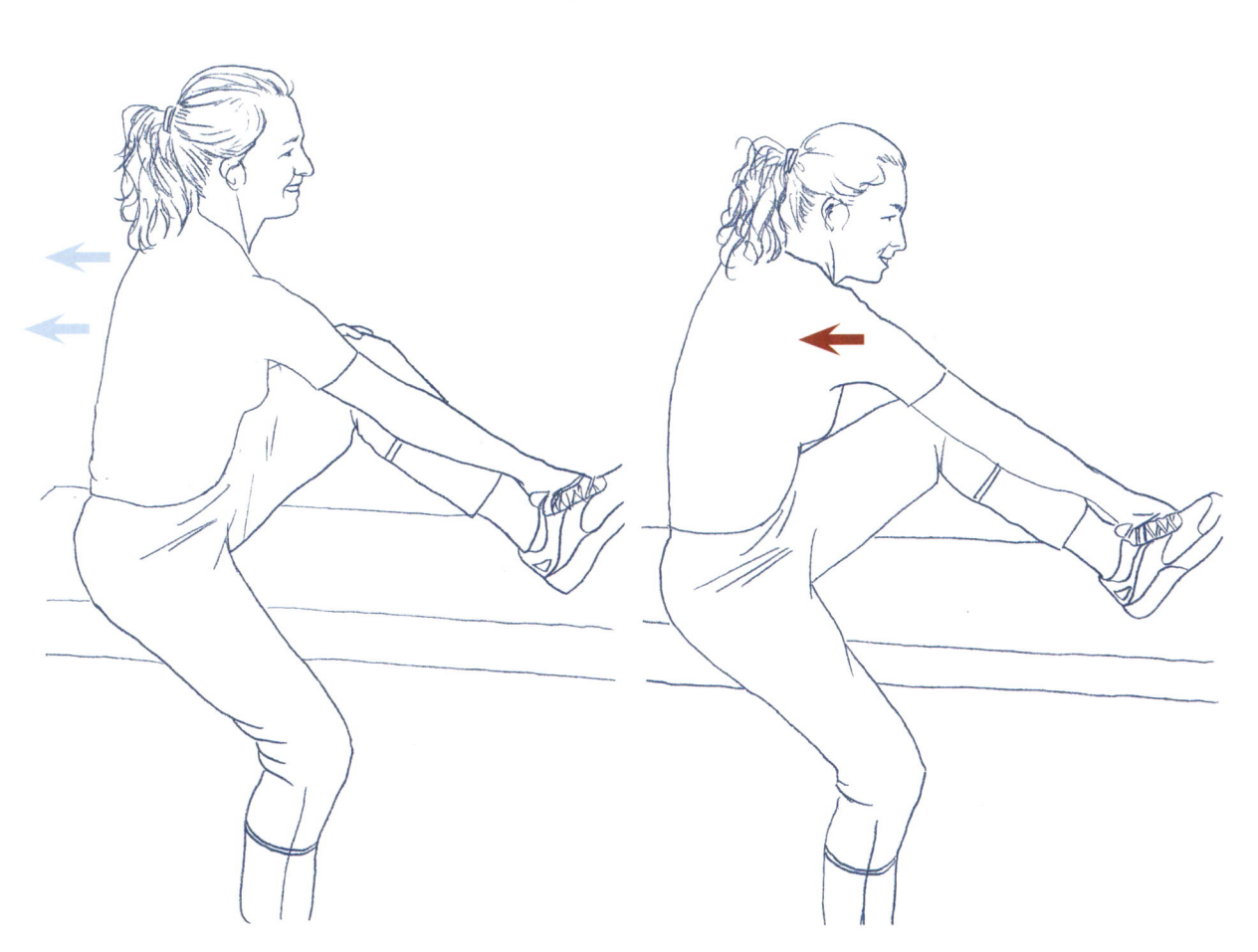

在起始姿勢時盡量坐直。上半身向後傾斜並用左手推大腿。不要忘了收緊腹肌。

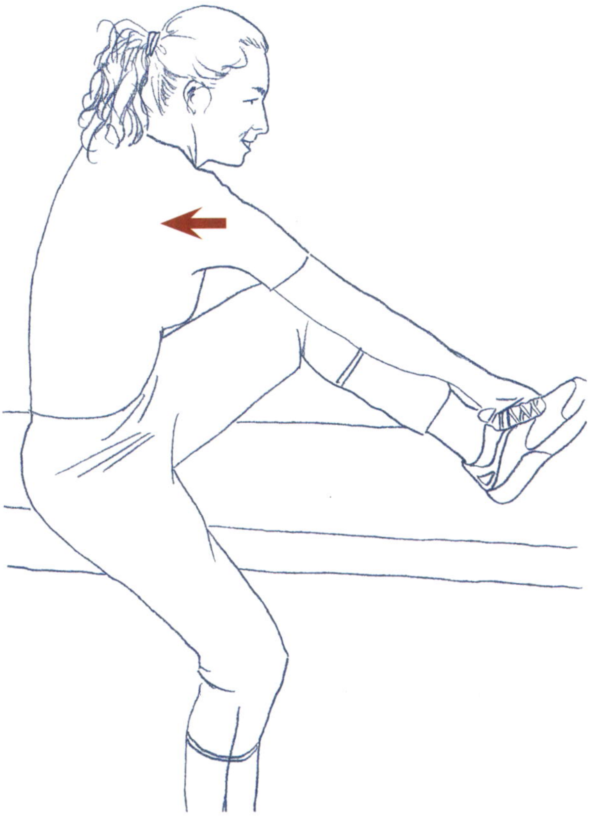

將右臂和右肩向後拉以進行抵抗，但上臂沒有真的移動。

中斜方肌和菱形肌
（網球版）

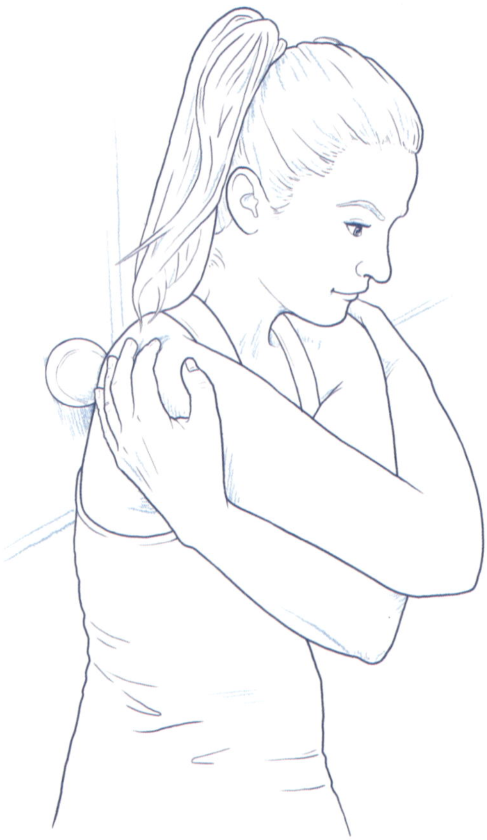

雙臂抱胸，使上背部呈現圓背。將球放在脊椎和其中一邊肩胛骨之間。

將球放在脊椎和其中一邊肩胛骨之間的某個位置，靠著牆壁站立。雙臂抱胸，朝不同的方向移動身體，以找出痠痛區。找到痠痛區後停在那裡，直到痠痛感大幅減輕，接著雙腳離牆壁站得更遠一些，以此增加壓力。將球放在衣服底下緊貼皮膚，避免球在過程中滾動。

重複這組動作二到三次，最後一次應該會覺得原本的痠痛區不痛了。

闊背肌（〔Latissimus Dorsi〕站立版）

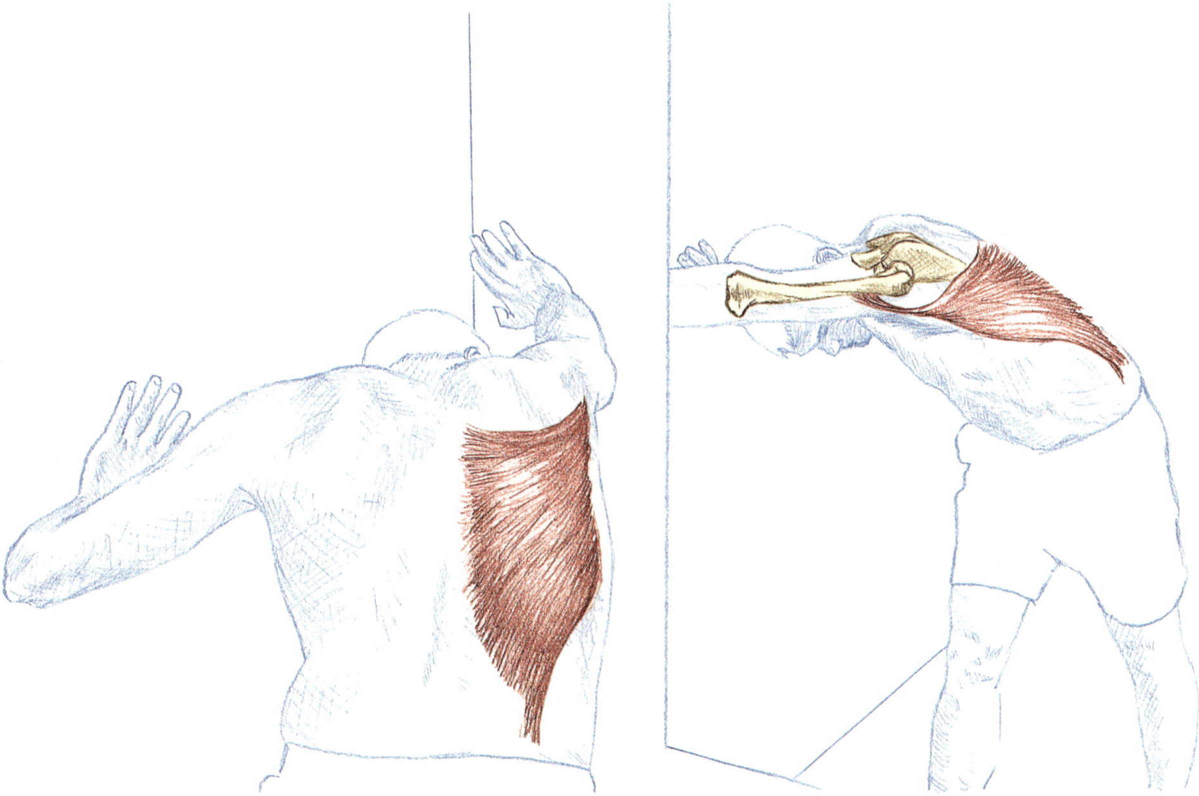

這個練習做起來可能比較複雜，不過一旦掌握技巧，就可以善加利用了。它會拉動並伸展整個背部側面直到腋窩的部位。你可以想像自己將手臂和肩帶盡量伸遠一點，同時努力將身體彎成弓的形狀，做起這個練習會更容易。

肌肉介紹

闊背肌是一塊相當靠近皮膚的寬大肌肉，從髂嵴（髖部）和脊椎延伸並繞到上臂內側。

闊背肌的功能是讓手臂向後並向身體移動，降低肩帶，拉近兩邊肩胛骨的距離，讓脊椎向後和側邊彎曲，以及在手臂高舉過頭時增加背部弓度。

造成緊繃的原因

大部分運動主要是以手臂低於頭部的方式進行，因此這塊肌肉很容易因缺乏鍛鍊而變緊縮短。當手臂低於肩膀時，這塊肌肉很少會緊繃到限制肩關節的程度。不過，當這塊肌肉呈現緊張狀態時，還是會限制手臂高於肩膀的動作，例如越野滑雪、體操、攀登和高爾夫運動。

緊繃的症狀

- 難以將手高舉過頭進行工作
- 肩關節疼痛
- 下背部疼痛

柔軟度測試

背部靠牆而站或躺在地板上，雙臂放在身體兩側。舉起雙臂，試著用手背碰牆壁或地板。過程中保持雙臂伸直，下背部隨時靠著牆壁或地板。

注意事項

在伸展過程中，如果肩關節或下背部感到疼痛，請不要做這個練習。

伸展技巧

找一個門把或類似的堅固物品，位置要跟你的肚臍一樣高。站在門把前距離一個手臂之遠的地方。右手抓住門把，向側邊跨出一步，讓左肩比右肩更靠近牆壁。上半身向前彎曲，讓右臂和身體呈一直線。現在，從側邊看，你的身體會呈現 V 形。手要抓緊門把，避免向後摔倒。

右腿向左後方伸。從後面看，你的腿、身體和手臂看起來應該像一把弓。左手放在門或牆上，稍微靠向右手的左側。左臂應該稍微彎曲，方便用它推動身體。

用左手將自己從牆壁推開，以此伸展 5 到 10 秒，增加弓的彎度，直到背部側邊有輕微的刺痛感。放鬆肌肉 5 到 10 秒。

將右臂拉向右側，以此進行抵抗 5 到 10 秒。不要放開門把或移動身體。放鬆身體 5 到 10 秒。

增加弓的彎度，繼續將自己從門或牆壁推開，以加深伸展度，直到達到新的終止點。

重複這組步驟二到三次。

常見錯誤

- 站得離門或門把太遠
- 左臂的彎度不夠，無法充分進行推的動作
- 肩關節沒有保持打開（伸直）

說明

如果做這個練習時有困難，請別人檢查你的起始姿勢。想要增加伸展度，可以改成從底部握住把手。如果推的動作不好做，可以站得離牆壁近一點。

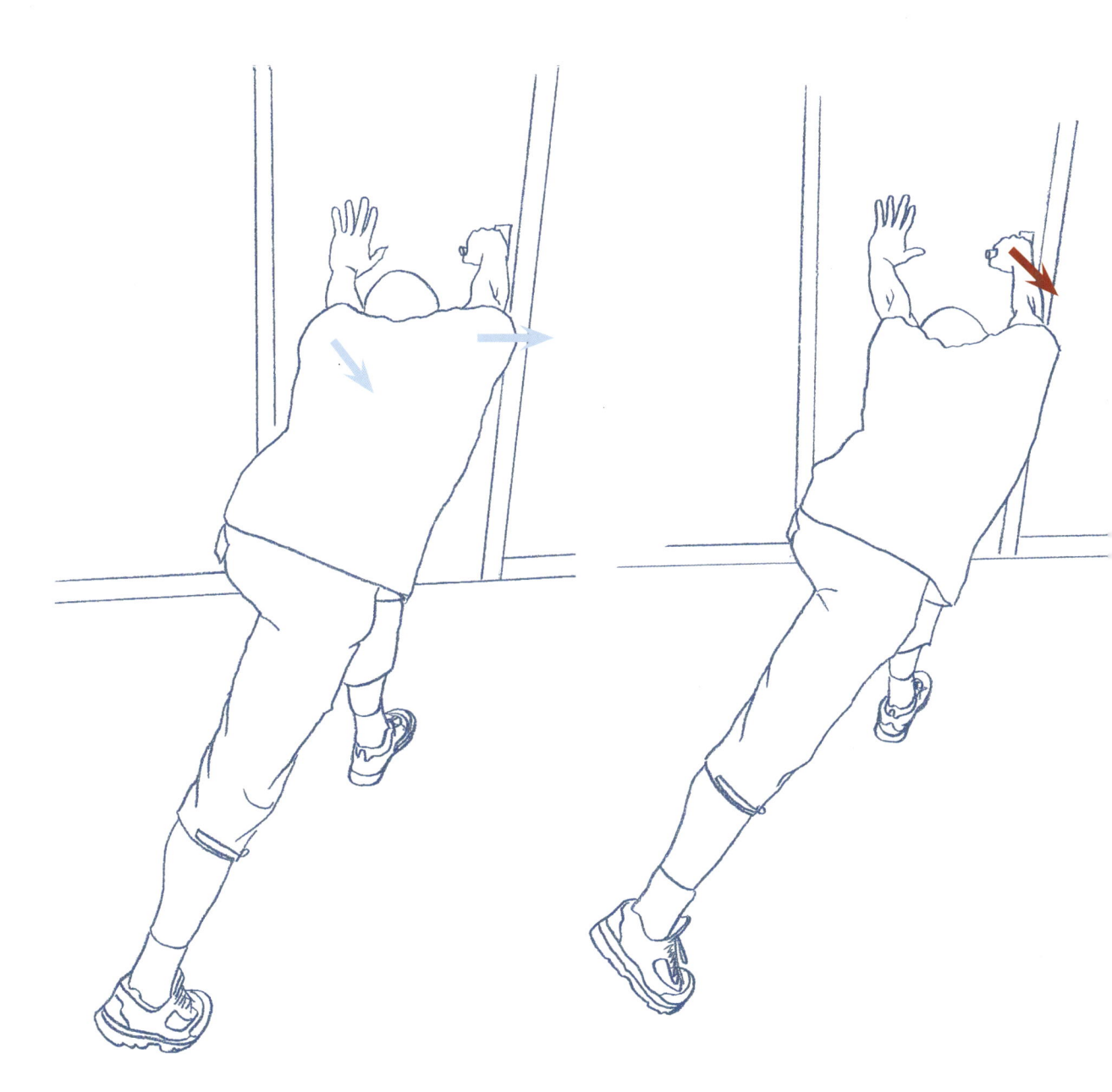

左腳要站得前面一點，比較好將身體向後推。用左腳和左手來做推的動作。

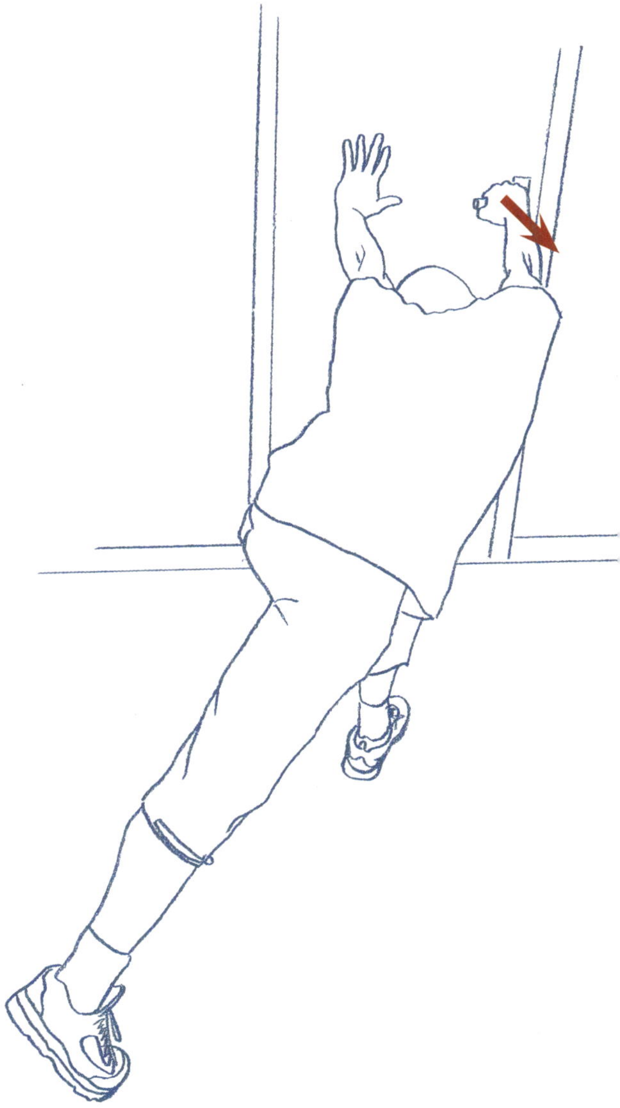

將右手向右側拉以進行抵抗，身體不要移動。

闊背肌（坐姿版）

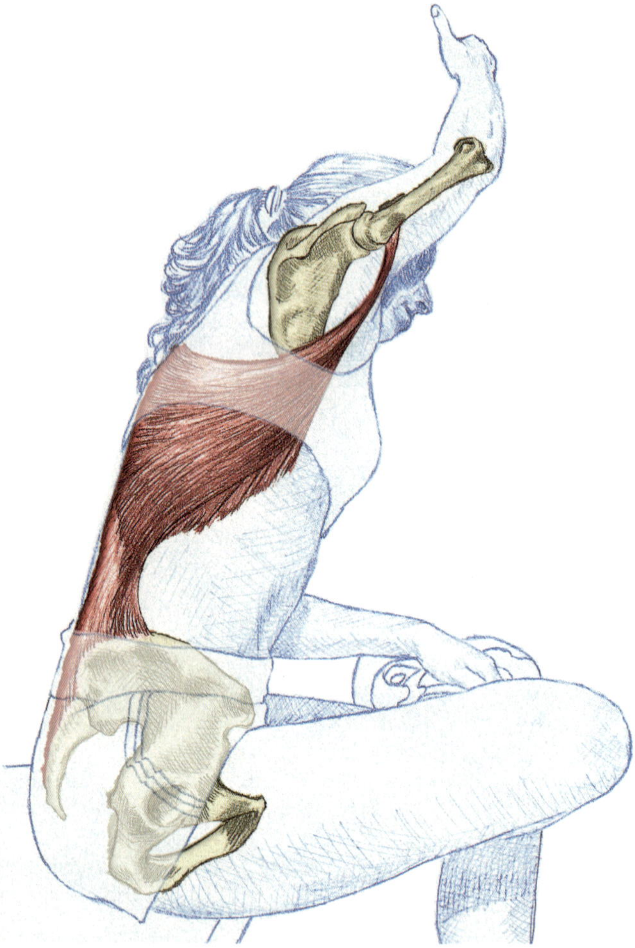

這個練習非常適合柔軟度不錯的人，也很適合工作的時候做。想要做這個練習，必須在起始姿勢時坐得很挺直。習慣這個練習之前，要慢慢小心地進行，並用一隻手支撐，否則伸展時可能會用力過度。

注意事項

在伸展過程中，如果膝蓋或背部感到疼痛，請不要做這個練習。

伸展技巧

坐在椅子上，身體右側對著桌子。雙腳打開踩在地上。右腿放在左腿上，右腳踝靠在左大腿上，右膝靠在桌子底下。背部完全挺直，收緊腹肌。右臂高舉過頭，上臂碰到耳朵，並靠在頭和臉頰上。

上半身挺直向左彎曲，以此伸展 5 到 10 秒。試著向左上方伸出右手 5 到 10 秒。

用右膝推桌子，或將上半身往直立的方向拉，持續 5 到 10 秒以進行抵抗。你也可以結合這兩種動作來進行抵抗。放鬆肌肉 5 到 10 秒。

透過重力將身體往左拉，以增加伸展度，直到達到新的終止點。

重複這組步驟二到三次。

常見錯誤

- 過度收緊其他肌肉，以致無法坐直
- 向前而不是向左側傾斜
- 右臂舉得不夠高

說明

這是一個技術難度比較高的練習，需要多做幾次才能掌握要領。腳要穩固地踩在地板上，才能藉助支撐進行動作。有時先伸展腰方肌也會有幫助。

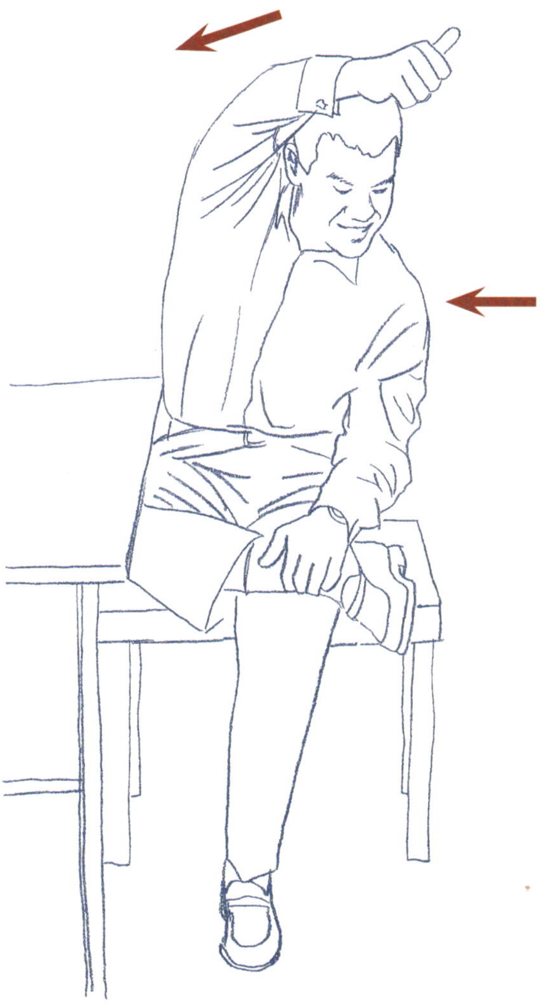

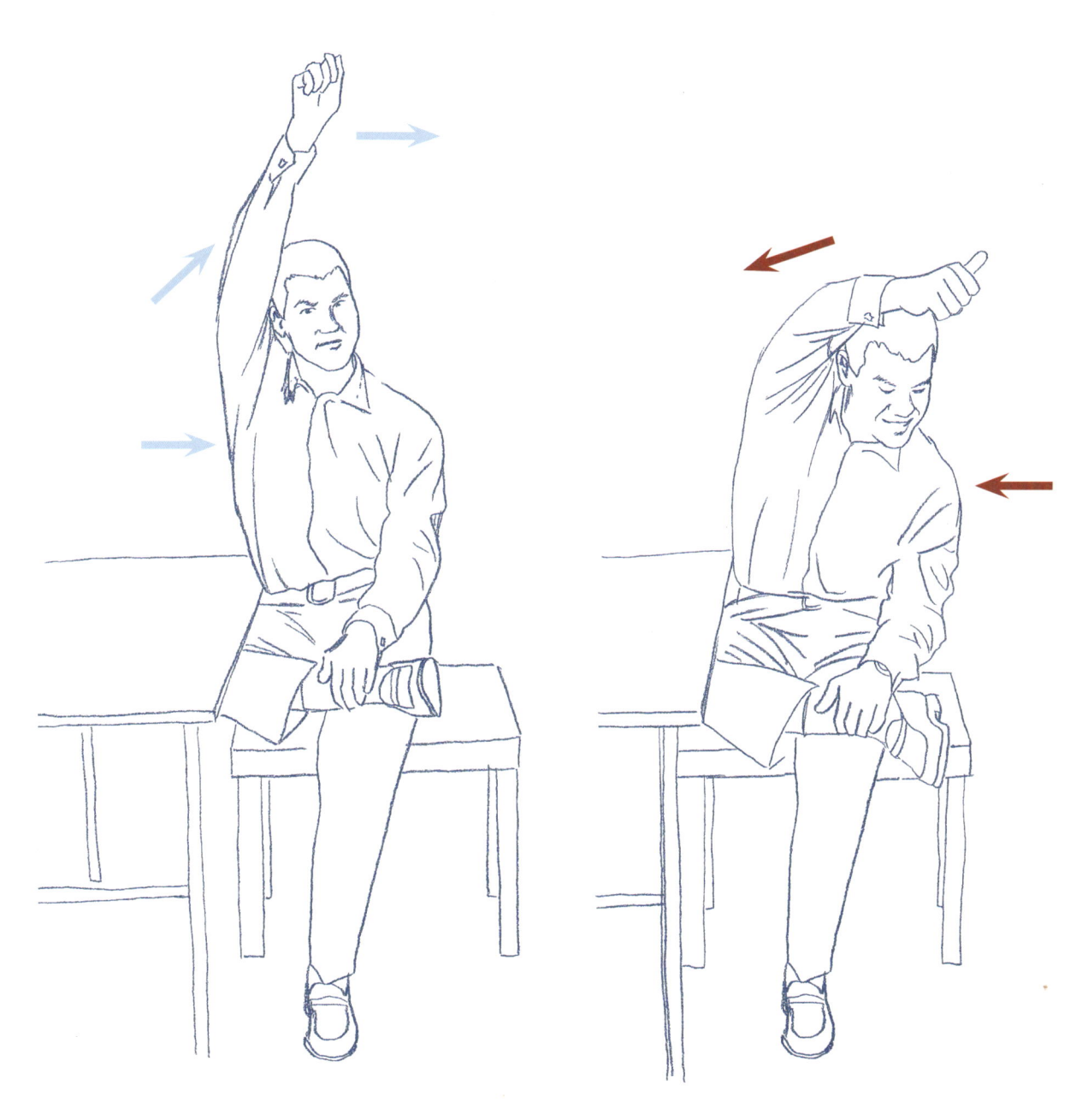

右腿靠在桌子底下，右臂盡量舉高。上半身向左傾斜，右臂向左前方伸。

小心地用右膝推桌子，或將上半身抬起約 5 公分，以進行抵抗。

闊背肌（夥伴伸展第一版）

由於闊背肌牽涉到多個關節，因此要很小心，才能進行適當的伸展。具體來說，你要幫助夥伴調整伸展方向，有些伸展動作要更向側邊移動，其他的則要更向前面移動。為了確保夥伴的安全，請他全程都要把一隻腳穩固地踩在地板上。

伸展技巧

請夥伴從側面跨坐在健身椅上，右腿彎曲，右腳放在椅子上。請他將右臂高舉過頭並稍微向前，接著轉動手臂，讓大拇指指向天花板。

用你的右手牢牢抓住健身椅，右臂固定住夥伴的右腿，以讓他的骨盆保持穩定。將你的左前臂靠在夥伴的軀幹側邊，方便你的左手抓住他的肩胛骨和上臂。現在將夥伴的軀幹向左前方推，夥伴也往相同的方向伸長他的右臂和右肩，以此增加肌肉伸展度。詢問夥伴目標肌肉有沒有伸展的感覺，如果沒有，稍微向前或向後調整方向。大拇指全程都要指向天花板。

達到伸展狀態後，停在那裡休息 5 到 10 秒。接著請夥伴輕輕地用他的軀幹去壓你的左前臂，同時用他的右上臂去壓你的左手，持續 5 到 10 秒。休息 5 到 10 秒，接著進一步將夥伴的上半身往斜前方推，直到肌肉被輕輕伸展開來，以此達到新的伸展位置。必要時請調整方向。

重複這組動作二到三次。

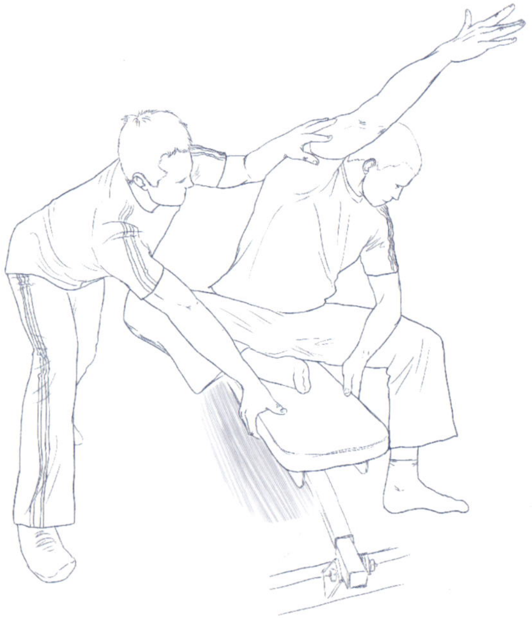

大拇指全程都要指向天花板。

闊背肌（夥伴伸展第二版）

操作時請小心：這個版本非常激烈。

伸展技巧

這個版本的起始姿勢跟第一版一樣，差別在於你要站在夥伴踩在地板上的那隻腳的斜前方。用你的右腳固定住夥伴的右腿和骨盆（如果是要伸展右側的話）。在夥伴的右大腿上放一條毛巾或墊子。請夥伴將右臂舉向你的方向，大拇指指向天花板。用你的雙手抓住夥伴的右手。

輕輕地將你的身體向後傾斜，以此增加伸展度。如果夥伴沒有伸展的感覺，請調整手臂的方向。當肌肉被輕輕地伸展開來時，停在那裡，讓夥伴休息 5 到 10 秒。接著，將夥伴的手臂向斜上方移動，同時請夥伴向後拉以進行抵抗，持續 5 到 10 秒。休息 5 到 10 秒，接著將你的身體更向後傾斜，以增加伸展度。

重複這組動作二到三次。

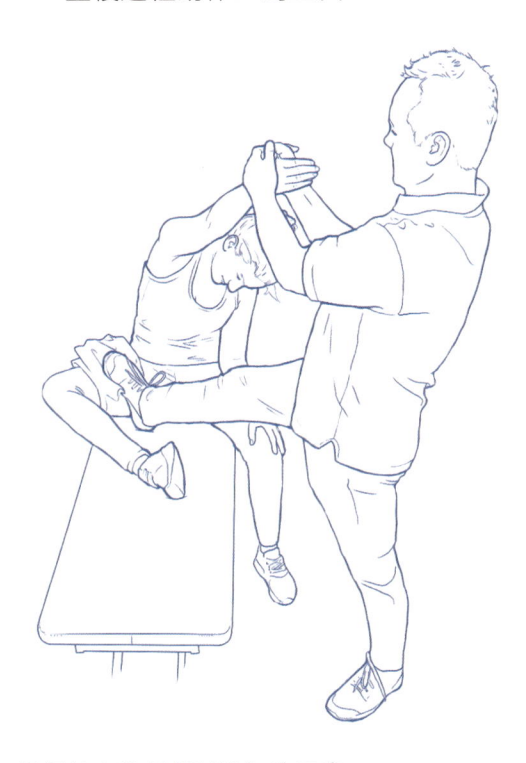

輕輕地向後傾斜以增加伸展度。

闊背肌（夥伴伸展第三版）

這個版本可以加強自我伸展，效果很好。

伸展技巧

請夥伴雙手抓住一根牢牢固定住的橫桿，橫桿位置與肚臍一樣高。夥伴應該靠近橫桿站立，身體向後傾斜，使手臂伸直並與耳朵平行，髖關節呈現屈曲。接著請夥伴將右腿向後伸，讓整個身體形成一個弧狀。爲了增加這個姿勢的伸展度，請夥伴用右臂將身體推開，左腳則幫助身體向後推，直到目標肌肉被伸展開來。

爲了進一步增加伸展度，將你的左手放在夥伴的身體左側（肩膀下方），右手放在夥伴的右邊髖部外側。輕輕地用你的左手推夥伴的身體，右手拉夥伴的臀部，直到肌肉被伸展開來，停在這個姿勢 5 到 10 秒。夥伴的腿應該向後站，髖部呈現屈曲，手臂伸直並與耳朵平行。持續這個動作 5 到 10 秒，然後休息 5 到 10 秒。現在將夥伴的身體壓成更寬大的弧形，以此增加伸展度，直到肌肉被伸展開來。

重複這組動作二到三次。

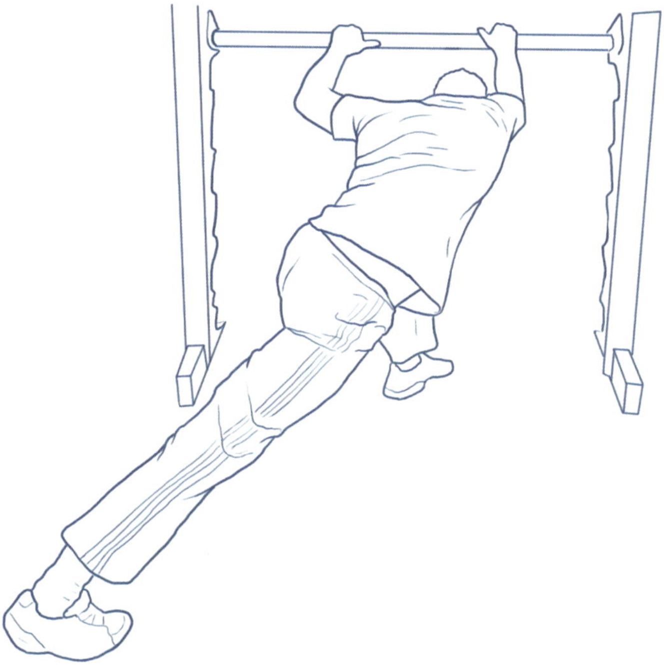

確認夥伴的身體有形成一個寬大的弧形。

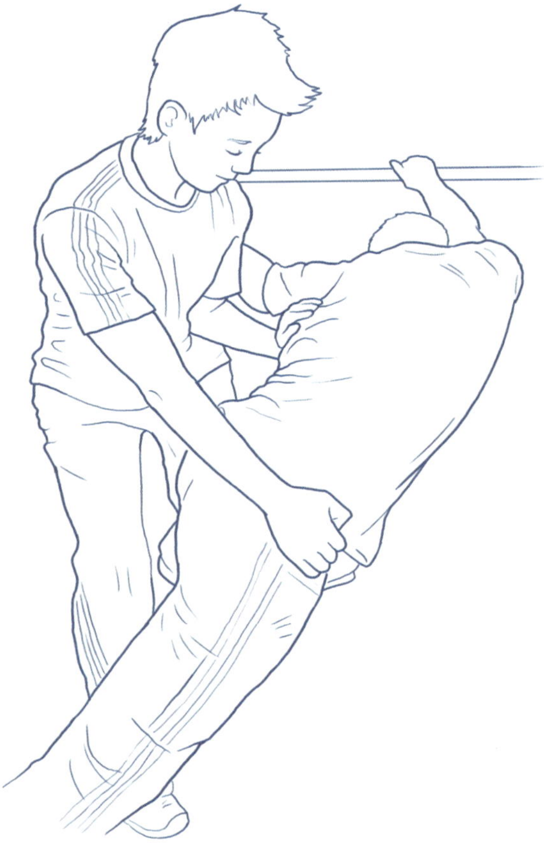

左手將夥伴的身體推開，右手輕輕地將夥伴的臀部拉向你，以此增加伸展度。

棘下肌（〔INFRASPINATUS〕第一版）

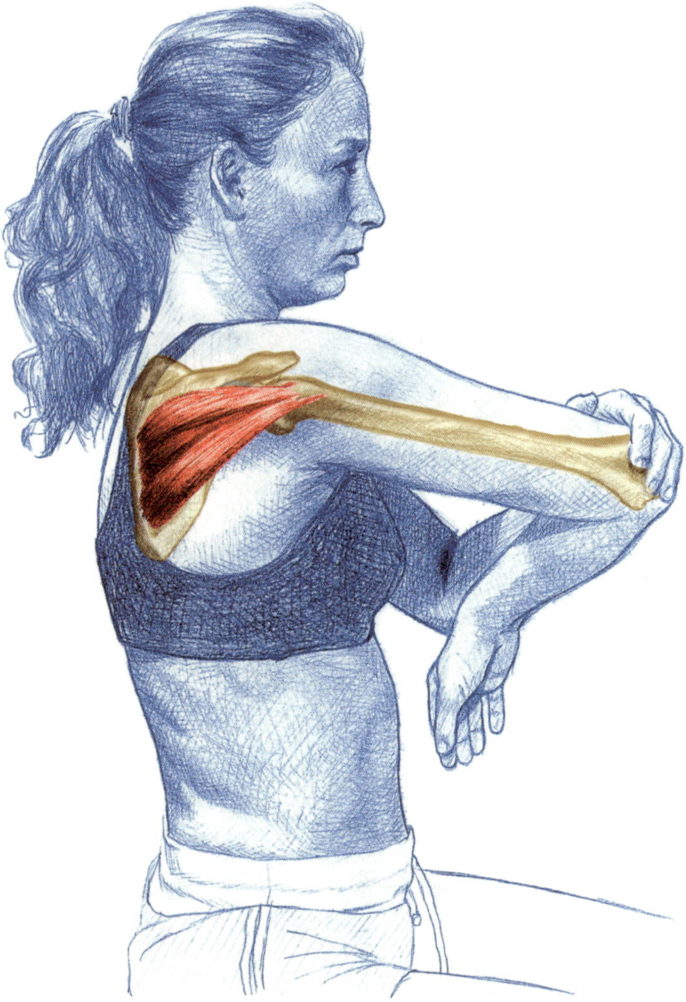

棘下肌是避免或減輕肩膀疼痛最重要的肌肉之一。這塊肌肉相當敏感，所以練習過程中要小心。即使這塊肌肉沒有明顯感覺到拉伸感，做這個練習還是有它的價值。棘下肌的功能是將上臂向內轉動，這個動作會讓肩膀向外伸展。爲了達到預期效果，伸展過程中不要上下移動手肘，進行抵抗時也不要動得太劇烈。

肌肉介紹

棘下肌位於靠近皮膚的地方，從肩胛骨延伸到上臂外側。棘下肌的主要功能是在肩關節處讓手臂向外旋轉，此外也能透過協調和微調關節動作來穩定肩膀。

造成緊繃的原因

每次手臂移動，都會讓棘下肌處於靜態工作狀態。長時間打鍵盤會讓這塊肌肉變得很緊很短。重訓也可能會造成這塊肌肉過度使用，尤其是臥推等推力練習。頸後推拉動作也可能造成棘下肌拉傷。

緊繃的症狀

- 局部或整個肩胛骨感到疼痛
- 肩膀前面有刺痛感
- 疼痛向下放射到手臂、前臂和手掌

柔軟度測試

趴在地板上，或面向牆壁站立。手向後伸，一根手指盡可能地向後放進褲子的皮帶環或腰圍線裡。如果你是趴著的，重力應該會將你的手肘向下拉以接觸地板。如果你是站著的，你應該要能將手肘向前拉以接觸牆壁。

注意事項

在伸展過程中，如果肩膀前側感到疼痛，請不要做這個練習。如果是伸展之後才痛，下次做時請更小心一點。

伸展技巧

你可以坐著或站著進行這個練習。右臂向前伸直，前臂拉向胸部，使手肘形成一個 90 度角。左手抓住右肘，讓左前臂靠在右前臂上。放鬆右臂，用左臂來維持這個姿勢。放鬆並降低肩膀。

用左前臂將右手向下推，右肘保持不動，以此伸展 5 到 10 秒。放鬆肌肉 5 到 10 秒。

小心地用右手向上推左前臂，以此形成阻力。放鬆肌肉 5 到 10 秒。

用左前臂將右手和右前臂向下推，以加深伸展度，直到達到新的終止點。

重複這組步驟二到三次。

常見錯誤

- 肩膀沒有完全放鬆
- 動作做得太快
- 肩關節周圍的其他肌肉收得太緊

說明

我們很難真正感覺到棘下肌有沒有好好地伸展，有時只有肩膀前側有伸展的感覺，而不是整個肩胛骨區域有感覺。想要增加自己對這塊肌肉的知覺，可以在伸展棘下肌前先鍛鍊胸部和背部的肌肉，以增加這些區域的血流。如果還是有困難，可以在伸展前先試試深度組織按摩。你也可以在開始轉動右肘之前，用左手將右肘向前拉，以此打開肩關節。

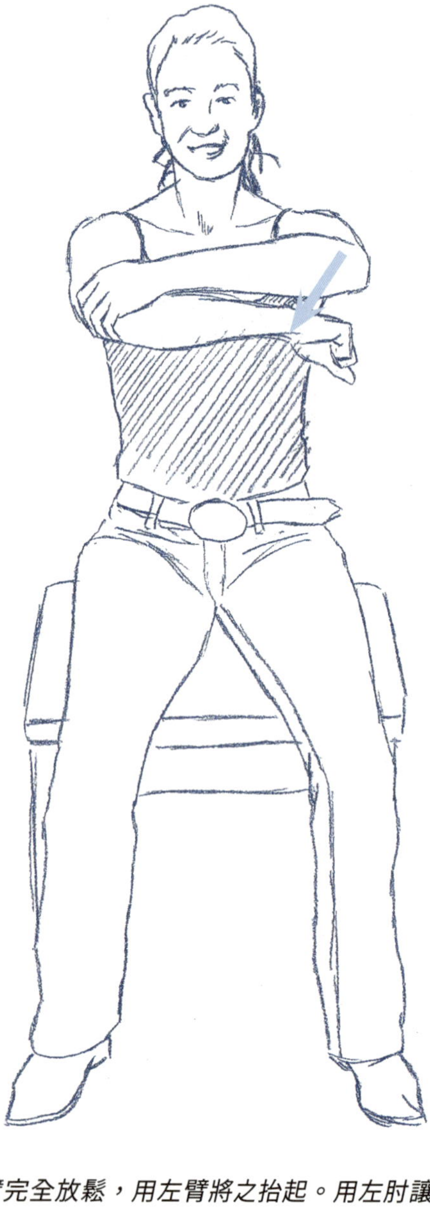

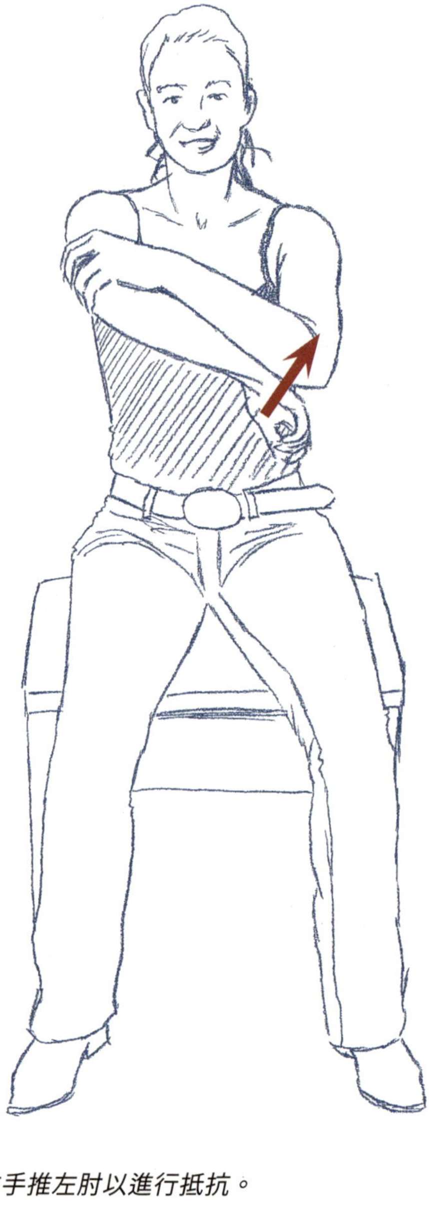

右臂完全放鬆，用左臂將之抬起。用左肘讓右臂向內轉動。

用右手推左肘以進行抵抗。

棘下肌（第二版）

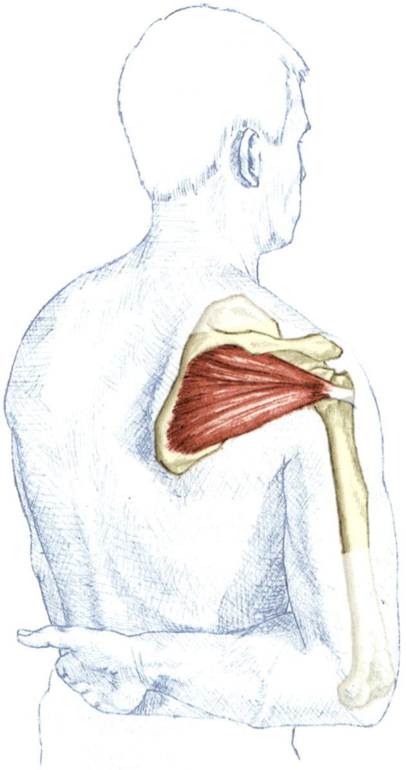

這個練習看起來很像警方扣押的動作，是很激烈的棘下肌伸展運動。做的時候請小心，也請考量這塊肌肉的大小與體重之間的對比關係。過程中一定要保持平衡，向後傾斜身體時的力道不可以大於重力的力道。擺好起始姿勢後，要向前移動手肘，同時向後移動身體。提供阻力的物品（這裡是指門框）應該靠在手肘背面。

注意事項

在伸展時或結束後，如果肩膀感到疼痛，請不要做這個練習。

伸展技巧

站在門口，右腳放在左腳前面。右手放在背後，一根手指放進褲子的皮帶環或腰圍線裡。手肘向後靠在門框上。小心地將上半身向後傾斜，以此伸展 5 到 10 秒，直到感覺到目標肌肉有輕微的拉伸感或刺痛感。如果做得正確的話，手肘應該會向前移。放鬆肌肉 5 到 10 秒。

將身體向後傾斜，手肘向前拉，以此加深伸展度，直到達到新的終止點。

重複這組步驟二到三次。

常見錯誤

- 肩膀沒有完全放鬆
- 肩關節周圍的肌肉緊繃
- 手臂接觸門框的面積過大

說明

如果你在伸展這塊肌肉時會痛或有困難，請將手指放到近一點的皮帶環裡。注意接觸門框的只有手肘，不是整個手臂。

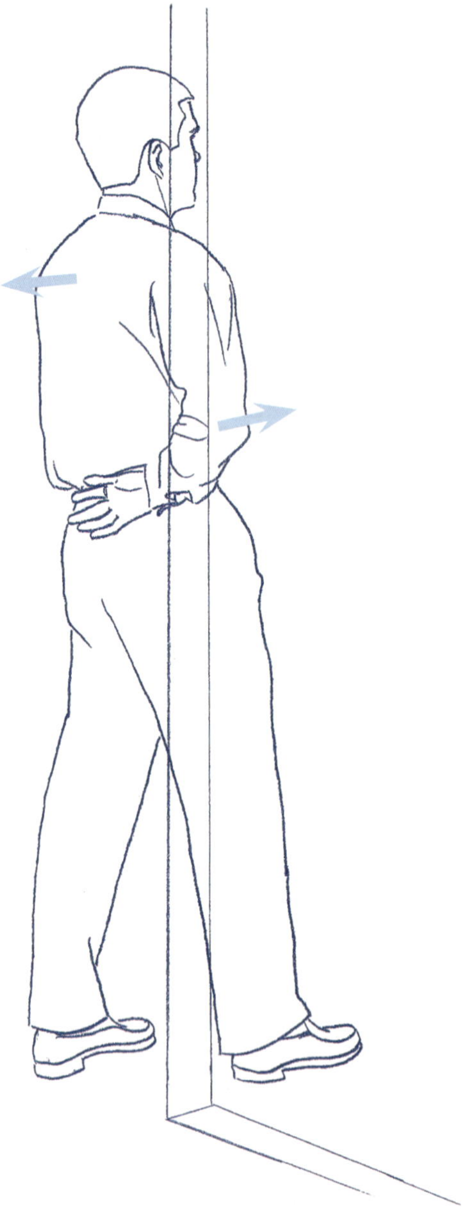

將手肘靠在門框前。慢慢地向後傾斜上半身，讓手肘向前移。

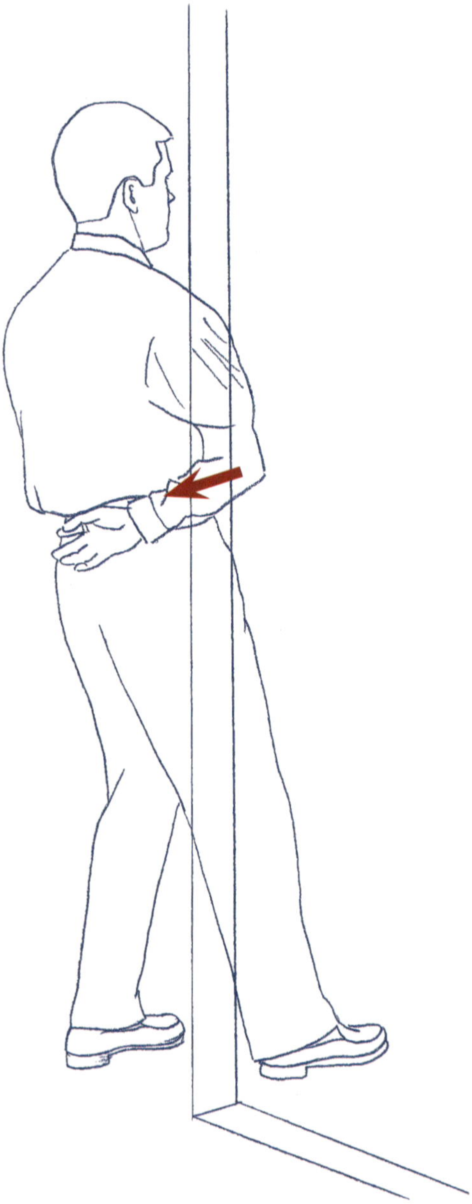

小心地將手肘壓向門框以進行抵抗。

大圓肌（TERES MAJOR）

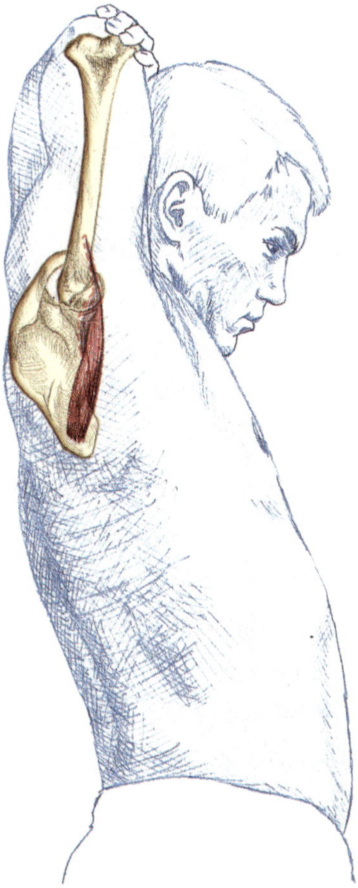

大圓肌在肩關節中的功能與闊背肌相同，因此也可以用第 63 到 70 頁的練習進行伸展。這個練習要將肩胛骨固定在牆上，是特別針對大圓肌設計的伸展練習。

肌肉介紹

大圓肌從肩胛骨下方三角形的部分延伸到其在上臂內側的止點（points of insertion），是位於闊背肌旁邊的肌肉。大圓肌的功能是讓手臂從身體前面或側面的各個位置往身體移動，也有助於上臂向內旋轉。

造成緊繃的原因

長時間處於靜態工作狀態會讓這塊肌肉變緊。這種肌肉張力很少會阻礙在肩膀以下進行的動作，但是卻會妨礙在頭部以上進行的動作，例如越野滑雪、體操、攀登和高爾夫運動。

緊繃的症狀

- 疼痛感向下放射到手臂
- 手臂和手指有麻木感
- 雙臂高舉過頭時會無力

注意事項

如果肩膀或頸部感到疼痛，請不要做這個練習。

伸展技巧

身體右側對著牆壁站立，雙腳與牆壁距離 30 公分多一點。右臂高舉過頭，右肘彎成 90 度角。小心地將右側靠在牆上，這樣就只有肩胛骨能接觸到牆壁。左手抓住右肘。

將右肘拉到頭的左後方，以此伸展 5 到 10 秒，直到感覺到肩膀外側下方有阻力或輕微的刺痛感。放鬆肌肉 5 到 10 秒。

一邊小心地將右肘拉向牆壁，一邊用左手抵抗右肘的動作。放鬆肌肉 5 到 10 秒。

將右肘拉向頭的後方並加深伸展度，直到達到新的終止點。

重複這組步驟二到三次。

常見錯誤

- 站得離牆太近，以致於無法固定肩胛骨
- 肩關節或相關肌肉僵硬，使得你無法將手臂拉向頭的後方

說明

如果你覺得這個練習做起來很困難，試著先伸展闊背肌和胸大肌。

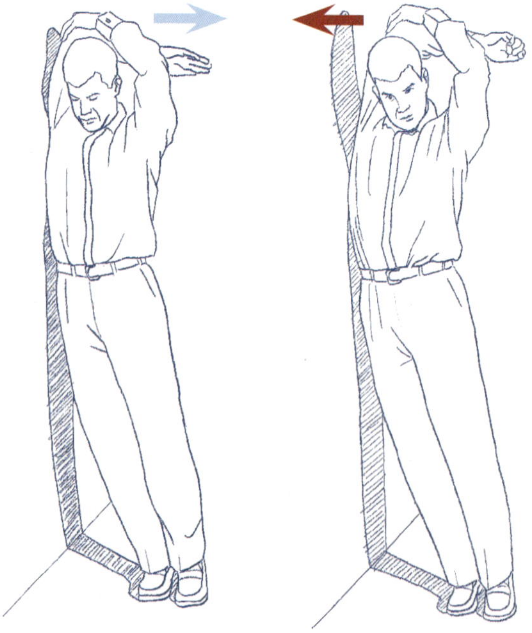

將右臂拉向頭後。左手將右肘拉向左邊。右肘壓入左手以進行抵抗。

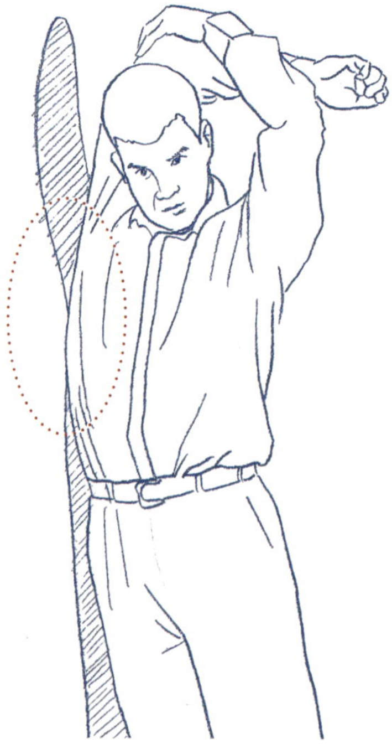

很重要的一點是要將肩胛骨固定在牆上。

大圓肌（網球版）

身體側邊對著牆壁站立，手臂高舉過頭。將球壓在牆壁和腋窩之間。想要更用力壓的話，可以讓雙腳站得離牆壁更遠一點。找到痠痛區後停在那裡，直到痠痛感大幅減輕，然後增加壓力。

重複這組動作二到三次，最後一次應該會覺得原本的痠痛區不痛了。

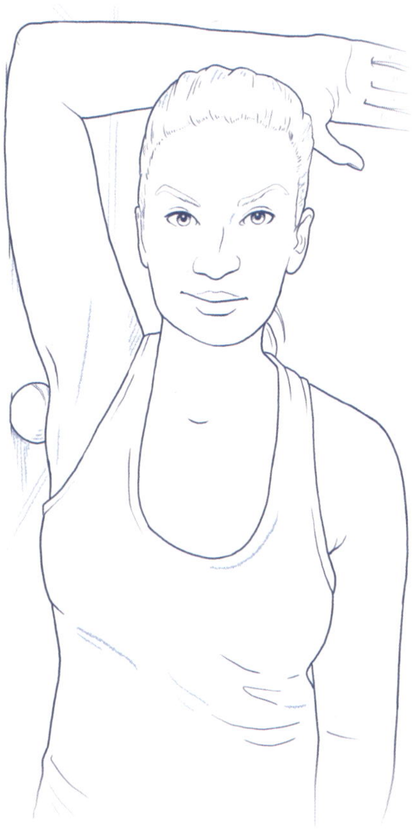

你可以讓雙腳站近或站離牆壁，以此調整壓在球上的壓力。

棘上肌（〔SUPRASPINATUS〕第一版）

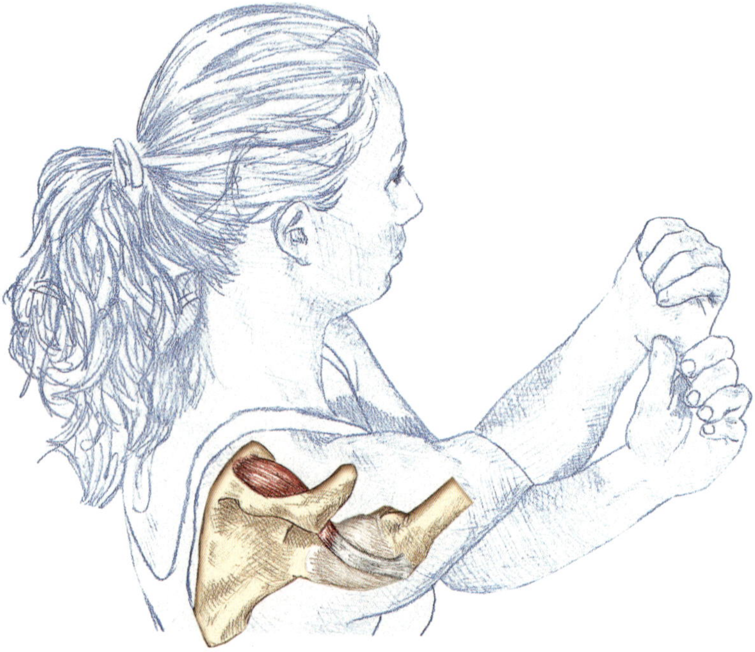

這是最困難的練習之一，一方面是因爲這塊肌肉很難感覺到拉伸感，另一方面是你的手臂有可能太粗壯。這樣的話，請改做下一個練習。再次強調，你必須意識到這是一塊小肌肉，所以不建議用力拉扯。你可以對起始姿勢進行微幅調整，仔細感受過程中的動作。不要因爲無法馬上掌握訣竅就放棄。

肌肉介紹

棘上肌是一塊相對較小的肌肉，位於中斜方肌下方。它從肩胛骨頂端延伸到肩胛骨外側突起的下方，並附著於上臂外側。棘上肌有一個很重要的功能，那就是在做肩關節運動時，確保上臂能被拉向肩胛骨。如果沒有這個功能，肩膀周圍其他肌肉就無法發揮作用了。棘上肌也能幫助手臂向外旋轉和向兩側抬起。

造成緊繃的原因

當上臂在活動時，棘上肌就會一直處於工作狀態，很少能休息。重覆進行肩膀以上的動作也會讓這塊肌肉受到壓迫或受傷，例如清理窗戶或粉刷天花板或牆壁，都會導致這塊肌肉出現問題。

緊繃的症狀

- 棘上肌和肩膀外側出現局部疼痛
- 將手肘高舉過肩時出現局部疼痛

這塊肌肉可能造成肩頸疼痛向下放射到手臂和手掌，也可能導致網球肘。如果出現網球肘，疼痛的區域會位在手肘外側。

注意事項

如果肩膀或手腕感到疼痛，請不要做這個練習。

伸展技巧

你可以坐著或站著進行這個練習。右臂像比腕力時一樣放到身體前面，手肘保持 90 度角。接著將右肘移向身體中線，移到太陽神經叢前方。左臂放在右臂下面，讓右肘靠在左肘前側。用左手抓住右手大拇指。現在你的雙臂應該呈現交叉，右前臂筆直向上。放鬆你的肩膀和手臂。

用左手拉動右手大拇指，讓右臂向外轉動，以此小心地進行伸展。在右臂轉動時稍微伸展手肘。當感覺到右肩有輕微的拉伸感或刺痛感時，請停止動作。放鬆肌肉 5 到 10 秒。

在不移動手臂的情況下，右臂試著像比腕力時一樣向內轉動，以此進行抵抗，直到這塊肌肉的刺痛感減輕。放鬆肌肉 5 到 10 秒。

右臂繼續向外轉動，以此加深伸展度，直到達到新的終止點。

重覆這組步驟二到三次。

常見錯誤

- 手肘過度彎曲
- 沒有將手肘移到太陽神經叢前面
- 肩膀和手臂沒有放鬆

說明

雖然很難感覺得到這塊肌肉有任何動作，做這個練習還是有可能伸展到這塊肌肉。如果你因柔軟度不夠或肌肉量太大而難以做這個練習，可能要嘗試下一個練習。

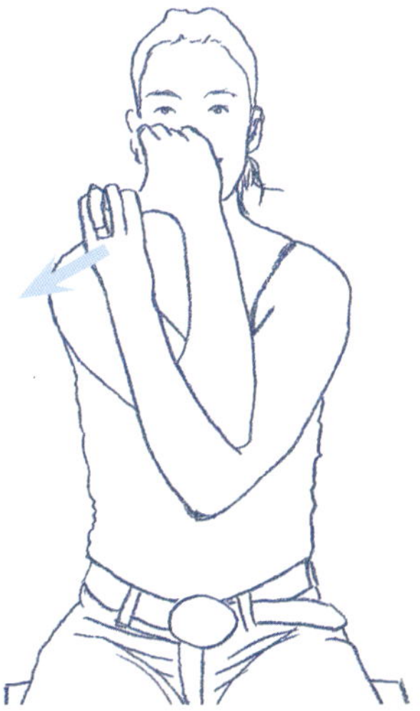

練習過程中手肘隨時保持在身體正前方。小心地拉動大拇指以進行伸展。

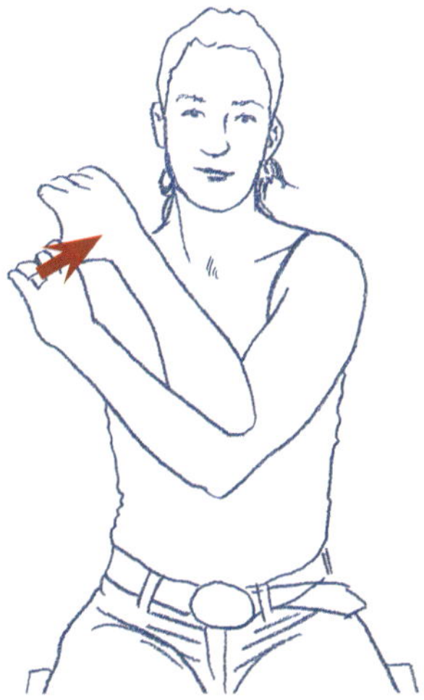

假裝右臂在跟左臂比腕力，以此抵抗左臂。

棘上肌（第二版）

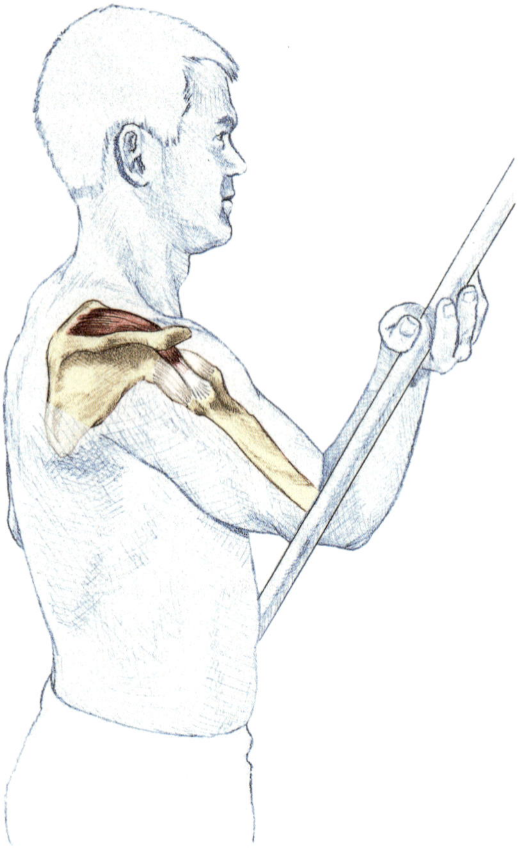

如果因為柔軟度不夠或受傷而無法進行上一個練習，這個練習是很好的替代選擇。這裡的動作基本上跟上一個一樣，但會用到一根小棍子當道具。記住，使用道具會讓力道跟著增加，所以要注意自己在伸展過程中的感覺，並小心地進行練習。

注意事項

如果手腕或肩膀感到疼痛，請不要做這個練習。

伸展技巧

右臂像比腕力時一樣放到身體前面，手肘呈 90 度角。接著，將右肘移向身體中線，移到太陽神經叢前方。手背轉向前方，用大拇指和食指抓住一根小棍子。讓棍子沿著右臂外側垂下。

左臂放在右臂下方，抓住棍子，將棍子拉向左邊髖部，直到肩膀有拉伸的感覺。放鬆肩膀和手臂 5 到 10 秒。

在不移動手臂的情況下，右臂試著像比腕力時一樣向內轉動，以此進行抵抗，直到這塊肌肉的刺痛感減輕。放鬆肌肉 5 到 10 秒。

繼續拉動棍子，以此加深伸展度，直到達到新的終止點。

重覆這組步驟二到三次。

常見錯誤

- 肩膀和手臂沒有放鬆
- 沒有將手肘移到太陽神經叢前面
- 肩關節周圍的肌肉柔軟度不夠

說明

如果手邊沒有棍子，可以改用毛巾。

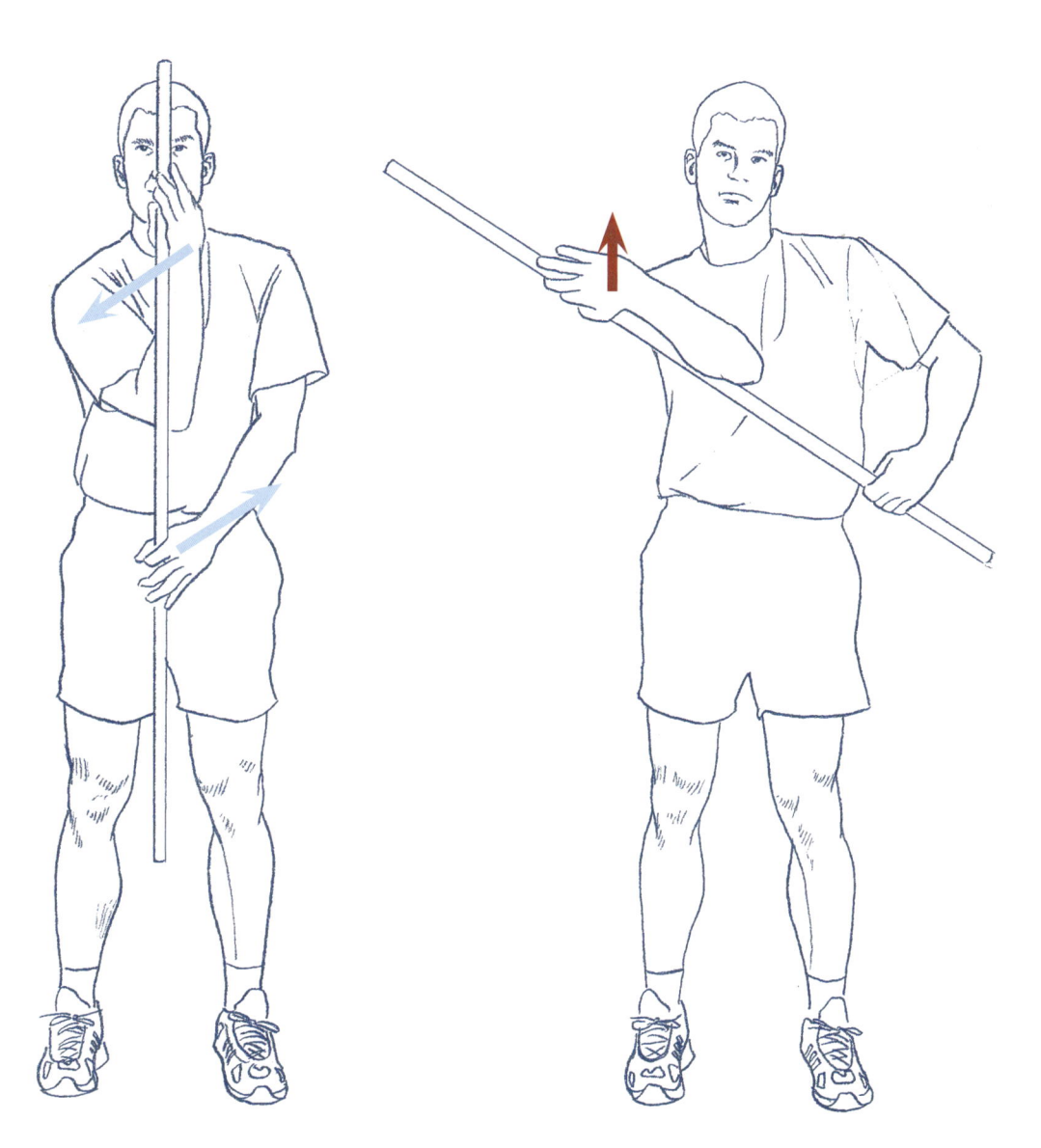

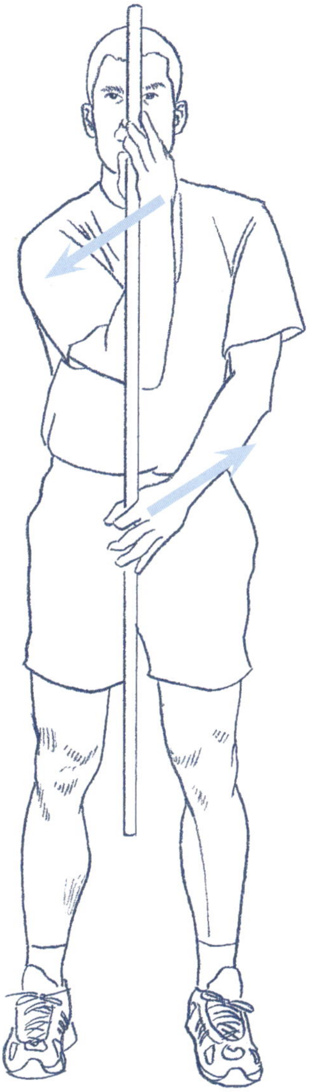

右肘放在身體中央位於肚臍以上之處。小心地將棍子向左後側拉。

假裝右臂在跟左臂比腕力，以此形成阻力，同時左手固定住棍子。

臀大肌（GLUTEUS MAXIMUS）

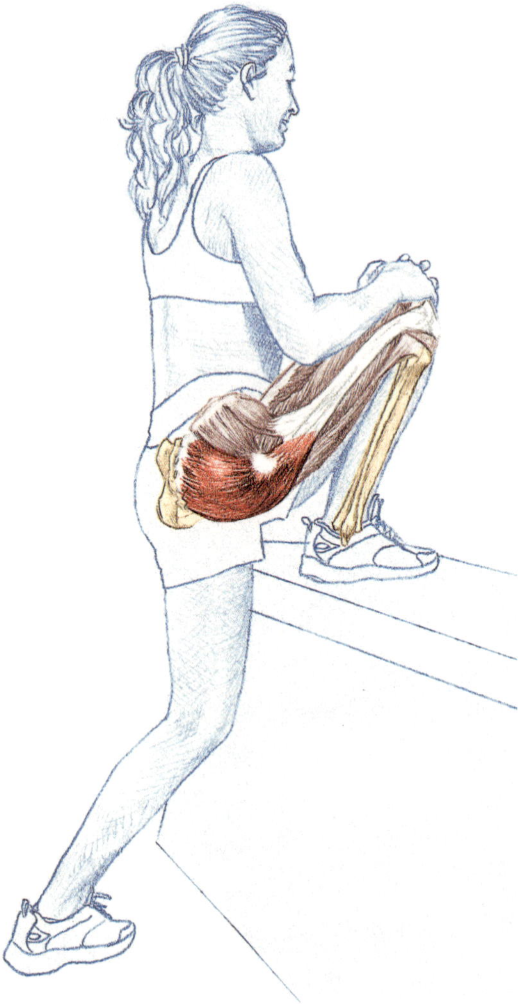

關節活動度正常的人不太會感覺得到這塊肌肉的伸展。不過，如果你的柔軟度不夠，在伸展梨狀肌和臀中肌等其他臀部肌肉前，先做這個練習會很不錯。

肌肉介紹

臀大肌是人體最大的肌肉之一，位於表面肌肉下方，從尾骨和髂嵴延伸出來，並附著到股骨頂端外側。臀大肌的功能是伸展髖關節，讓腿部向外旋轉，並減少腰部的弓度。

造成緊繃的原因

臀大肌上半部比下半部更容易變緊繃。長時間雙腳向外開開地坐著（例如開車時），可能會造成臀大肌緊張。蹲下的動作也會啓動臀大肌。進行跑步、滑冰和滑雪等運動的運動員也很容易受到影響。

緊繃的症狀

- 腰部或腿部後側或外側疼痛
- 難以向前彎曲

柔軟度測試

仰躺下來，彎曲一邊膝蓋，將膝蓋抬向胸部，膝蓋與地板之間應該形成大約 120 度角。

注意事項

如果膝蓋感到疼痛，請不要做這個練習。

伸展技巧

站在一張穩固的椅子或凳子前。你的柔軟度越好，椅子或凳子就要越高。右腳放在椅子或凳子上。背部盡量保持挺直，收緊腹肌。

彎曲左腿，以此伸展臀大肌 5 到 10 秒，直到感覺右臀有拉伸的感覺。放鬆肌肉 5 到 10 秒。

將前腿向下壓 5 到 10 秒，以此進行抵抗。

繼續彎曲左腿，以此加深伸展度，直到達到新的終止點。

重覆這組步驟二到三次。

常見錯誤

- 前腳放得太低
- 背部沒有打直
- 伸展過程中膝蓋向外轉

說明

如果臀大肌本來就很柔軟，有時會很難感覺得到它的伸展。若是如此，可以改爲嘗試伸展梨狀肌和臀中肌。

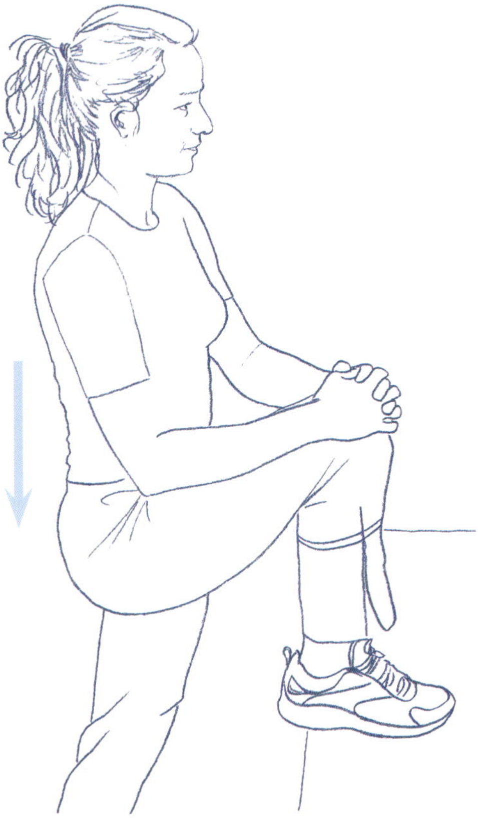

根據臀大肌的柔軟度調整椅子或凳子的高度。背部保持挺直，小心彎曲左膝。

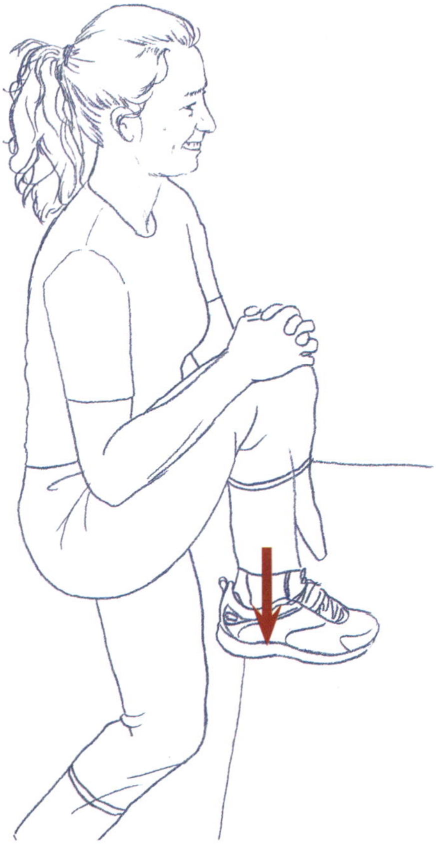

將右腳壓向椅子或凳子以進行抵抗。

臀中肌和臀小肌

(〔Gluteus Medius and Minimus〕站立版)

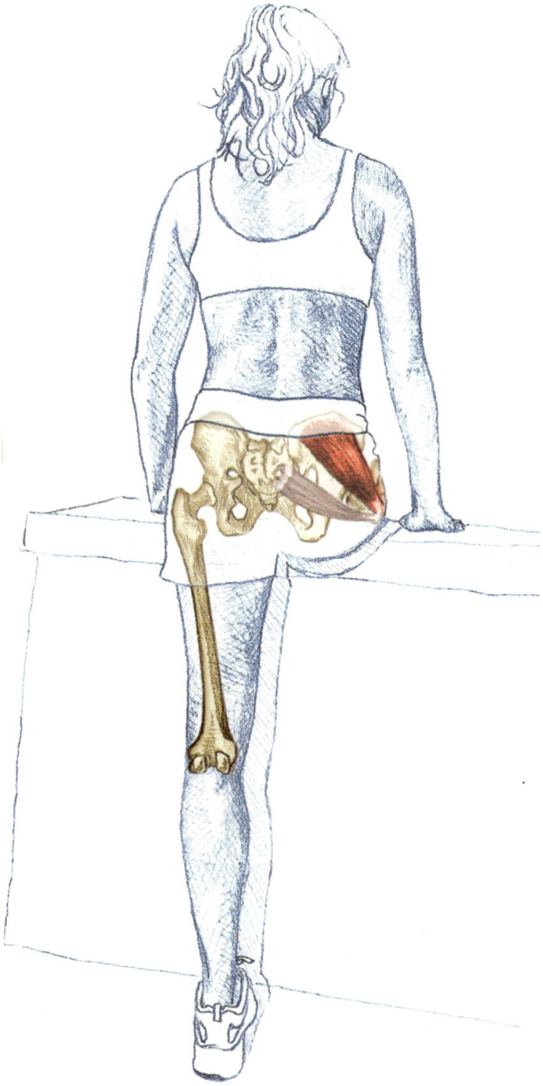

在行走和跑步時，臀中肌和臀小肌都會不停地工作，因此要常常伸展它們。這些肌肉能讓髖部向後轉動，進而減少背部弓度，因此在做練習時要試著增加背部弓度，才能達到伸展效果。如果收緊腹肌，這些肌肉可能會對腰部產生負面影響。

肌肉介紹

臀中肌和臀小肌是堆疊在一起的，臀中肌完全包覆臀小肌。這兩塊肌肉從髖骨外側向下延伸到股骨外側頂端的突起。臀中肌和臀小肌的主要工作是讓骨盆保持挺直，尤其是在行走、跑步和單腳站立時。此外也能幫助腳向側邊伸出，以及向內和向外旋轉。

造成緊繃的原因

大部分的人會偏好身體的某一側，並將髖部向該側倚靠或傾斜。這種習慣會對自己偏好的一側造成靜態張力。有時雙腳長短不一也會造成某一邊的髖部向外突出，而較短的腳通常會承受較多的重量。人們也有可能因爲受傷，而將較多的重量放在某一隻腳上。

緊繃的症狀

- 臀大肌、臀小肌和腰部出現局部疼痛
- 疼痛向下放射到腿部（假性坐骨神經痛）

注意事項

如果膝蓋內側或外側感到疼痛，請不要做這個練習。

伸展技巧

找一個與你的鼠蹊部同高的桌面、椅面或檯面。

右腳放在桌上，右膝位於肚臍前面，右足伸向左邊髖部左側。

骨盆轉向正前方。想像自己的右腳形成

一個三角形，而骨盆是三角形的底邊。收緊腹肌，試著增加下背部的弓度。記得要把支撐的腳完全伸直。

上半身慢慢地向前傾斜，同時保持下背部的弓度，以此伸展 5 到 10 秒。當感覺到右側髖有輕微的拉伸感或刺痛感時，請停止動作。放鬆肌肉 5 到 10 秒。

膝蓋向下壓向桌面 5 到 10 秒，以此進行抵抗。放鬆肌肉 5 到 10 秒。

上半身向前傾斜，同時保持下背部的弓度，以此加深伸展度，直到達到新的終止點。

重覆這組步驟二到三次。

常見錯誤

- 沒有保持下背部的弓度
- 膝蓋沒有放在肚臍前方

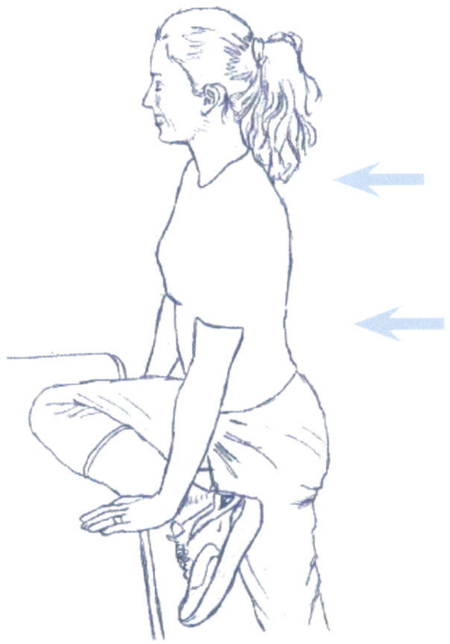

檯面應該與鼠蹊部同高。髖部要與檯面呈現平行。上半身向前傾斜時，不要忘了收緊腹肌，並保持下背部的弓度。

說明

如果你很難挺直身體，可以將十指指尖放在桌上進行支撐。

如果你在伸展的那一側的鼠蹊部感到疼痛，請將膝蓋稍微移向該側。

如果你無法保持下背部的弓度，可能是肌肉太過緊繃或檯面太高。

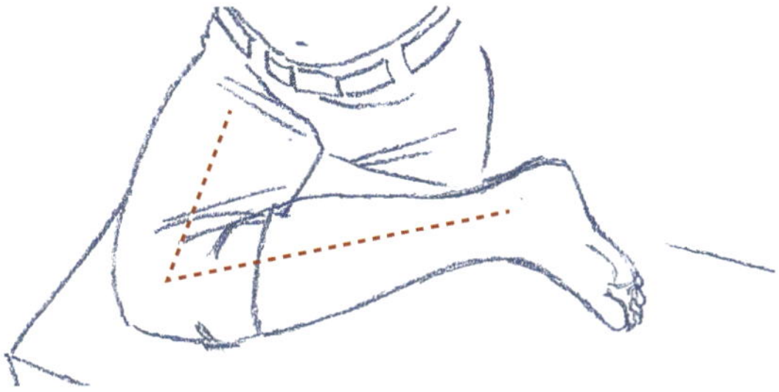

膝蓋應該位於肚臍正前方。

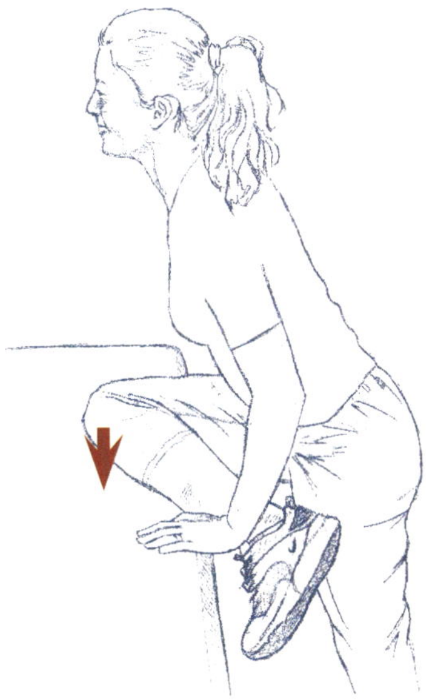

右膝向下壓向檯面，以此進行抵抗。

臀中肌（夥伴伸展版）

在伸展臀中肌時，將膝蓋以斜角的方向移向另一邊的肩膀。

伸展技巧

在做這個治療性伸展練習時，可以請夥伴仰臥在地板上或抬高的檯面上（例如健身椅上）。如果使用健身椅，注意椅子不要太高，以免妨礙伸展過程中的施力狀況。

站在待伸展側對面的健身椅旁邊。 如果要伸展右側，請抓住夥伴的右腿，將髖關節彎曲約 90 度，膝關節彎曲約 90 度。接著在髖關節處將右腿向左轉動約 45 度，讓夥伴的右小腿抵住你的腹部。現在夥伴的右膝應該位於髖關節正上方。用你的左大腿前側將夥伴的左腿固定在健身椅上。將你的左前臂放在夥伴彎曲的右腿的膝蓋骨下方，輕輕地將夥伴的右腿向下壓到健身椅上。在伸展過程中維持這個力道。

將夥伴的右腿推向他的胸部，以此伸展肌肉。讓夥伴的膝蓋對準另一邊的肩膀。伸展過程中小腿保持相同的角度。

請夥伴在感覺到目標肌肉有輕微的拉伸感時，叫你停止動作。讓夥伴停在這個姿勢休息 5 到 10 秒。現在請夥伴用他的右足和小腿推你的腹部 5 到 10 秒，然後放鬆 5 到 10 秒。接著將夥伴的右腿更往胸部推近，以此加增伸展度。

重覆這組動作二到三次。

說明

- 剛開始進行伸展時要小心轉動腿部，這個動作可能會對肌肉僵硬的人造成不適或疼痛感。
- 隨時詢問夥伴哪邊有拉伸感。如果伸展的動作會讓夥伴的鼠蹊部覺得疼痛或有壓迫感，請停止這個動作，並向外轉動腿部，讓夥伴伸展起來感覺舒服一些。

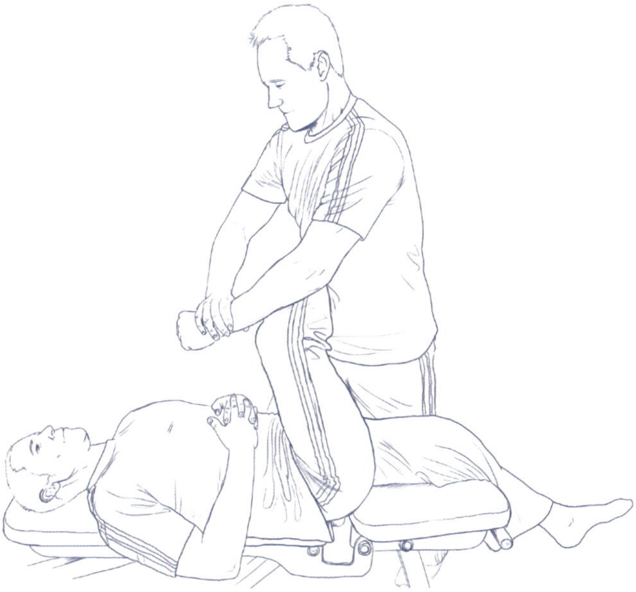

站在待伸展腿的對面。在伸展過程中，用你的腿固定住夥伴的未伸展腿。將待伸展腿的髖關節彎曲至 90 度。

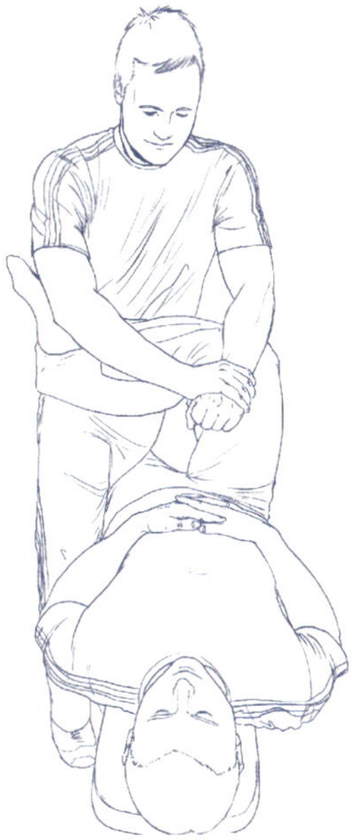

讓夥伴的小腿抵住你的腹部和髖部，以此將他的髖關節向左轉動約 45 度。

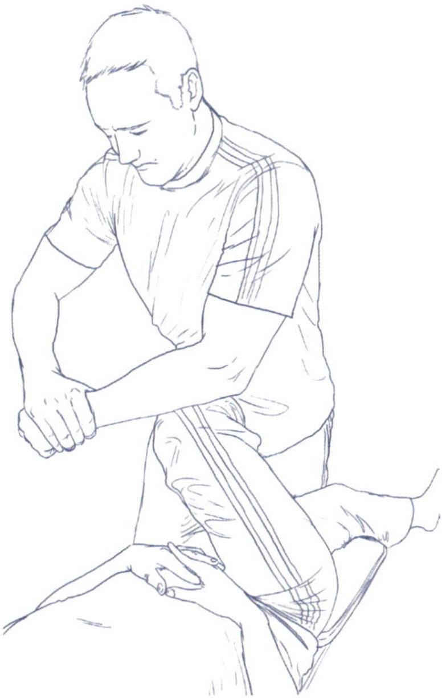

將夥伴的膝蓋和整個小腿向對側的軸線移動。如果將膝蓋對準另一邊的肩膀時伸展度還是不夠，可以嘗試更往斜角的方向伸展。

臀中肌和臀小肌（跪姿版）

這是一個靜態伸展練習，你可以放輕鬆，讓重力來幫你伸展即可。

伸展技巧

四肢著地，雙膝併攏，髖關節和肩關節屈曲約 90 度。一隻手臂向待伸展側移動幾公分。輕輕收起腹肌，然後慢慢地、有控制地讓髖部向待伸展側下沉，使其接近地板。當你感覺到臀肌有拉伸感時，停在那裡 10 秒。放鬆，然後讓髖部再次慢慢地向地板下沉。

說明

你可以增加或減少髖部的角度，以此調整伸展度。想要增加角度並加強伸展度，雙手要離膝蓋遠一點；想要減少角度並減輕伸

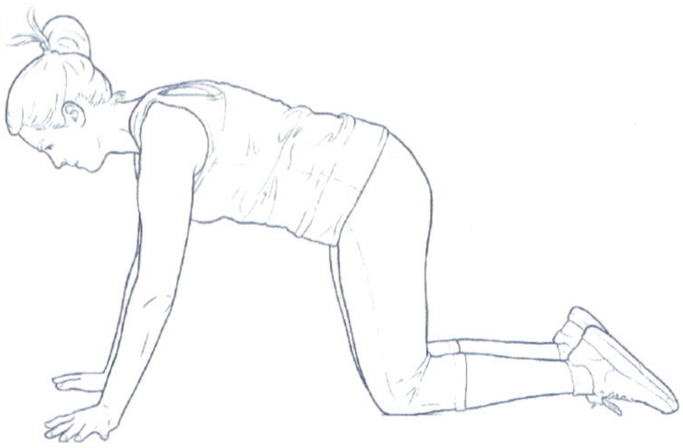

跪在地上，髖部和肩膀屈曲 90 度，輕輕伸展腹部。

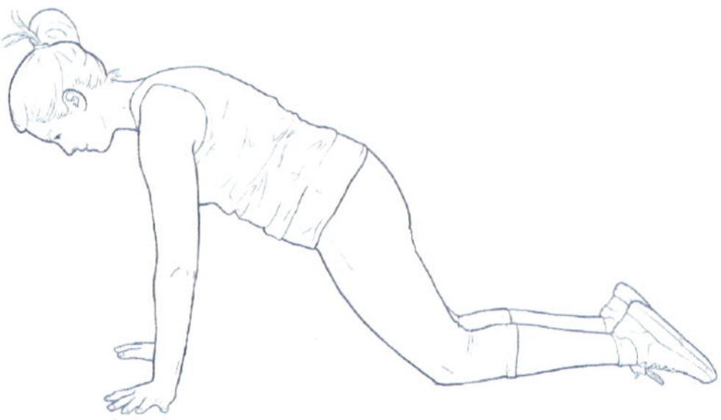

你可以增加髖關節的角度，找到一個可以提供更大伸展度的姿勢。

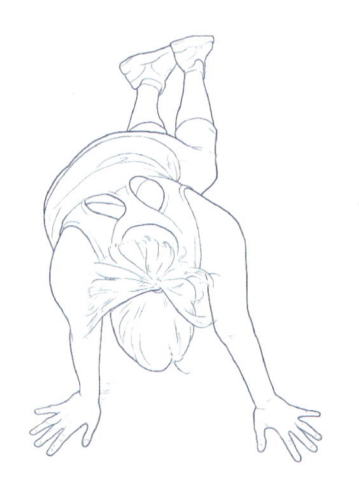

慢慢地將髖部朝著地板下降。

臀中肌（網球版）

將球壓在髖骨下方以尋找痠痛點。找到痠痛點後停在那裡，讓肌肉放鬆。如果這個姿勢不舒服，可以用肩膀靠在地上躺下來，而不是用手肘支撐在地上。爲了更精準地針對這塊肌肉進行按壓，可以將球放在衣服底下，直接貼著皮膚。

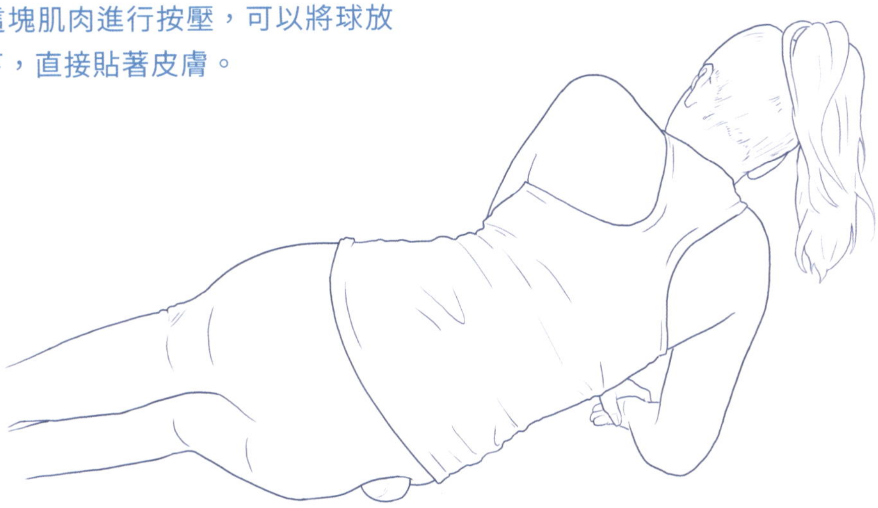

將球壓在髖骨下方。

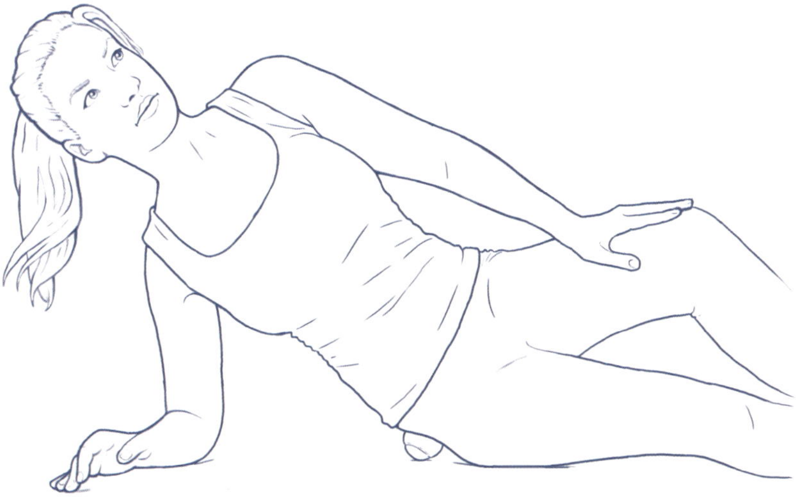

這個版本比較激烈一些，因此更容易針對臀中肌前側進行按壓。

梨狀肌（〔PIRIFORMIS〕站立版第一版）

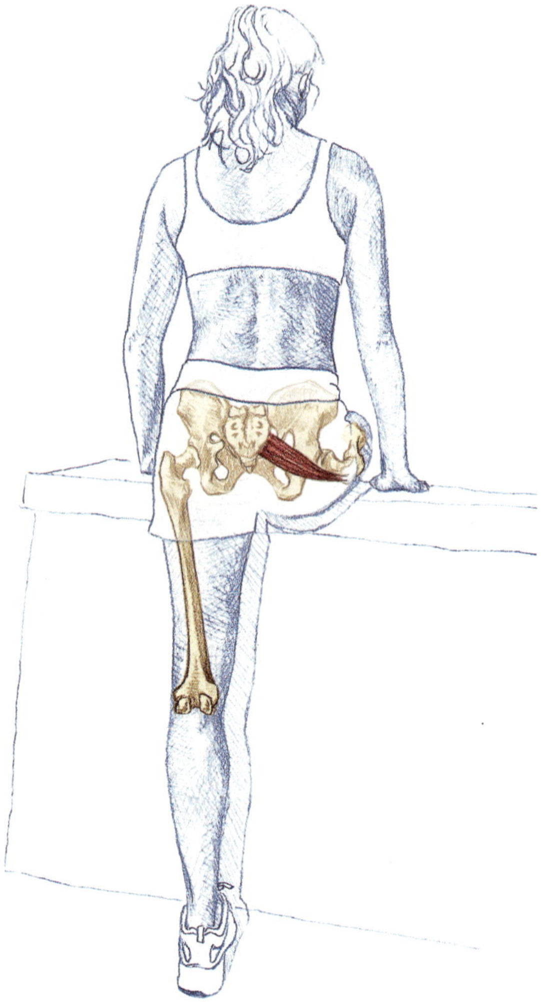

梨狀肌應該每天伸展。這塊肌肉容易造成腰部和腿部疼痛。由於位置特殊，有時坐骨神經也會穿過這塊肌肉，因此一旦梨狀肌出現緊繃，可能直接壓迫到坐骨神經，造成局部疼痛或疼痛感向下放射到腿部（假性坐骨神經痛）。

肌肉介紹

梨狀肌位於臀大肌下方，屬於會影響髖關節的深層肌肉。它從骶骨前面延伸到股骨頂端的大突起，也就是大轉子（greater trochanter）。梨狀肌的主要功能是在髖關節伸展時（站立時）讓腿部外旋。當髖關節屈曲超過 60 度時，這塊肌肉則會造成腿部內旋。

造成緊繃的原因

無論是短期或長期如此，久坐不動都會導致梨狀肌變緊縮短。仔細回想你這些年來的坐姿！雙腿開開坐著會讓髖部外旋，對這塊肌肉的影響更大。梨狀肌也深受其拮抗肌的影響，例如髖屈肌群。當髖屈肌群緊繃時，會增加梨狀肌的負擔。髖屈肌群也會造成腿部外旋，導致梨狀肌在被動的情況下縮短。

柔軟度測試

測試一

俯臥在地板上，雙膝併攏，一隻腿彎曲 90 度。讓彎曲的腿的足部向外側垂落，另一邊的髖部保持貼在地上。小腿和地板之間的角度應該約爲 45 到 50 度。兩隻腿的關節活動度應該一樣。

測試二

坐在椅子上，雙腿併攏，背部挺直。一隻腿放在另一隻腿的膝蓋上，腳跟指向鼠蹊部，然後讓抬起的那隻腿的膝蓋向外側垂落。現在你的小腿應該呈現水平位置。

對另一隻腿重覆同樣的動作，比較兩隻腿的活動範圍。測試時注意要保持相同的坐姿。

緊繃的症狀

- 臀部出現局部疼痛
- 麻木感和疼痛感從大腿後側向下延伸到膝蓋後側
- 腰部出現疼痛
- 膝蓋外側出現疼痛，又稱「跑者膝」（runner's knee）。

注意事項

在伸展過程中，如果膝蓋內側或外側感到疼痛，或鼠蹊部感到不舒服，請不要做這個練習。

伸展技巧

找一個跟你的鼠蹊部同高的檯面。根據你的身高，你可以用廚房桌子、廚房中島，或靠在門口的熨衣板。將右腿放到上面，讓右膝位在右邊髖部的正前方。注意膝蓋要彎曲 90 度，大腿和骨盆也要形成直角。

從上面看，你的骨盆和腿看起來應該像一個開放的正方形。注意支撐的腿要垂直站好。

現在，試著盡量弓起你的下背部，腹肌保持收緊。

你已經達到正確的起始姿勢了。

小心地將上半身向前傾斜，保持下背部的弓度，以此伸展肌肉 5 到 10 秒，直到感覺到目標肌肉有輕微的刺痛感。放鬆肌肉 5 到 10 秒。

小心地將足部和膝蓋向下壓 5 到 10 秒，以此進行抵抗。當你抵抗時，刺痛感應該會消失。如果沒有，代表你伸展過度了。放鬆肌肉 5 到 10 秒。

將上半身向前傾斜以加深伸展度，直到再次感覺到輕微的刺痛感。這就是新的終止點了。

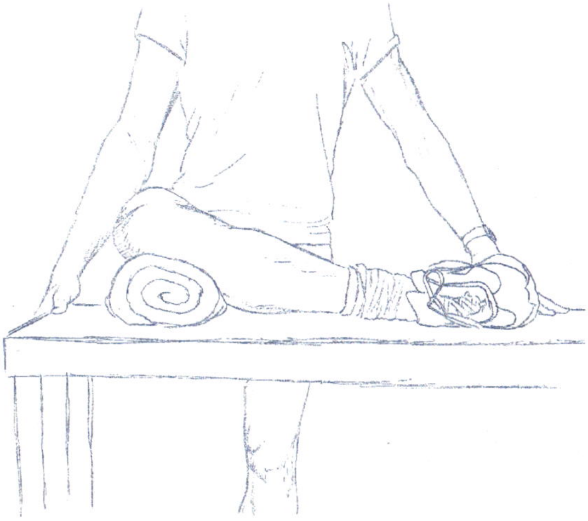

如果膝蓋碰不到檯面，可以在底下放一條毛巾。

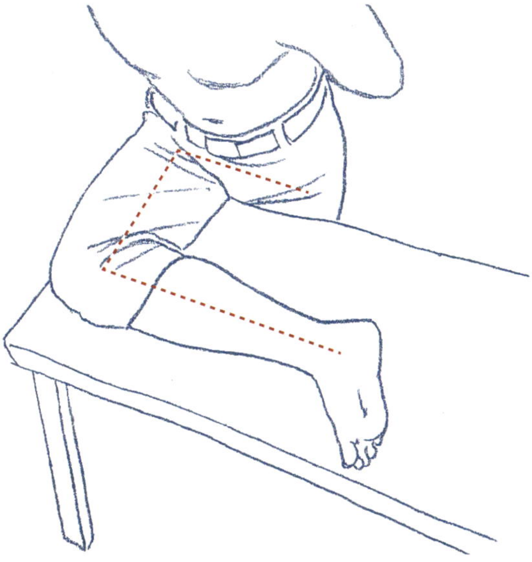

你的膝蓋應該呈現直角，髖部、大腿和小腿應該形成一個開放的正方形。

常見錯誤

- 腿沒有對齊鼠蹊部
- 膝蓋過度彎曲
- 背部弓度不足
- 骨盆沒有對準前方

說明

如果鼠蹊部感到疼痛，試著往側邊稍微移動一點。如果膝蓋感到疼痛，可以在底下墊個墊子提供支撐。如果無法保持對齊，代表檯面太高或太低了。如果這個練習做起來太困難，先伸展一下臀大肌和臀中肌，再回來做這個練習。你也可以試試這個練習的坐姿版。如果上半身無法挺直，可以用手撐住檯面。

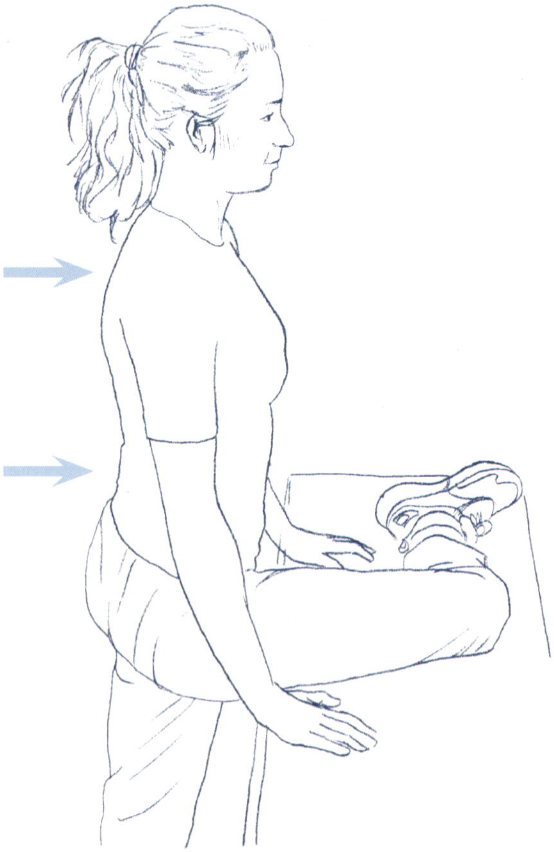

上半身向前傾斜時要保持下背部的弓度。利用十指指尖提供支撐。不要忘了保持腹肌收緊。

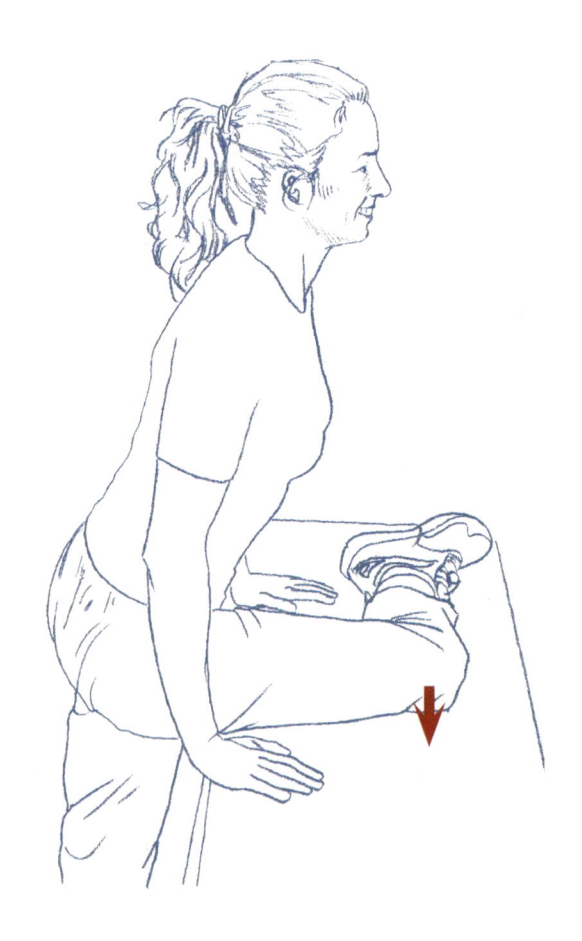

右膝向下壓向檯面，以此進行抵抗。

梨狀肌（站立版第二版）

如果你的臀肌非常僵硬，這個練習可能會有幫助。雖然它的動作跟其他針對臀中肌和梨狀肌的伸展運動一樣，不過比較不會需要轉動髖關節，因此對靈活度的要求較低。

伸展技巧

將健身椅的椅背調整到大約 45 度，在椅背上放一個槓片。當你將腳踩在槓片上緣，擺出起始姿勢時，槓片的圓周應該要能讓你的大腿與地板呈現平行。

右腿抬到椅背上方，足部踩在槓片上緣。現在你的右小腿應該靠在椅背上，右大腿與地板呈現平行，右膝彎曲 90 度。如有需要，可以用右手抓住椅背以保持平衡。

盡量增加下背部的弓度，上半身向前傾斜，以此伸展梨狀肌。伸展過程中用後腿支撐身體。當肌肉感覺到稍微緊繃時，請停止動作，維持 5 到 10 秒，然後休息 5 到 10 秒。右腳跟壓向椅背 5 到 10 秒，以此啓動梨狀肌，然後休息 5 到 10 秒。上半身進一步向前傾斜，以此增加伸展度。

重覆這組動作二到三次。

說明

練習過程中膝蓋不要向前滑動，而是要向後滑動幾公分。

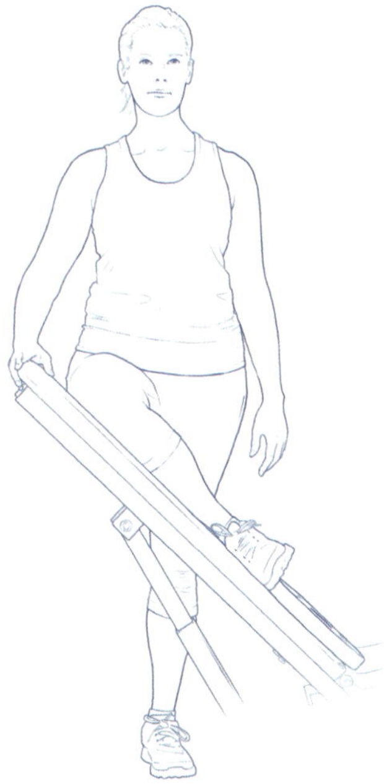

挑選能讓大腿與地板呈現平行的槓片。將身體的全部重量放在踩在地板上的支撐腿上。

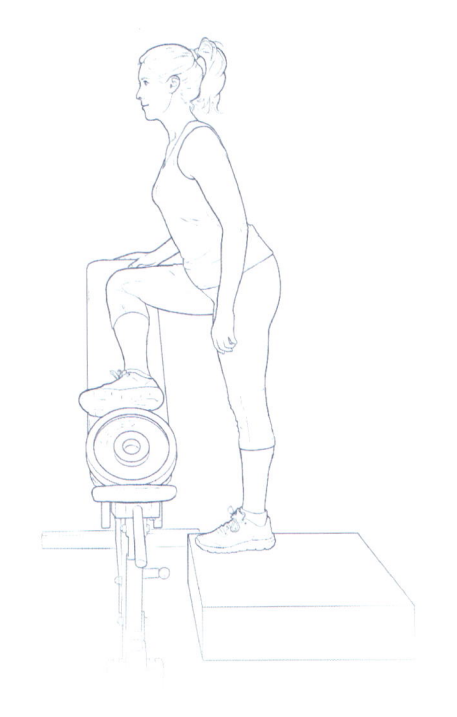

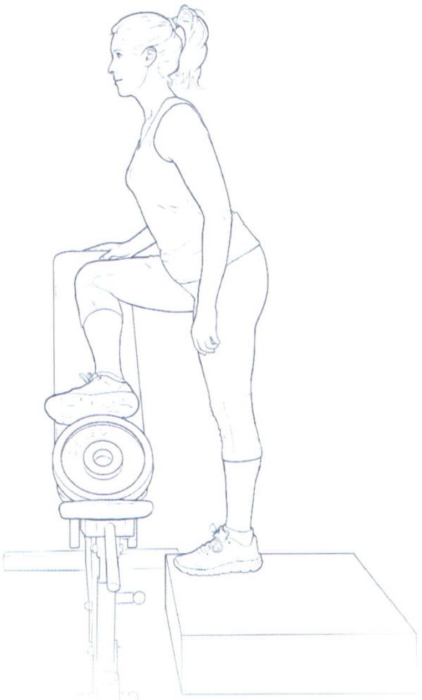

你可以根據自己需要的伸展度來調整椅背；從 45 度角開始做起通常會很不錯。

梨狀肌（坐姿版）

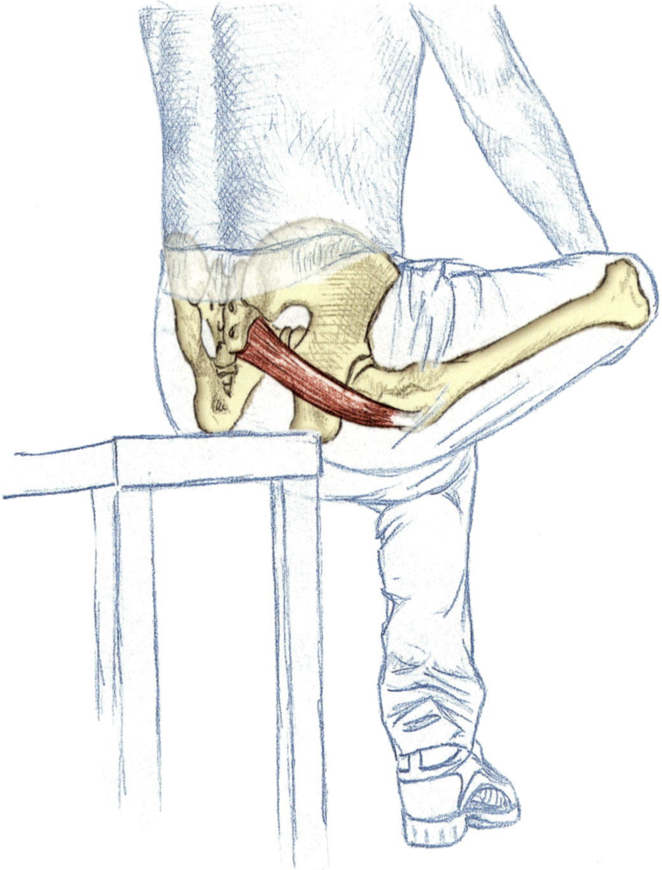

如果你覺得站立版很困難，做這個練習會有幫助。站立版不好做的原因有可能是你的肌肉太緊，很難找到正確的起始姿勢。雖然站立版的效果比較好，不過這個版本可能會比較舒服。坐姿版有兩種選擇。如果你的肌肉眞的很緊，請試試第二種選擇，慢慢地將膝蓋向下推。如果你的柔軟度稍微好一點，能夠將小腿移到水平的位置，請試試第一種選擇，將上半身向前傾斜。

注意事項

在伸展過程中，如果膝蓋內側、外側，或是腰部感到疼痛，請不要做這個練習。

伸展技巧

這個練習的起始姿勢跟第 92 頁的第二個柔軟度測試一樣。坐在椅子上，雙腳併攏，背部挺直。右腿放在左腿上，右足外側靠在左大腿的膝蓋上方。挺起上半身，收緊腹肌，盡量弓起下背部。右手向下壓住右膝進行固定。

上半身向前傾斜，或是將右膝往地板的方向按壓，以此伸展 5 到 10 秒，直到感覺到目標肌肉有輕微的刺痛感。放鬆肌肉 5 到 10 秒。

小心地用右膝向上去推右手，或試著將右腿往左大腿上壓，以此進行抵抗 5 到 10 秒。放鬆肌肉 5 到 10 秒。

上半身向前傾斜，或是用右手將右膝向下按壓，以此進行伸展，直到肌肉再次感覺到輕微的刺痛感。這就是新的終止點了。

重覆這組步驟二到三次。

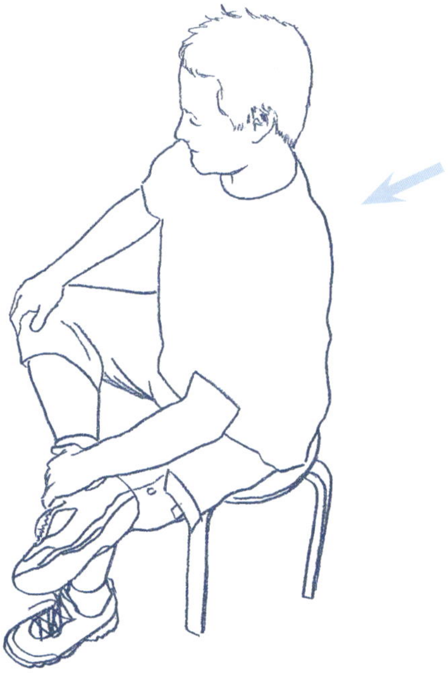

擺好起始姿勢後，上半身盡量挺直，輕輕地壓住右膝。上半身向前傾斜，同時維持下背部的弓度。

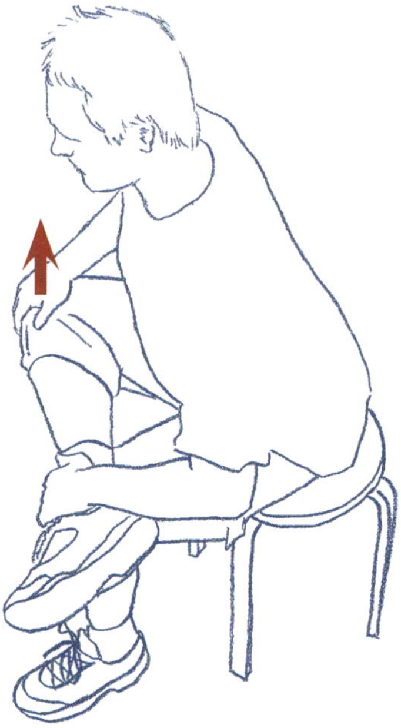

用右膝向上去推右手，以此進行抵抗。

常見錯誤

- 難以保持上半身挺直
- 伸展過程中難以增加並維持下背部的弓度
- 沒有將右足靠在左大腿上，而是將壓力移到右小腿上
- 其他肌肉柔軟度不足，導致起始姿勢不正確

說明

如果你很難充分伸展這塊肌肉，可以嘗試第 92 和 95 頁的站立版練習。如果你的肌肉太緊繃，沒辦法做這兩種練習，可能要考慮做深層組織按摩，或請整復推拿師或物理治療師協助伸展。

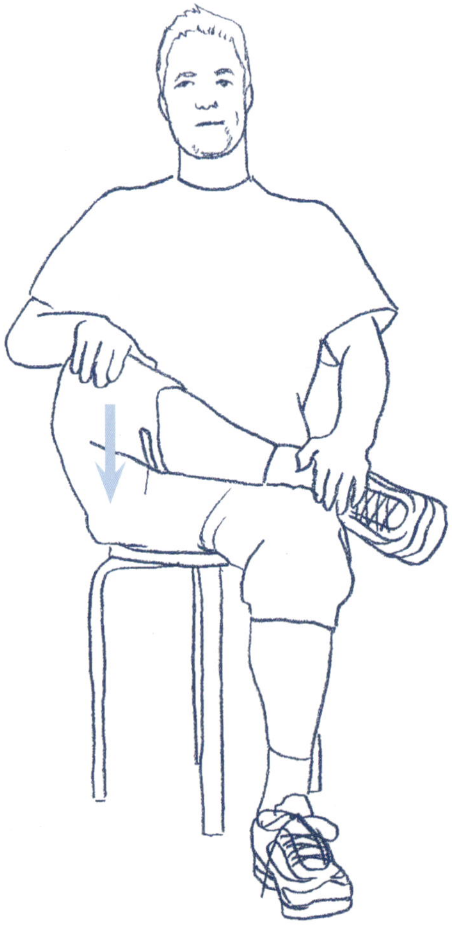

坐在椅子上，背部挺直，腹肌收緊。小心地將右膝向地板的方向按壓。

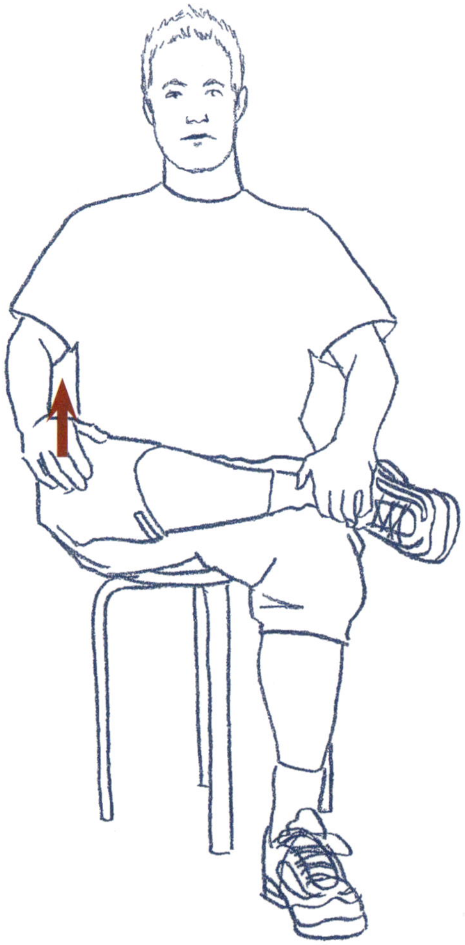

用右膝去推右手，以此進行抵抗。

梨狀肌（夥伴伸展版）

這個版本的梨狀肌伸展動作跟臀中肌和臀小肌的動作相似（參見第 86 頁）。主要的差異在於伸展臀中肌時，髖部要旋轉約 45 度，這裡則要將髖部轉到最大程度，才能伸展得到梨狀肌。

伸展技巧

在做這個治療性伸展練習時，可以請夥伴仰臥在地板上或抬高的檯面上（例如健身椅上）。如果使用健身椅，注意椅子不要太高，以免妨礙伸展過程中的施力狀況。

站在待伸展側對面的健身椅旁邊。如果要伸展右腿，請抓住夥伴的右腿，將髖關節彎曲約 90 度，膝關節彎曲約 90 度。接著盡量向左轉動髖關節，讓夥伴的右小腿抵住你的腹部。現在夥伴的右膝應該位於髖關節正上方。用你的左大腿外側將夥伴的左腿固定在健身椅上。爲了進一步固定起始姿勢，請將你的左前臂放在夥伴彎曲的右腿的膝蓋骨下方，輕輕地將夥伴的右腿向下壓到健身椅上。在伸展過程中維持這個力道。

請夥伴在感覺到目標肌肉有輕微的拉伸感時，叫你停止動作。讓夥伴停在這個姿勢休息 5 到 10 秒。現在請夥伴用他的右足和小腿推向你的腹部 5 到 10 秒。 放鬆 5 到 10 秒，接著將夥伴的右腿更往胸部推近，以此加增伸展度，直到肌肉感覺到輕微的拉伸感。

重覆這組動作二到三次。

說明

- 剛開始進行伸展時要小心轉動腿部，這個動作可能會對肌肉僵硬的人造成不適或疼痛感。
- 隨時詢問夥伴哪邊有拉伸感。如果伸展的動作會讓夥伴的鼠蹊部感到疼痛或有壓迫感，請停止動作，並向外移動腿部，讓夥伴伸展起來感覺舒適一些。

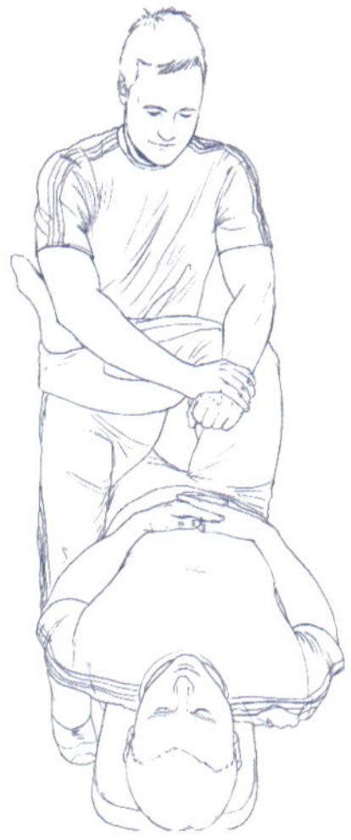

將夥伴未伸展的腿固定好，以免滑落。注意你的前臂的力量是壓在夥伴的小腿上，而不是膝蓋骨上。將夥伴的膝蓋對準同一邊的肩膀。

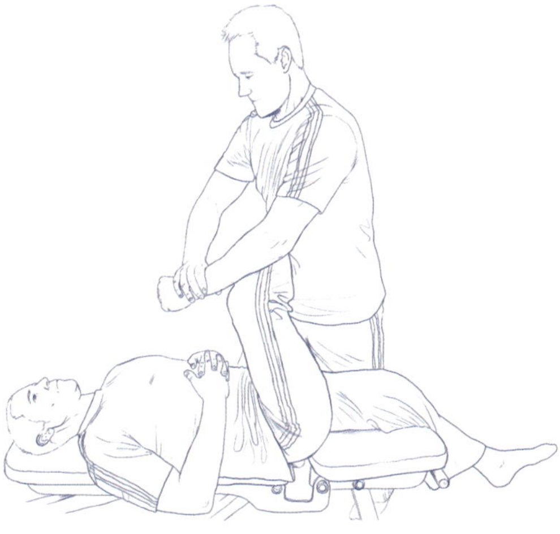

將股骨向下壓到健身椅上，防止座椅和腰椎翹起來。

梨狀肌（網球版）

坐在地上，將球壓在梨狀肌上半部的中間位置。一邊尋找壓痛點，一邊用雙手和雙腳稍微撐起身體以減輕壓力，找到壓痛點後，輕輕增加壓力並保持不動，直到疼痛感減輕。再次增加壓力並保持不動。不要讓球滾來滾去。將球放在衣服底下緊貼皮膚，可以避免球在過程中滾動。

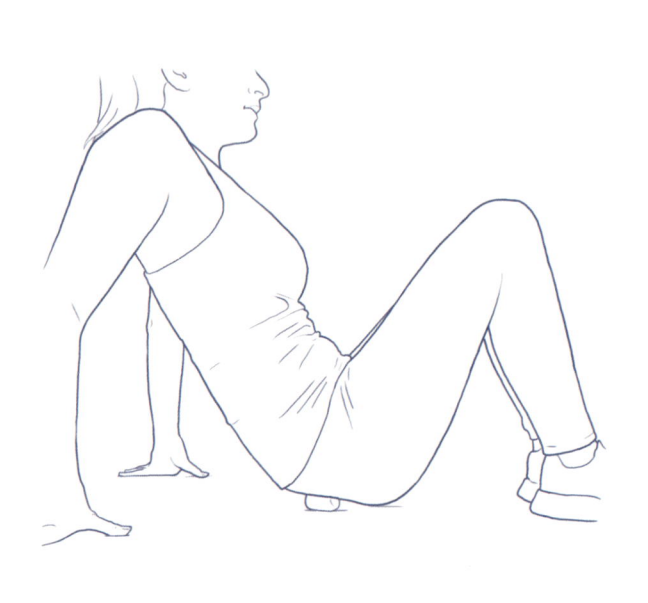

在地板上進行的梨狀肌網球版練習。

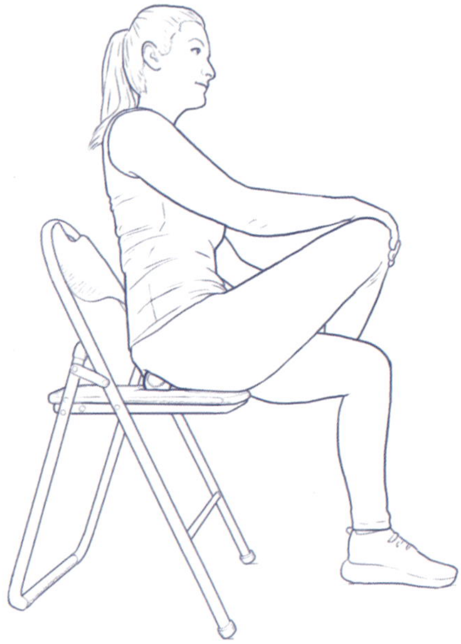

在椅子上進行的梨狀肌網球版練習結合伸展和壓力，所以相當激烈。這個版本也可以躺著進行。

腰方肌（〔QUADRATUS LUMBORUM〕斜臥版）

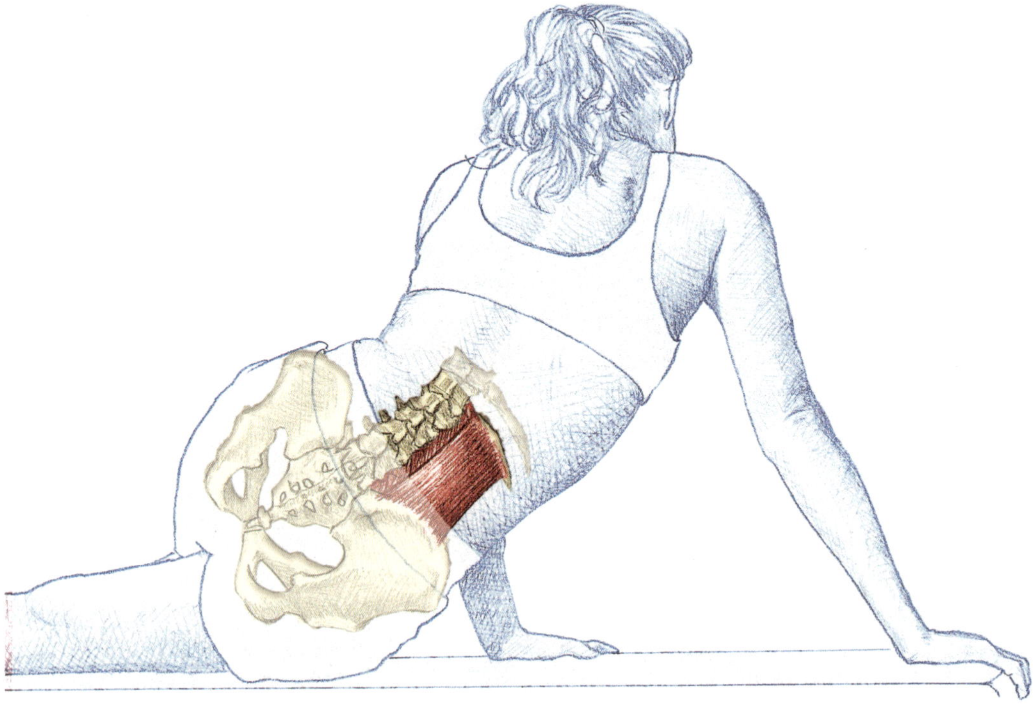

這個練習相當激烈，需要一定程度的臂力和好的肢體控制能力。如果你在伸展過程中身體無法保持筆直，就沒辦法達到有效的伸展。如果地板上有線條或標記，可以用來確認你的起始姿勢是否正確。從斜臥改爲伸展的姿勢一開始可能會有點困難，不過利用左手提供協助應該會有幫助。

記住，這個伸展練習相當激烈，開始做時要很小心，以免傷到自己。

肌肉介紹

腰方肌位於下背部深處，位在脊椎兩側又長又直的肌肉下方。腰方肌從髖骨上緣和腰椎向上延伸，並附著在最底部的肋骨上。腰方肌的功能是向後方和側邊彎曲背部、轉動上半身，以及增加下背部的弓度。

造成緊繃的原因

如果你經常地側睡在太軟的床上，朝天花板那一側的腰方肌就會變緊縮短。

雙腳長短不一也會導致上半身出現肌肉代償現象，迫使腰方肌在你站立或行走時持續處於靜態工作狀態。

緊繃的症狀

- 下背部疼痛
- 用力吸氣時下背部出現疼痛

注意事項

在伸展過程中，如果下背部或肩膀感到疼痛，請不要做這個練習。

伸展技巧

向右側躺，右前臂支撐身體，呈現斜臥的姿勢。注意身體要呈直線。彎曲左腿，在不移動右腿的情況下，盡量將左腿往上拉。如果這時右腿和上半身依然呈直線，代表你已達到起始姿勢。

將手掌放在剛才右肘的位置，慢慢伸直右臂，以此伸展 5 到 10 秒。你可以用左手進行支撐，直到達到平衡。當感覺到右側腰部有輕微的刺痛感或拉伸感時，請停止動作。放鬆肌肉 5 到 10 秒。

將右腿壓到地板上 5 到 10 秒，以此進行抵抗。

繼續伸直右臂，或將右臂靠近髖部，以此加深伸展度，直到達到新的終止點。

重覆這組步驟二到三次。

常見錯誤

- 變換起始姿勢，導致右邊髖部沒有和身體呈直線。
- 左膝拉得不夠上面
- 上半身向前捲起，變成伸展斜肌

說明

如果手腕感到疼痛，可以轉動手掌，讓手指指向外面。如果無法用手臂撐起身體，可以改成將前臂靠在抬起的平面上。放幾個枕頭或幾本書通常就可以把手臂墊高。

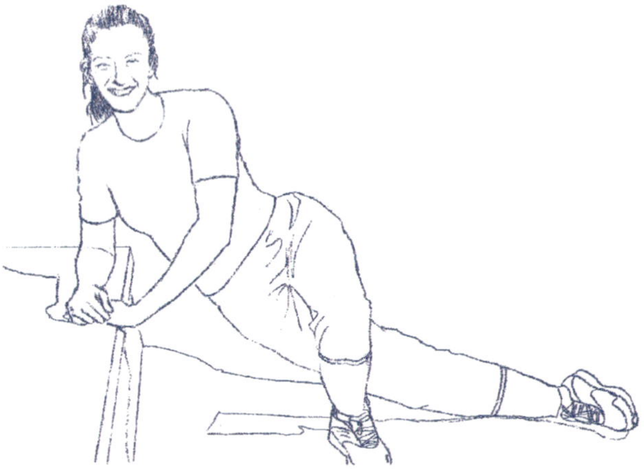

如果無法將手臂打直撐起身體，可以將前臂靠在抬起的平面上。

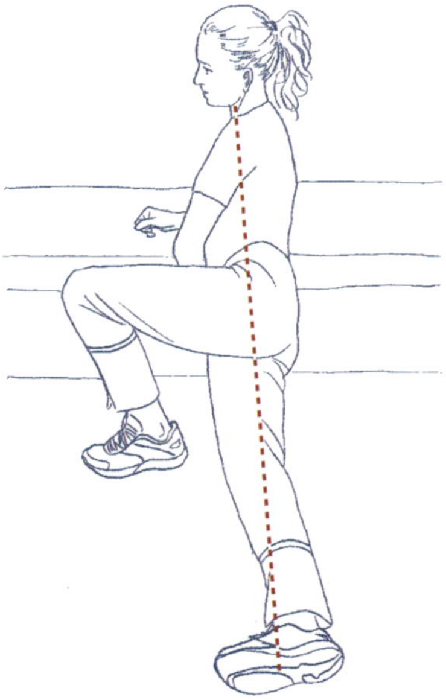

注意上半身和腿要呈直線。

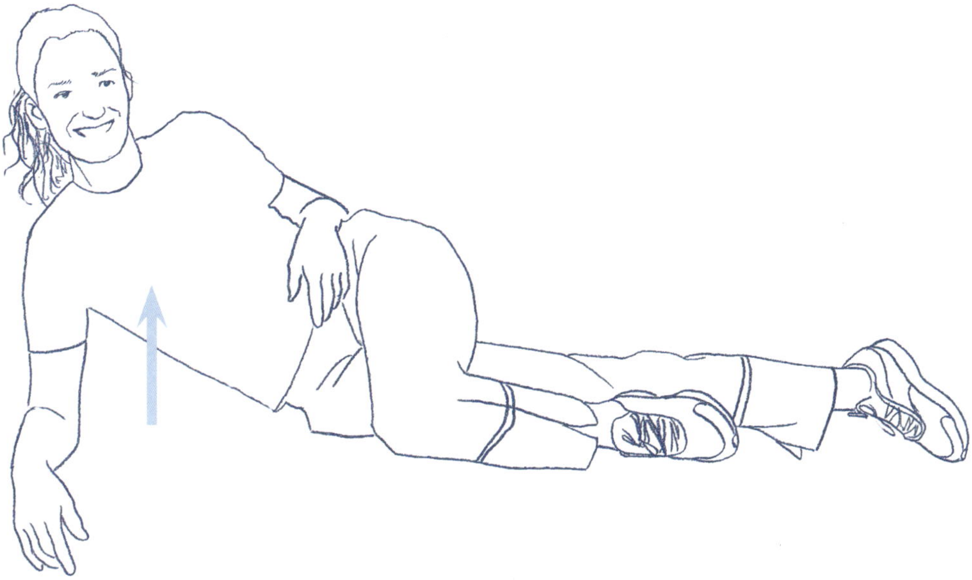

盡量將左膝往上拉，以保護背部。將左手放在地上，並小心地伸直右臂。

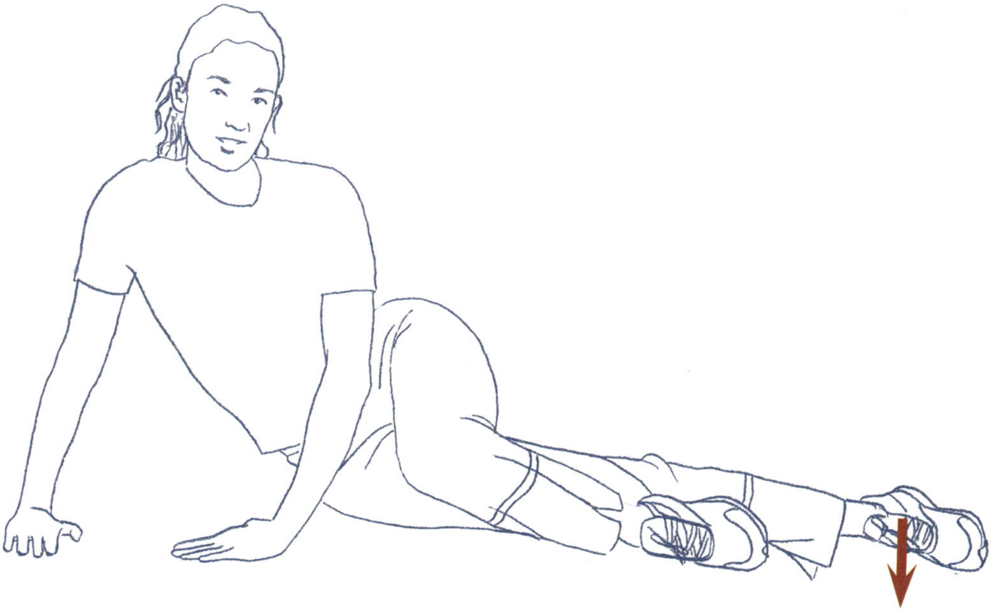

將右足壓到地板上，以此進行抵抗。

腰方肌（坐姿版）

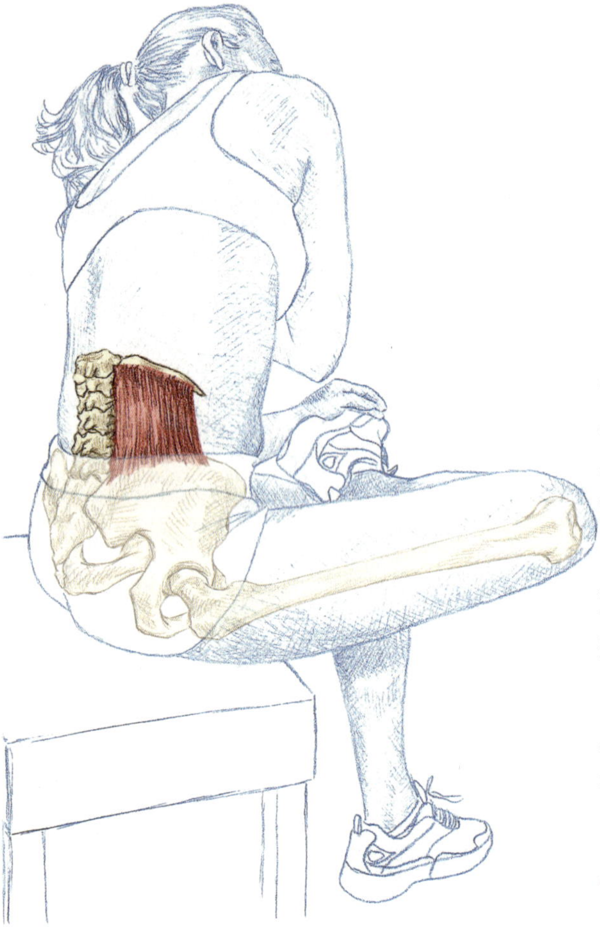

伸展技巧

這個練習的起始姿勢跟第 92 頁梨狀肌的第二個柔軟度測試一樣。坐在椅子上，雙腳併攏，背部挺直。右足放在左腿上，右腳踝外側靠在左大腿的膝蓋上方。右膝靠在桌子底下，這樣右膝就會固定，不會向上移動。接著，將右手放在左肩上。

小心地將上半身向左傾斜，以此伸展 5 到 10 秒，直到感覺到目標肌肉有輕微的刺痛感。放鬆肌肉 5 到 10 秒。

小心地用右膝去推桌底 5 到 10 秒，以此進行抵抗。同時你也可以試著小心地將上半身抬起約 1 公分。放鬆肌肉 5 到 10 秒。

上半身繼續向左傾斜，以此加深伸展度，直到達到新的終止點。

重覆這組步驟二到三次。

這個練習適合當成斜臥版的替代選擇，但它需要一定程度的柔軟度和平衡度。坐在辦公桌前做這個練習效果很好，不過如果鼠蹊部的肌肉有問題，就要特別小心。注意要把腹肌收緊。

常見錯誤

- 身體過度向前傾
- 臀肌收得太緊，導致身體難以坐直

說明

如果你很難達到伸展效果，在伸展右側時，可以稍微向右轉動上半身。如果膝蓋會痛，可以在膝蓋和桌底之間墊個軟的東西。如果不確定自己平衡度好不好，旁邊可以放張椅子，讓你有東西可以依靠。

注意事項

如果平衡度不好，還是鼠蹊部或膝蓋感到疼痛，請不要做這個練習。

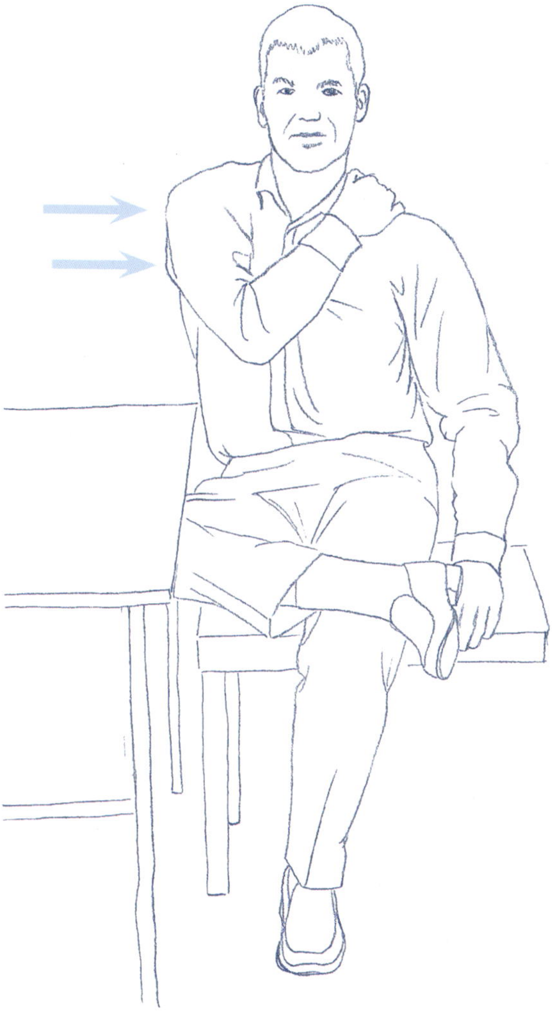

右膝靠在桌子底下，上半身盡量抬高。上半身稍微向左轉動，然後向左傾斜。

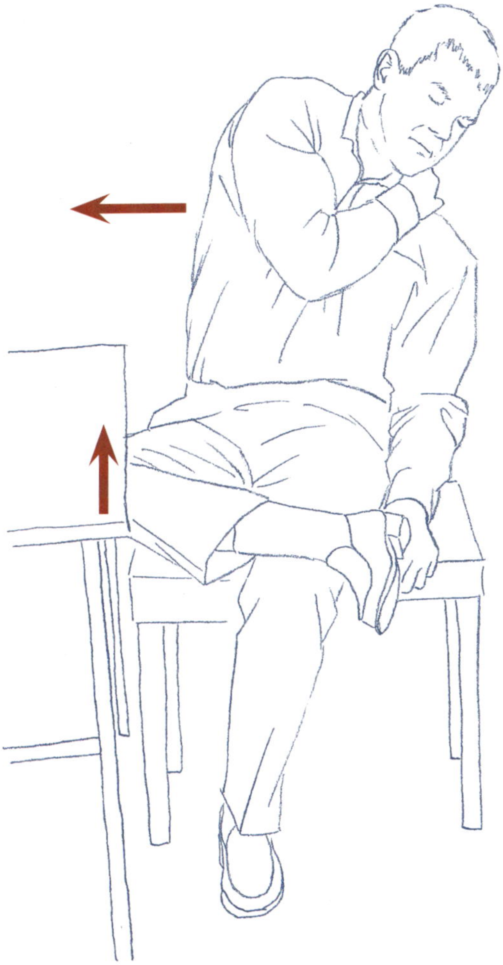

小心地用右膝去推桌底，或將上半身抬起約 5 公分，以此進行抵抗。

腰方肌（夥伴伸展第一版）

這個伸展練習非常激烈，所以要用你的大腿和足部來固定夥伴的髖關節，以提供穩定度。

伸展技巧

這個練習的起始姿勢跟自我伸展斜臥版的一樣。如果夥伴是靠在右前臂上，就將你的右大腿放在他的腰椎區域下方（朝向骶骨）。小心地將你的小腿稍微放低，然後將你的左腳放在夥伴的右膝前面（一定要先放低小腿，才能接著進行這個動作）。現在你已固定住夥伴的髖關節，使其完全伸直了。

請夥伴將他的左腿靠在你的左膝和大腿上，大腿保持水平姿勢。脊椎不要向任何方向轉動。

請夥伴將右掌放在地板上，慢慢地伸直右臂，以此進行伸展。當目標肌肉感覺到輕微的拉伸感時，請停止動作，並停在那裡 5 到 10 秒。接著請夥伴將他的小腿向下壓向地板 5 到 10 秒。休息 5 到 10 秒，接著請夥伴將手更往身體靠一些，以此增加伸展度。

重覆這組動作二到三次。

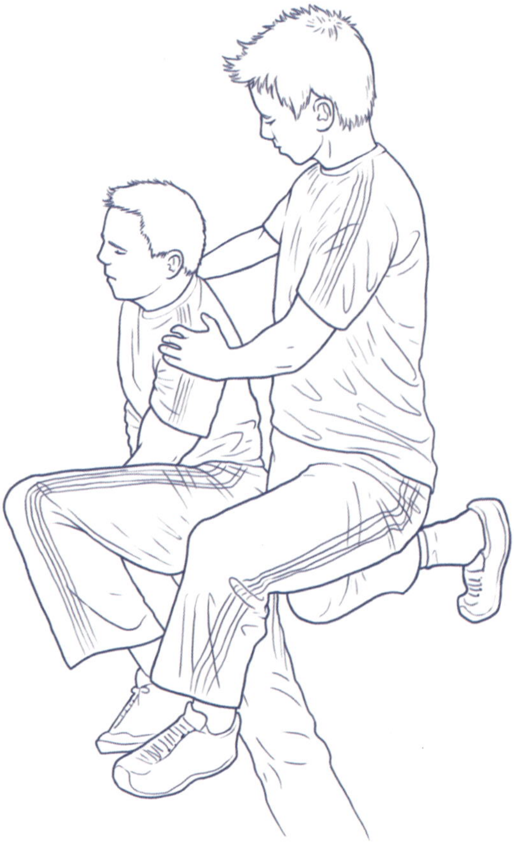

在用膝蓋和足部固定夥伴的髖關節前，注意你的身體要先形成直線。

腰方肌（夥伴伸展第二版）

這個練習的起始姿勢跟自我伸展坐姿版的幾乎一樣，差別在於這裡是由你來固定夥伴的大腿和骨盆。

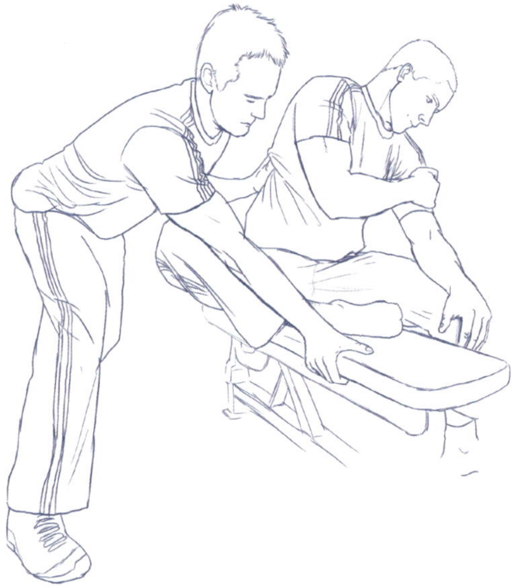

注意夥伴的左腳要穩固地踩在靠近椅子的地板上。如果腳踩的位置離椅子太遠，夥伴在伸展過程中會覺得不穩。

伸展技巧

請夥伴坐在健身椅上，右腿彎曲並放到椅子上，左腳穩固地踩在地板上。接著請夥伴將他的右手放在左肩上，上半身向左伸展。將你的右臂靠在夥伴的右膝上並抓住椅子邊緣，以此固定夥伴的右大腿和骨盆。在夥伴進行伸展時，用你的左手和前臂將他的軀幹向斜前方推。當目標肌肉感覺到輕微的拉伸感時，請停止動作，並請夥伴停在那裡休息 5 到 10 秒。接著請夥伴試著坐起來 5 到 10 秒。你的前臂必須穩定地抵住夥伴彎曲的腳。休息 5 到 10 秒，然後將夥伴的軀幹進一步向前推。

重覆這組動作二到三次。

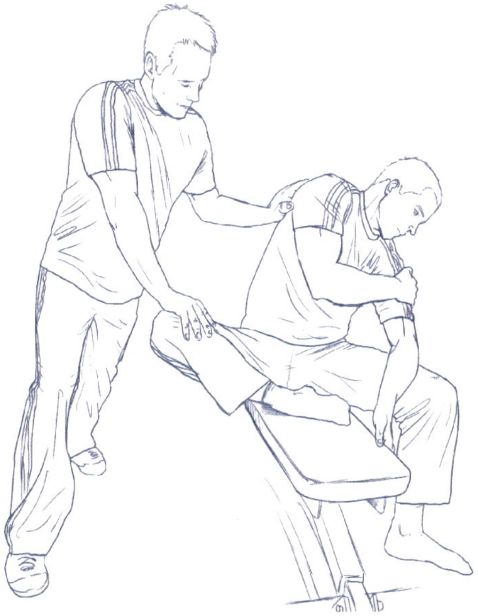

你也可以選擇這個動作，只用一隻手掌固定夥伴的大腿和骨盆，另一隻手掌推他的肩膀。

腰大肌和髂肌（〔PSOAS AND ILIACUS〕，髖屈肌群〔HIP FLEXORS〕）

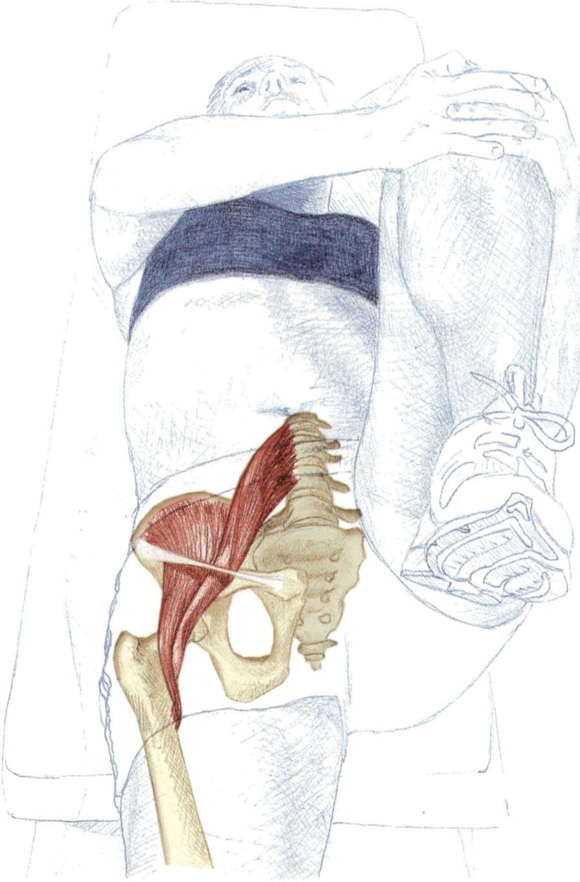

髖屈肌群是導致下背部問題的主要罪魁禍首。這個肌群的力量和位置足以造成傷害。久坐工作者的髖屈肌群會縮短。一旦這些肌肉縮短，站立或行走時下背部就會出現疼痛。目前有許多髖屈肌群的伸展方法，卻很少有同時兼具效果和安全性的方法。如果用錯方法，反而會加劇疼痛。

肌肉介紹

腰大肌和髂肌位於肌肉系統深處，分別從下脊椎骨前側和髖骨前側向下延伸到恥骨前側，並附著到上股骨內側。腰大肌和髂肌的功能是讓髖關節屈曲和內旋，以及增加下背部的弓度。

造成緊繃的原因

長時間屈曲臀部的活動（例如坐下）會造成髖屈肌群縮短。在靜態狀態下鍛鍊髖屈肌群，例如用不好的技巧進行仰臥起坐，也會產生肌肉張力。

緊繃的症狀

- 下背部疼痛
- 鼠蹊部或大腿內側疼痛

柔軟度測試

仰臥在地，雙膝彎曲並拉向肋廓。抓住一邊膝蓋並將之進一步拉向肋廓，小心地伸直另一隻腳並放在地上。伸直的腳不要轉向側邊。

注意事項

在伸展過程中，如果覺得鼠蹊部或彎曲的腿有擠壓感，或下背部感到疼痛，請不要做這個練習。

伸展技巧

坐在穩固的桌子或健身椅邊緣。仰躺下來，雙手抓住雙腳拉向肋廓。這個時候，你的整個下背部應該要靠在桌面或椅面上。雙手抓住左膝，小心地伸長右腿，直到右腿懸在空中。如果這時左膝還是靠近肋廓，下背部也還是靠在桌面或椅面上，代表你已達到起始姿勢。

放鬆懸空的腳，以此伸展 5 到 10 秒。讓腳懸著 5 到 10 秒。要想增加伸展效果的話，可以在腳上掛上重物，例如裝了書的背包。你也可以主動將腳向下拉，模擬有掛重物的感覺。接著放鬆目標肌肉 5 到 10 秒。

將右腳抬向天花板 5 到 10 秒，以此進行抵抗。

繼續放鬆懸空的腳，以此加深伸展度，直到達到新的終止點。讓腳懸著十到二十秒。

重覆這組步驟二到三次。

常見錯誤

- 在桌子上躺得太進去，限制了懸空的腳的動作
- 在桌子上躺得太出來，增加了下背部的弓度
- 沒有把腳拉得離肋廓近一點

說明

如果下背部感到疼痛，再檢查一次你的起始姿勢。最常見的錯誤是沒有將腳靠在肋廓上，造成下背部離開桌面或椅面。

想要找到適合做這個練習的地方可能不太容易。餐桌是不錯的選擇。爲了確保桌面保持穩固，一定要斜躺在桌面上，而不是躺在桌子邊緣。

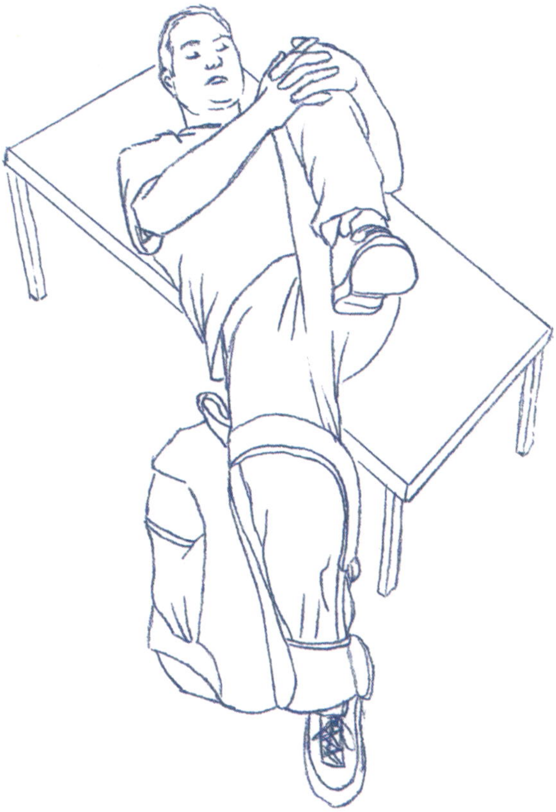

想要增加肌肉的伸展度，可以在腳上掛上重物或袋子。斜躺在桌面上可以降低翻倒桌子的風險。

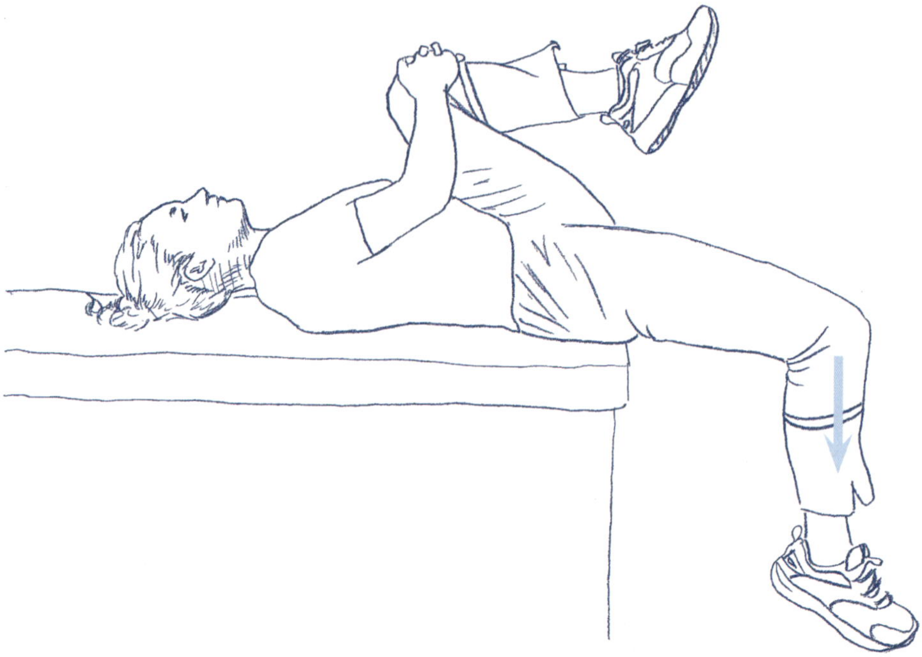

爲了保護背部，一定要將左腳拉向胸部。下背部全程都要緊貼著桌面。在不移動左腳的情況下，慢慢地垂下並放鬆右腳。

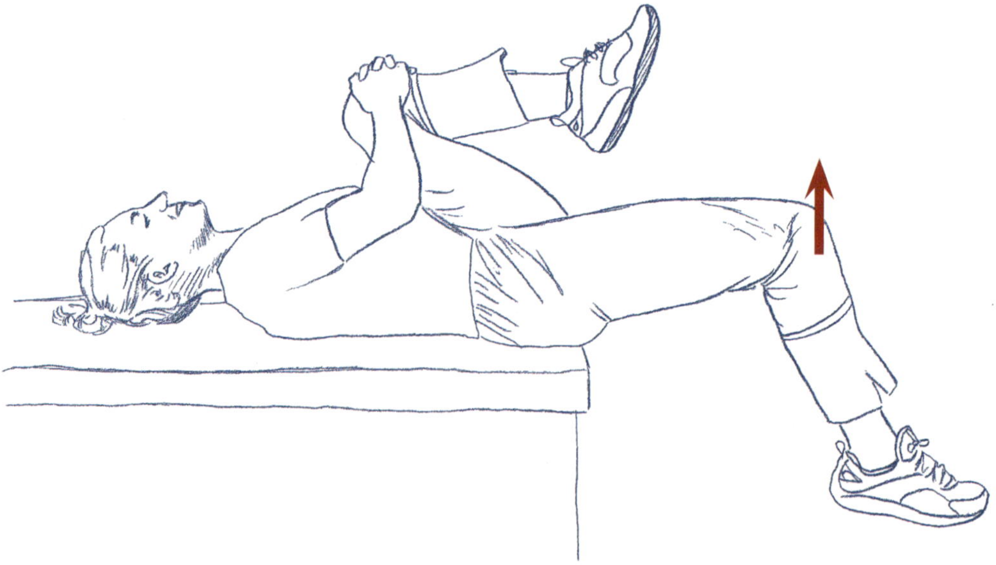

右腳向天花板抬起約 5 公分，以此進行抵抗。

腰大肌（夥伴伸展版）

在做這個治療性伸展時，要非常注意夥伴的感受。夥伴的腰椎必須全程緊貼在健身椅上。你可以在練習時將手放在夥伴的下背弓處檢查，下背部和椅子之間不能有任何縫隙。

你可以在桌子這類高而平坦的檯面上，或可調式健身椅上做這個伸展練習。如果使用健身椅，請稍微傾斜椅背，避免夥伴的腳在伸展過程中碰到地板。這種作法會讓頭部位置低於心臟，造成頭頸部的血壓大幅增加，因此不建議老年人和有高血壓的人在傾斜的健身椅上做這個伸展練習。

伸展技巧

請夥伴坐在健身椅邊緣。如果使用傾斜式健身椅，傾斜度不必太大，一般來說最大 20 度就夠了。原則上是讓夥伴的腳在伸展過程中不會碰到地板即可。

爲了保護夥伴的脊椎，請用一隻手扶著他的上背部，另一隻手扶著他的膝窩，幫助夥伴躺下。待夥伴雙腳彎曲躺在椅子上，請他雙手抓住左膝，並全程維持這個姿勢。抬腳的目的是避免增加下背部的弓度（你可以用自己身體的側邊來幫忙支撐夥伴的腳）。現在，請夥伴小心地伸長右腿。你可以將手放在夥伴的膝窩處來檢查他的右腳，當右腳不再下垂時，代表已經達到起始姿勢。

將你的雙手放在夥伴的右膝蓋骨上方，輕輕地將右腳向下壓向地板，以此進行伸展，直到夥伴的鼠蹊部和大腿內側感覺到輕微的緊繃感。停在這個姿勢 5 到 10 秒。接著請夥伴輕輕地將右膝向上推向天花板 5 到 10 秒，同時你的雙手保持不動。休息 5 到 10 秒，然後將右膝向上推向天花板 5 到 10 秒。

重覆這組動作二到三次。

完成伸展之後，幫助夥伴抬起右腳。在不改變姿勢的情況下換邊，然後開始伸展左側。

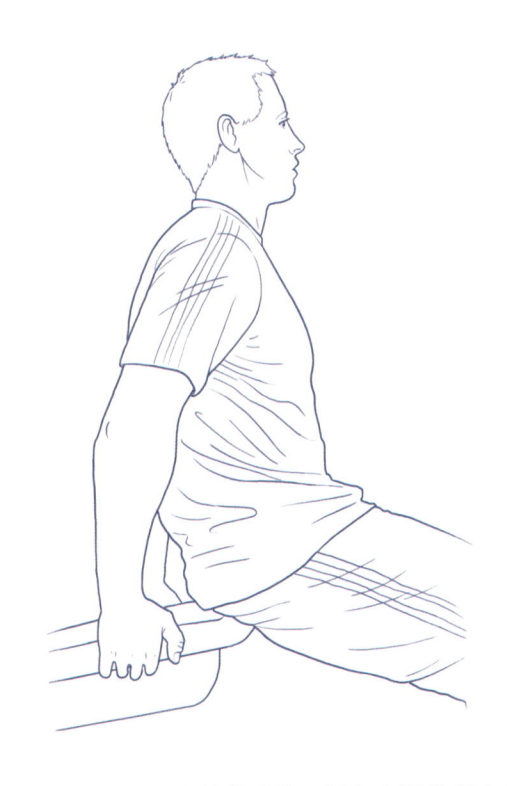

夥伴應該坐在健身椅的邊緣，避免大腿後側在伸展過程中碰到椅子邊緣。

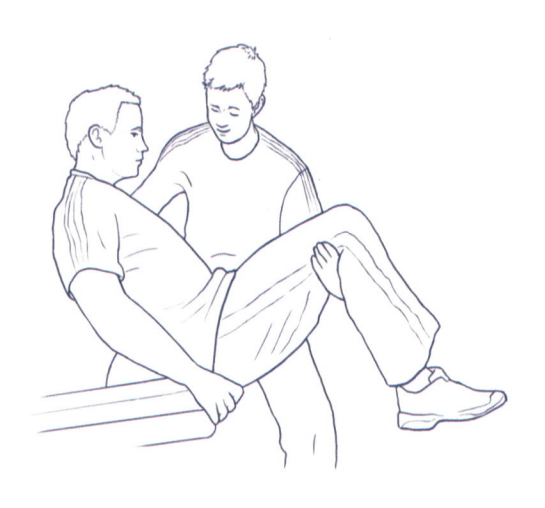

扶著夥伴躺到健身椅上，以免過度伸展腰椎；全程注意避免過度伸展腰椎。

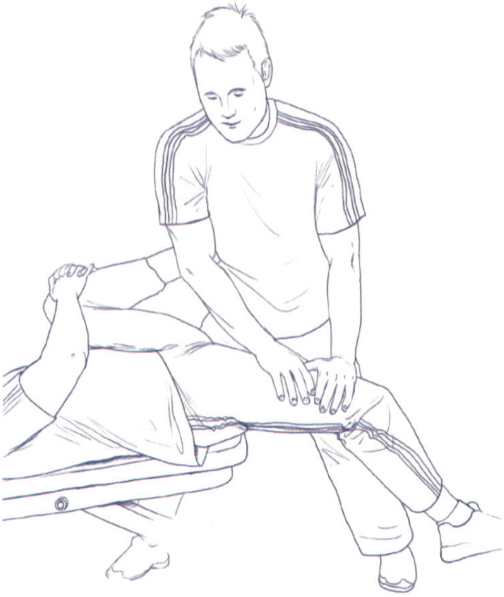

用你的身體側邊來幫忙支撐夥伴抬起的腳。你的雙腳要打開站好以保持穩定。不要將夥伴伸展的膝蓋下壓超過椅子邊緣以下 7.5 到 10 公分。

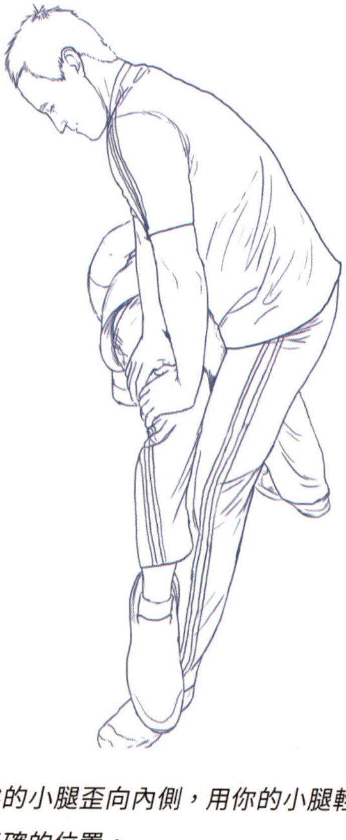

如果夥伴的小腿歪向內側，用你的小腿輕輕地將它移到正確的位置。

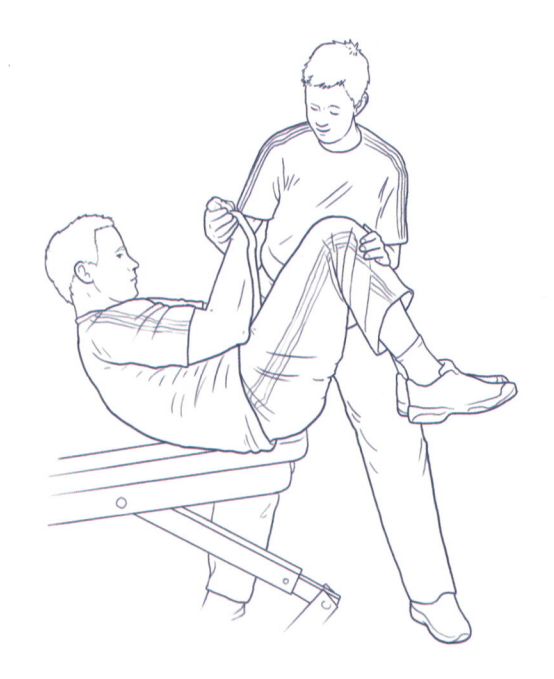

伸出一隻手來幫助夥伴起身，另一隻手握住他的膝蓋來輔助腰大肌。

股直肌（〔Rectus Femoris〕俯臥版）

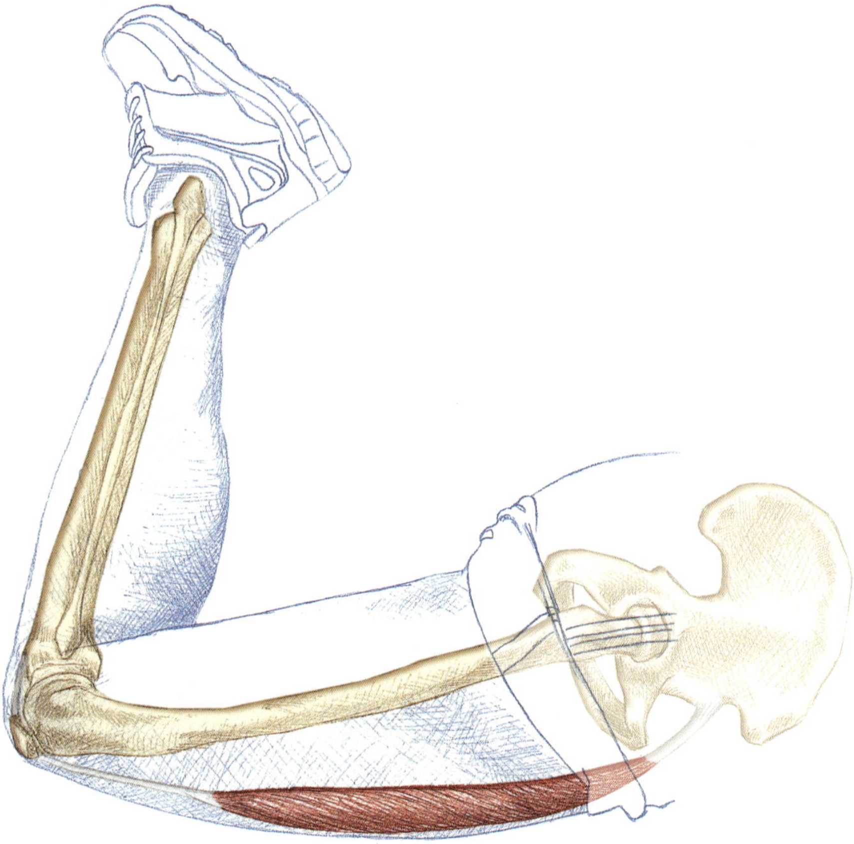

股直肌是構成大腿前側肌群的四塊肌肉之一，也是四塊肌肉中唯一同時經過膝關節和髖關節的，因此會影響下背部、髖部和膝關節，是一塊特別的肌肉。

現有的幾種大腿前側伸展法其實並不理想。這些伸展法讓許多人以爲自己這塊區域的柔軟度很好，但實際情況可能不是如此。最糟的一種伸展法是站著將腳跟向上拉向臀部。

接下來的練習會用到健身椅和彈力繩。如果地板很滑，也需要一雙支撐性好的鞋子。

肌肉介紹

股直肌始於髖部前側，經過髖關節和膝關節，附著到小腿前側上方，在髕骨肌腱處與股四頭肌群的其他三塊肌肉交會。這個練習也會伸展到這三塊肌肉，只是對於健康效果沒有那麼顯著。

股直肌的功能是伸展膝關節、彎曲髖關節，以及增加下背部的弓度。

造成緊繃的原因

每天久坐不動，或是跑步、踢足球、打曲棍球和騎腳踏車等會大量用到股直肌的活動，都會造成這塊肌肉縮短。

緊繃的症狀

- 下背部疼痛
- 髕骨及其周圍疼痛

柔軟度測試

俯臥在地，前額靠著地板。注意雙膝要併攏，腹肌要收緊。慢慢地彎曲雙膝，同時保持雙膝併攏。你應該要能在髖關節不抬離地板的情況下，將膝蓋彎曲約 110 度。你也可以請夥伴檢查在彎到 110 度前，你的下背部弓度有沒有增加。

注意事項

在伸展過程中，如果下背部或膝蓋感到疼痛，請不要做這個練習。

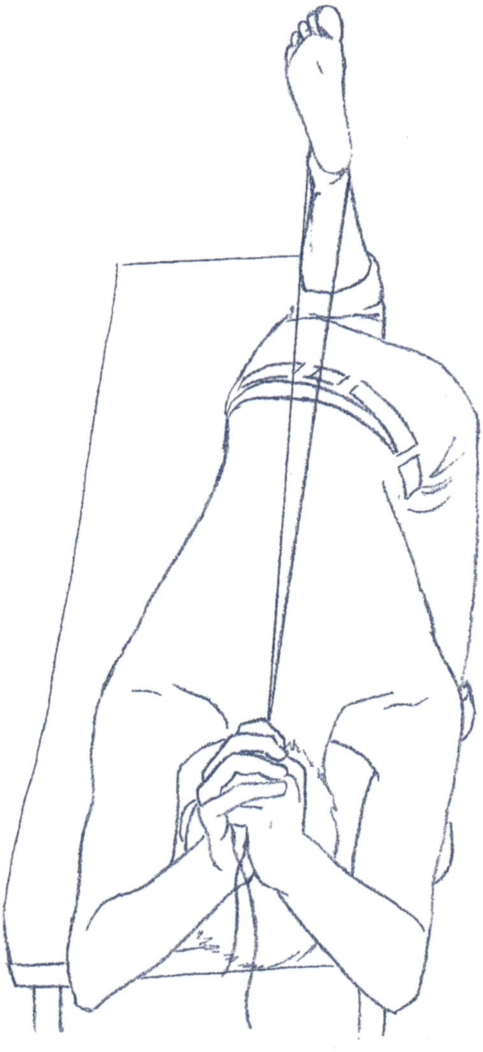

注意要將腳跟筆直拉向臀部。

伸展技巧

找一個堅固平坦的檯面，檯面的高度取決於你的身高和柔軟度。最重要的考量是背部全程都不能弓起。用彈力繩套住右足，然後越過右肩拉住繩子。左腳踩在前方地板上，身體趴在檯面上。注意整個左腳掌要踩在地上，左小腿要完全垂直。

將放在檯面上的右腳稍微移向左邊。只要右膝仍然靠著檯面，右腳稍微超出檯面也沒關係。這個部分如果做得正確，你的身體應該會形成弓的形狀，進而提升伸展效果。雙手將彈力繩拉到頭頂上方。

小心地將雙臂伸直，用彈力繩子拉動右足，以此伸展 5 到 10 秒，直到右大腿前側感覺到拉伸感。放鬆肌肉 5 到 10 秒。

抓好彈力繩，右膝壓向檯面，同時試著伸直右膝 5 到 10 秒，以此進行抵抗。放鬆 5 到 10 秒。

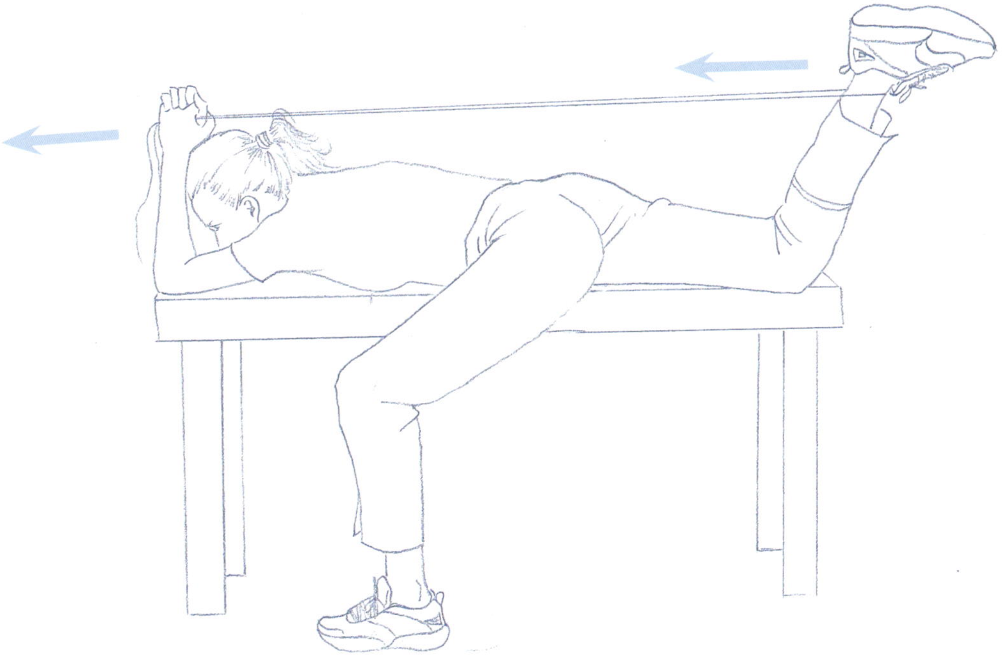

左腳要盡量向前踩，才能避免背部弓起。檯面的高度取決於你的柔軟度和身高。左腳掌踩在地板上，腹肌收緊，小心地拉動彈力繩。

繼續伸直頭頂上方的雙臂，以此加深伸展度，直到達到新的終止點。

重覆這組步驟二到三次。

常見錯誤

- 檯面太高
- 左腳踩的位置不夠向前
- 彈力繩太短

說明

如果檯面太高，會造成下背部弓起，導致伸展效果大打折扣。如果彈力繩太短，就無法將繩子拉到頭頂上方，手臂會被拉向後方。如果找不到夠長的彈力繩，可以使用圍巾，或是將幾條皮帶綁在一起使用。

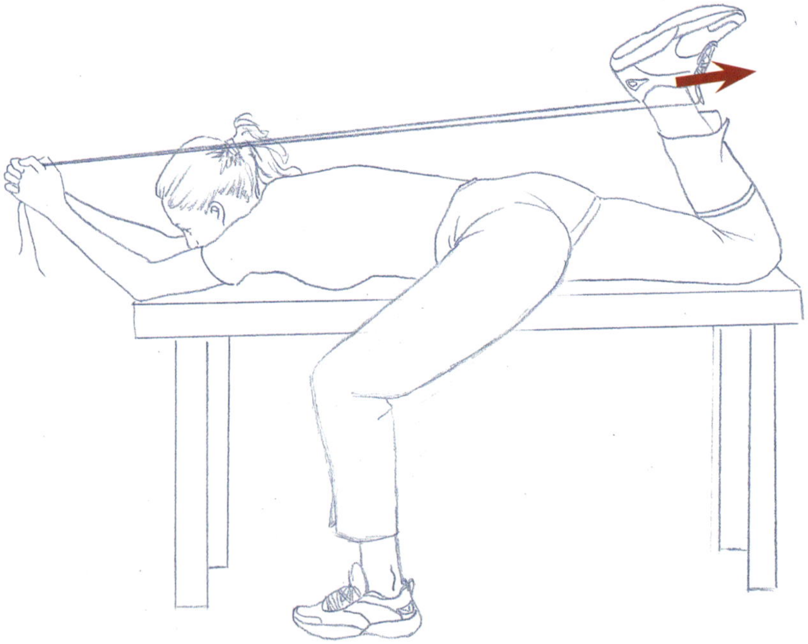

小心地將右膝壓向檯面，同時伸直右腿，以此進行抵抗。

股直肌（跪姿版）

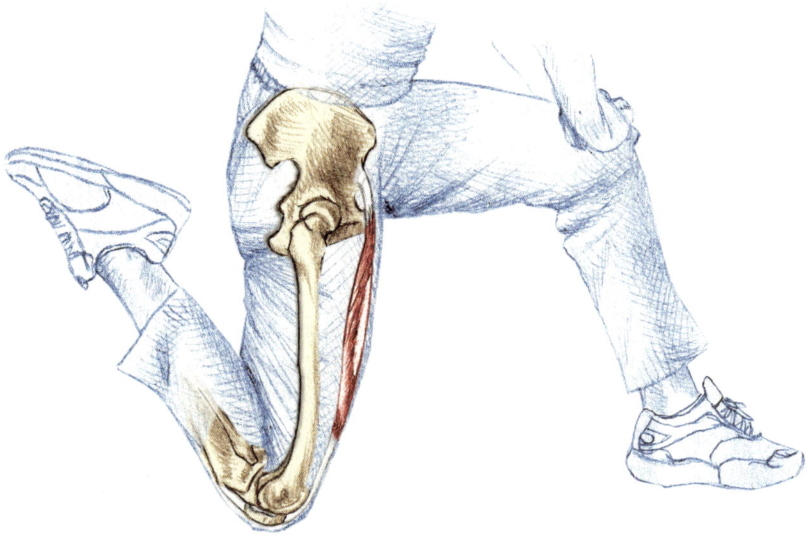

如果你的大腿後肌實在太緊，沒有辦法做俯臥版，可以試試這個版本。在這個情況下，膝關節和髖關節會一起作用。髖關節必須全程打開和伸直。另外也要收緊腹肌，避免下背部弓起。

注意事項

如果膝蓋骨周圍感到不適，請不要做這個練習。

伸展技巧

背對牆壁跪下。腳趾必須碰到牆壁。左腳向前伸，整個足部踩在地上，左脛呈現垂直。上半身向前傾斜並靠在左大腿上。右膝向後滑向牆壁，右足向上滑到牆上。右膝彎曲至 90 度時停止動作。現在你已達到起始姿勢。

小心地伸直雙臂，讓上半身和大腿靠向牆壁，以此伸展目標肌肉 5 到 10 秒。大腿前側感覺到輕微的刺痛感時，請停止動作。放鬆肌肉 5 到 10 秒。

小心地將右膝壓向地板，右足推向牆壁，以此進行抵抗 5 到 10 秒。放鬆肌肉 5 到 10 秒。

繼續伸直雙臂，以此加深伸展度，直到達到新的終止點。你也可以將右膝更往牆壁的方向滑動。

重覆這組步驟二到三次。

常見錯誤

- 沒有收緊腹肌，下背部弓起
- 髖關節彎曲，進而減少伸展度
- 膝蓋太過靠近牆壁，使得拉力太大，造成背部無法挺直
- 在起始姿勢時膝蓋不夠彎曲
- 任由後腳向牆壁側邊滑落

說明

如果伸展期間或之後背部感到疼痛，可能要先試做上一個練習。如果膝蓋會痛，可以墊個枕頭。

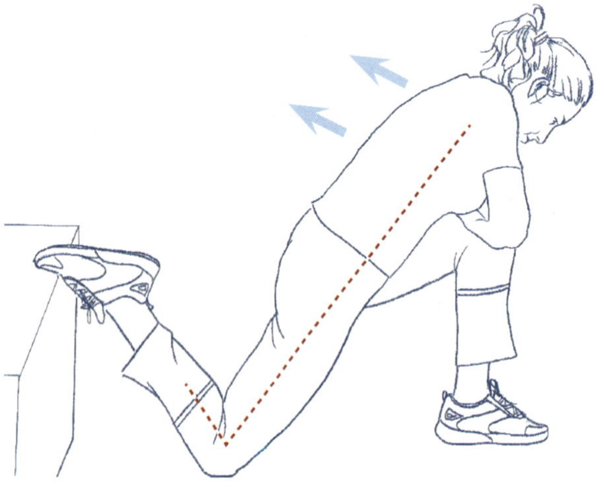

大腿和軀幹要呈直線。收緊腹肌，伸長雙臂。避免弓起背部或彎曲髖部。

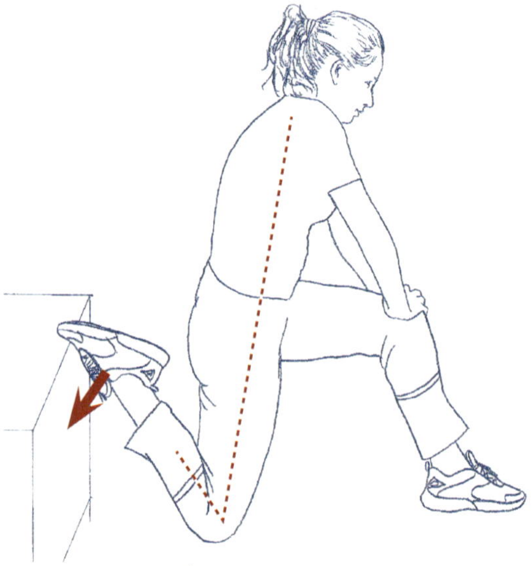

小心地將足部壓向牆壁，以此進行抵抗。

股直肌（夥伴伸展版）

一定要將健身椅調到正確的高度，才能正確地伸展股直肌。

如果使用健身椅，面對身材高大、柔軟度較差的夥伴，請用高一點的健身椅或調高椅背。如果夥伴身材較矮，請調低健身椅。最重要的是，無論是在起始姿勢或伸展期間，腰椎都不能弓起。可以請夥伴將一隻腳踩在地上，讓小腿與地面呈現垂直，以此避免背部弓起（如圖所示）。

伸展技巧

請夥伴趴在健身椅或類似的平坦檯面上。如果要伸展右腿，請夥伴將左腳穩固地踩在地上，讓小腿與地面呈現垂直。站在健身椅的左側，將夥伴的右腳稍微移向自己，使他的身體和腿從上方看起來形成弓狀。將你的左前臂放在夥伴的右邊臀肌下半部，以此固定他的髖關節。慢慢地增加力道，讓他的髖關節伸展開來，最好直接壓在健身椅上。

確認夥伴的腰椎是否仍然略微彎曲。如果沒有，調低健身椅的高度，或請夥伴將踩在地上的左腿向前移一點。接著在健身椅上輕輕地彎曲夥伴的右腿，並讓他的右腿靠在你的右肩上。輕輕地向前彎曲你的軀幹，同時用你的右手抓住健身椅來支撐上半身，以此增加夥伴膝關節的彎曲度。

請夥伴在感覺到大腿前側有輕微的拉伸感時告訴你，然後請他停在那裡休息 5 到 10 秒。接著請夥伴輕輕地將膝蓋壓向健身椅，並慢慢地伸展膝關節 5 到 10 秒。現在請夥伴休息 5 到 10 秒。這時大腿的拉伸感應該會比第一個姿勢時輕微。接著繼續彎曲膝關節，直到肌肉再次感覺到拉伸感。

重覆這組動作二到三次。

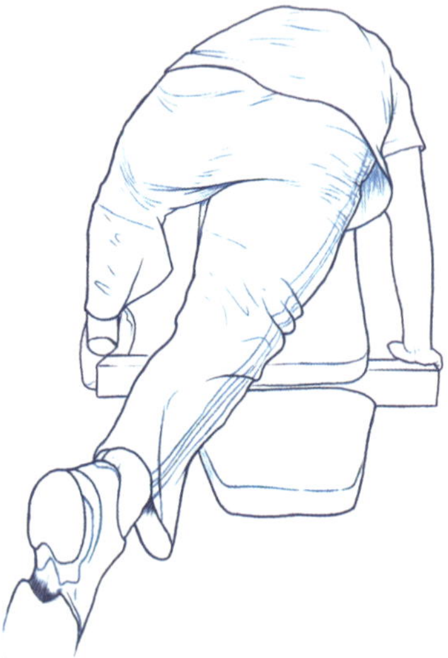

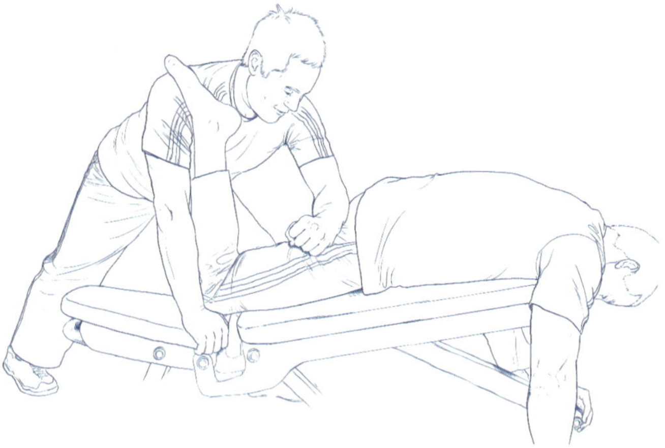

注意待伸展腿的足部和小腿要與踩在地上的足部呈直線，這樣身體就會形成弓形，進而增加伸展效果。

將你的左前臂直接壓在夥伴的髖關節上，以此進行固定。你的右手抓住健身椅，以減輕自己背部的壓力。夥伴的右足和小腿靠在你的右肩上，左小腿必須完全與地板呈現垂直。

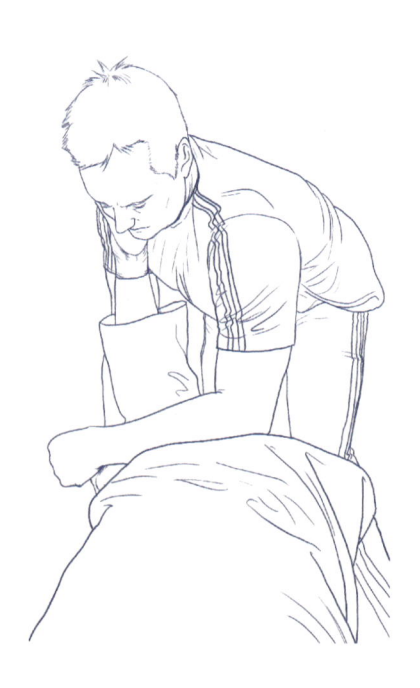

讓夥伴的腳跟位於你的大腿正上方，另一隻手臂保持力道。

股直肌（網球版）

趴在地上，將球放在大腿前側的上半部。找到壓痛點後停在那裡。收緊腹部，用雙肘輕輕撐起身體。

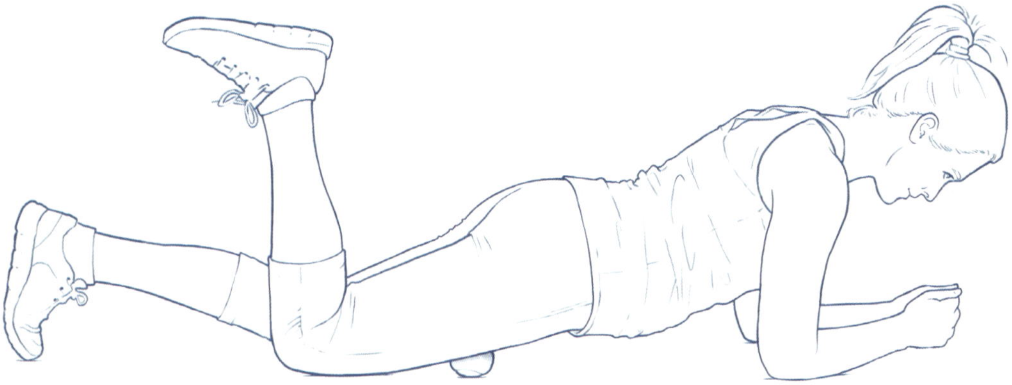

將目標腿的膝蓋彎曲約 90 度。

闊筋膜張肌（Tensor Fasciae Latae）

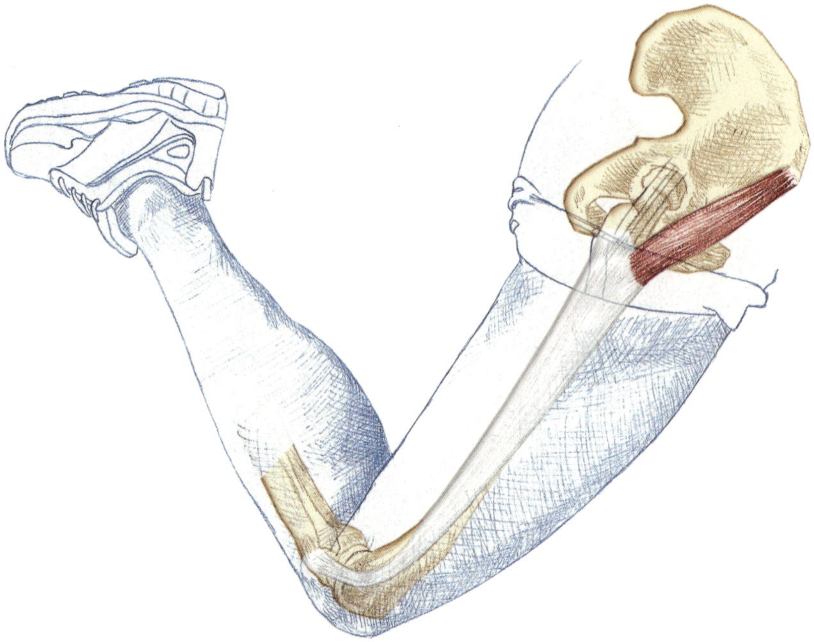

這個練習跟股直肌跪姿版練習很類似，不過在這個練習裡，上半身和腿會形成弓形。記得保持腹肌收緊，避免下背部弓起或臀部彎曲。

肌肉介紹

闊筋膜張肌始於髖部外側前端，向下延伸，透過一條強健的肌腱附著到大腿外側。這條稱為髂脛束（iliotibial tract）的肌腱繼續向下延伸，經過膝蓋外側，附著到脛骨上半部。闊筋膜張肌的功能是讓髖部屈曲，並讓腿向側邊伸出。由於這塊肌肉的肌腱附著在膝蓋下面，因此也能幫助膝蓋伸直。

造成緊繃的原因

- 久坐不動、跑步、健行和騎腳踏車都會造成這塊肌肉縮短。

緊繃的症狀

- 髖部（彈響髖〔snapping hip〕）和大腿外側疼痛
- 膝蓋外側（跑者膝）和膝蓋骨周圍疼痛
- 下背部疼痛

注意事項

在伸展過程中，如果下背部或膝蓋感到疼痛，請不要做這個練習。

伸展技巧

這個練習的起始姿勢跟伸展股直肌時做的很像。不過，在這個練習裡，你要試著讓上半身和腿形成弓形。背對牆壁跪下，腳趾必須碰到牆壁。左腳向前伸，整個足部踩在地上，脛部呈現垂直。上半身向前傾斜並靠在左大腿上。右膝向後滑向牆壁，右足向上滑到牆上。膝蓋彎曲至 90 度時停止動作。

接著右足沿著牆壁向左滑動三十公分。收緊腹肌，雙手放在左膝上。上半身稍微向左彎曲，與右腳一起形成弓形。現在你已達到起始姿勢。

慢慢伸直雙臂，以此伸展 5 到 10 秒。不要弓起下背部或彎曲髖部。繼續伸展，直到大腿外側感覺到拉伸感。放鬆肌肉 5 到 10 秒。

小心地將右膝壓向地板，右足推向牆壁，以此進行抵抗。放鬆肌肉 5 到 10 秒。

在不弓起背部或彎曲髖部的情況下，繼續伸直雙臂，以此加深伸展度，直到達到新的終止點。

重覆這組步驟二到三次。

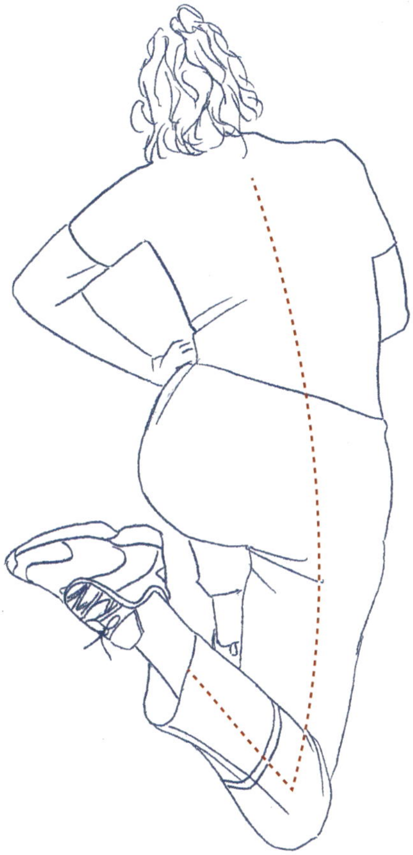

上半身和大腿應該形成弓形，小腿向內傾斜。

常見錯誤

- 增加下背部的弓度，而沒有讓腿和上半身呈直線
- 彎曲髖部，迫使目標肌肉縮短而非伸展
- 起始姿勢錯誤，腿和上半身沒有形成弓形
- 膝蓋不夠彎曲

說明

如果目標肌肉沒有拉伸感，可能是膝蓋離牆壁太遠了。你可以在起始姿勢時縮小膝蓋彎曲的角度。

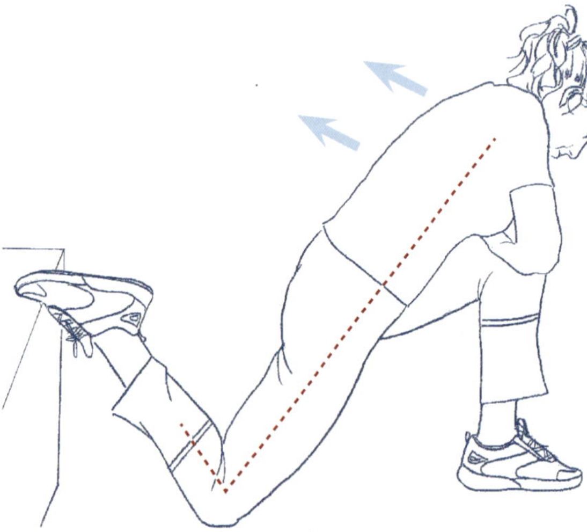

大腿和軀幹要呈直線。收緊腹肌，伸直雙臂。避免弓起背部或彎曲髖部。

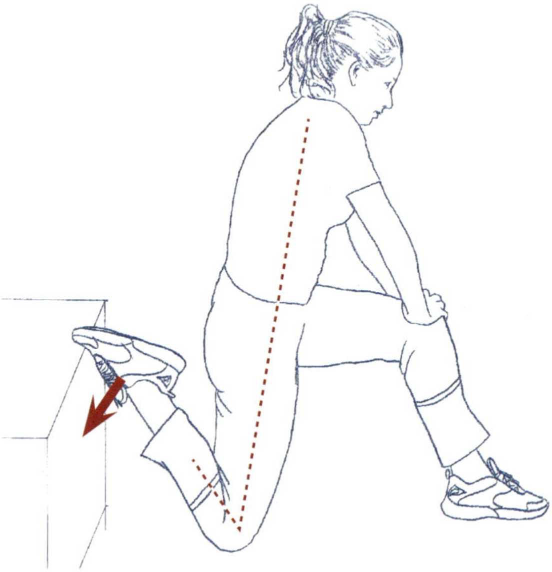

小心地將足部推向牆壁，以此進行抵抗。

闊筋膜張肌（網球版）

趴在地上，雙肘撐著地板。將球放在地板和目標肌肉之間，位於髖骨前側下方之處。將身體稍微轉向側邊一半之處，以此尋找痠痛點。找到痠痛點後停在那裡，直到痠痛感大幅減輕，然後增加力道。

重複這組動作二到三次，最後一次應該會覺得原本的痠痛區不痛了。

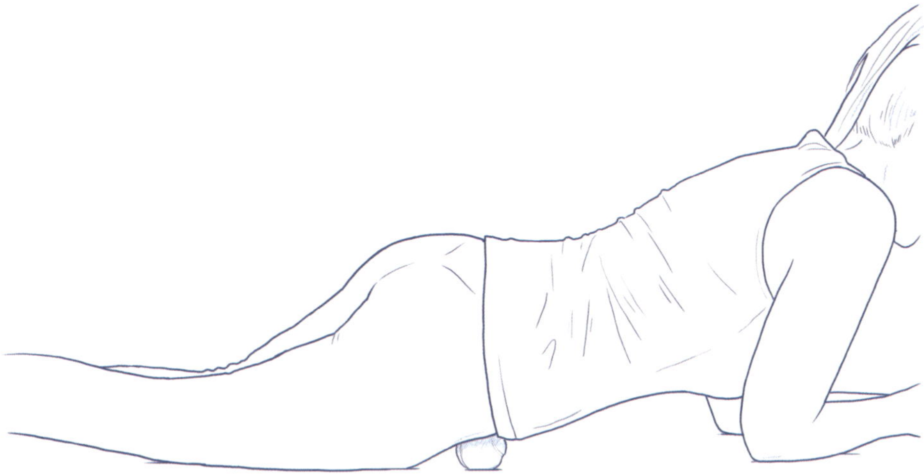

仔細對照第 122 頁的插圖，才能伸展到對的肌肉。將球放在衣服底下緊貼皮膚，以免球在過程中滾動。

大腿後肌（HAMSTRINGS）

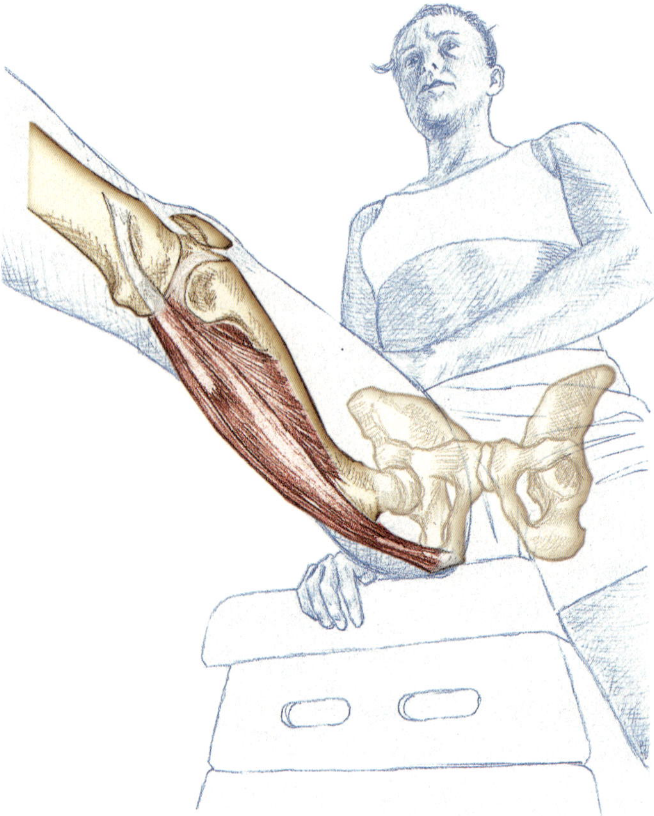

想讓大腿後側達到好的伸展效果，必須具備兩個條件。第一是要大幅度地弓起下背部。如果拱起下背部，就會減少目標肌肉的拉伸。第二是不要將足部放在健身椅上面，而是懸在健身椅的邊緣外面。如果足部放在健身椅上面，伸展時可能會受到小腿肌柔軟度的限制。

想要進一步避免受到小腿肌的影響，可以將腳尖指向前面。記住，踩在地上的腳能幫助你增加下背部的弓度，如此才能增加大腿後肌的伸展度。

注意左腳要盡量往後踩。

肌肉介紹

大腿後側的肌肉主要是由四塊不同的肌肉組成。其中三塊始於髖部的坐骨，一塊則始於股骨。四塊肌肉全都附著在小腿的上半部。大腿後肌的功能是屈曲膝關節、伸展髖關節、讓髖關節向後傾，進而減少下背部的弓度。

造成緊繃的原因

久坐不動或是平常不太活動，可能造成大腿後肌縮短。跑步、滑雪、踢足球和打曲棍球等運動，也會造成大腿後肌縮短。

緊繃的症狀

- 下背部疼痛
- 難以向前彎曲
- 行走或跑步時的步伐縮短（效率較差）

大腿後肌緊繃可能會增加大腿後側抽筋的風險。

柔軟度測試

仰躺下來，雙腳完全打直。一隻腳抬向天花板，直到與地板垂直。你的髖關節處應該要能達到 90 度角。

注意事項

在伸展過程中，如果背部或膝蓋骨周圍感到疼痛，或只有阿基里斯腱有拉伸感，請不要做這個練習。

伸展技巧

坐在健身椅或類似的物體上。將兩張沒有扶手的椅子併在一起使用效果也很好。

坐的方式要讓整隻右腿放在檯面上。右足要懸在邊緣外面。一隻手放在右膝底下，確認右腿有稍微彎曲。左腿盡可能地往後站（直到大腿前側有拉伸感）。注意左足要踩在地上。

挺直坐好，收緊腹肌，盡量增加下背部的弓度，手可以扶著健身椅。

現在你已達到起始姿勢。

上半身慢慢地向前向下移動，以此進行伸展，直到大腿後側有輕微的刺痛感。放鬆肌肉 5 到 10 秒。

小心地將右腿壓向健身椅 5 到 10 秒，以此進行抵抗。放鬆肌肉 5 到 10 秒。

上半身繼續向前向下移動，以此加深伸展度，直到達到新的終止點。

重覆這組步驟二到三次。

常見錯誤

- 向前向下伸展時彎曲背部而不是彎曲髖部
- 向前傾斜時增加膝蓋的彎曲度
- 被動腿站得不夠後面

說明

如果還是覺得小腿肌的拉伸感大於大腿後肌的拉伸感，可以在起始姿勢時增加膝蓋的彎曲度。

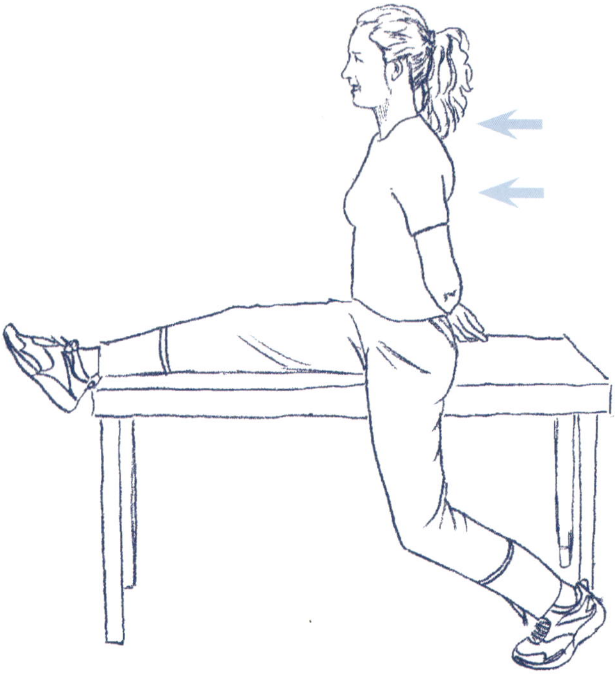

左腿盡可能地向後站。挺起上半身，收緊腹肌。上半身向前傾斜，同時保持下背部弓度。指尖可以放椅子上進行支撐。

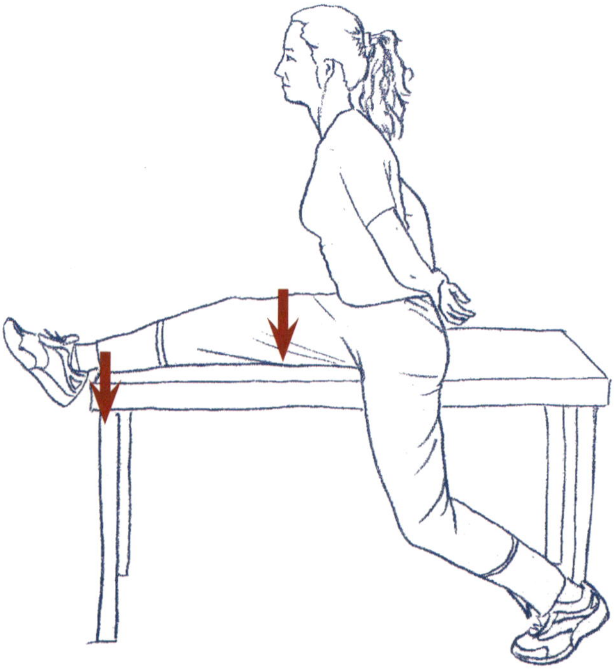

在不移動上半身的情況下，將右足和大腿壓向椅子，以此進行抵抗。

大腿後肌（夥伴伸展第一版）

這個練習可以在地板或健身椅上進行。如果使用健身椅，注意高度不要太高，免得難以協助夥伴伸展。

這個版本要將腿部打直，因此會有比較明顯拉伸感的通常是膝關節和小腿肌；相反地，下一個版本要將腿部彎曲，因此會伸展到大腿後側中間。輪流進行這兩個版本通常會有很好的效果。

伸展技巧

讓夥伴仰躺在健身椅或其他平坦的檯面上，你站在待伸展腿的對面。抬起夥伴的右腿，讓他的小腿下半部靠在你的左肩上。避免讓腳踝或腳跟靠在肩上，這樣容易造成右腳向後彎曲，導致伸展的是腓腸肌而不是大腿後肌。

用你的左大腿前側固定住夥伴的左腿，雙手放在夥伴右大腿的膝蓋骨上方。現在將他的右大腿拉向自己，以此伸展右腿的膝關節，但不要完全伸展開來。

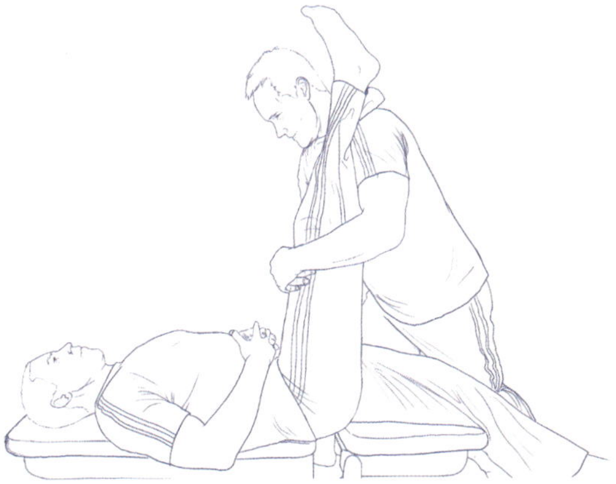

在伸展過程中，不能增加膝關節的角度，必須全程保持一樣的角度。

將夥伴的右腿向同一邊肩膀的方向移動，以此開始進行伸展。請夥伴在感覺到大腿後側有輕微的拉伸感時，叫你停止動作。讓夥伴停在那個姿勢休息 5 到 10 秒。現在請夥伴輕輕地將右腿向下壓向你的左肩 5 到 10 秒，以此進行抵抗。放鬆 5 到 10 秒，接著將夥伴的右腿進一步向同一邊肩膀的方向移動，以此增加伸展度。

重覆這個循環二到三次。

說明

- 在伸展過程中，注意不要彎曲膝關節。
- 膝蓋和小腿比大腿後側更容易感覺到明顯的拉伸感。

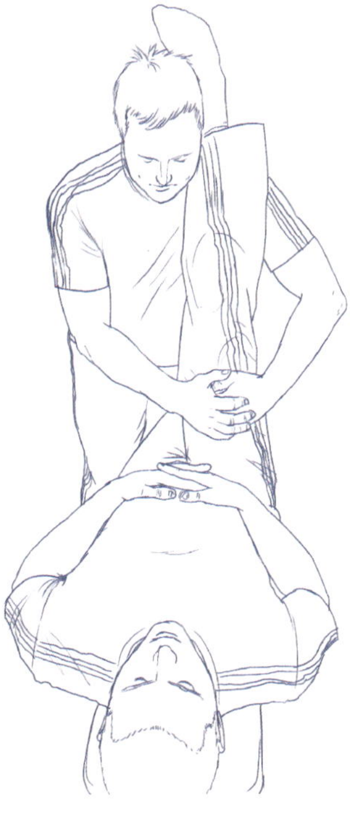

將夥伴的腿對準同一邊的肩膀。此外，你也可以試著將他的腿稍微對準另一邊的肩膀，這樣可以更好地伸展大腿後肌的外側部分。

大腿後肌（夥伴伸展第二版）

這個練習可以在地板或健身椅上進行。如果使用健身椅，注意高度不要太高，免得難以協助夥伴伸展。

伸展技巧

讓夥伴仰躺在健身椅或其他平坦的檯面上，你站在待伸展腿的對面。請夥伴雙手抓住右腿後膝窩處，並全程維持這個姿勢。

用你的左大腿前側固定住夥伴的左腿，抬起夥伴的右腿，讓他的右小腿下半部靠在你的左肩上。避免讓腳踝或腳跟靠在肩上，這樣容易造成右腳向後彎曲，導致伸展的是腓腸肌而不是大腿後肌。

現在用你的肩膀去推夥伴的右小腿下半部，以此伸展他的膝關節，進而伸展大腿後肌。請夥伴在感覺到大腿後側有輕微的拉伸感時，叫你停止動作。在這個姿勢休息 5 到 10 秒。現在請夥伴用他的腳跟壓向你的肩膀 5 到 10 秒。放鬆 5 到 10 秒，接著進一步地伸直他的膝關節，以此增加伸展度。

重覆這組動作二到三次。

這個版本會比第一個版本更容易感覺到大腿後側的拉伸感。

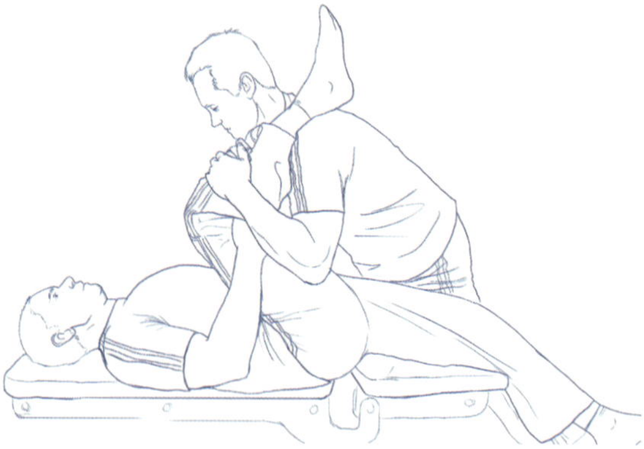

確認夥伴全程都有抓住後膝窩處。

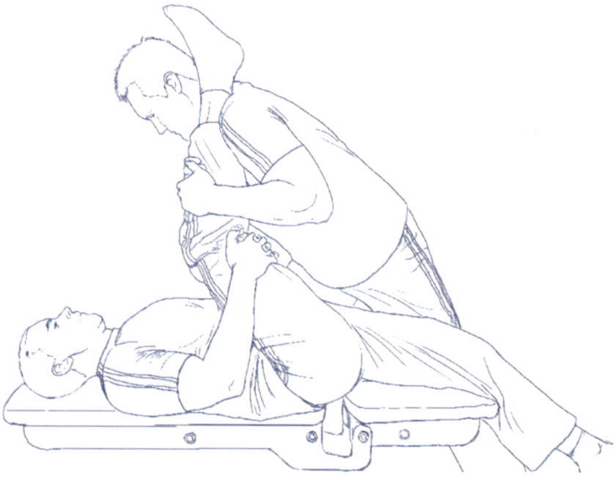

小心地增加伸展度，否則會讓夥伴感到很不舒服。

大腿後肌（網球版）

地板版本

坐在地板上，左腿彎曲，左足平踩在地板上。右腿伸直，將球放在地板和右大腿之間。將球壓在右大腿上半部之處，尋找壓痛點，找到之後停在那裡。伸展右腿，或輕輕地將上半身向前傾斜，以此增加壓力。如果球一直滾動，可以用一隻手抓著球，或將球放在衣服底下緊貼皮膚。如果感覺到一股尖銳的疼痛感向下放射到整隻腿部，請馬上停止，因爲你壓到坐骨神經了。

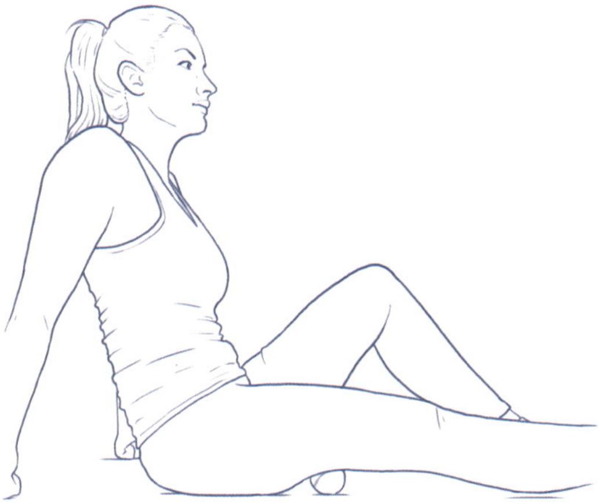

將球放在地板和大腿之間。

椅子版本

你可以一步完成這個練習，或將動作拆成兩步（請見插圖）。坐在椅子上，雙腳踩在地上，將球壓在大腿上半部底下。尋找壓痛點，找到之後停在那裡。輕輕地將腳伸直，以此增加壓力。如果感覺到一股尖銳的疼痛感向下放射到整隻腿上，請馬上停止，因爲你壓到坐骨神經了。

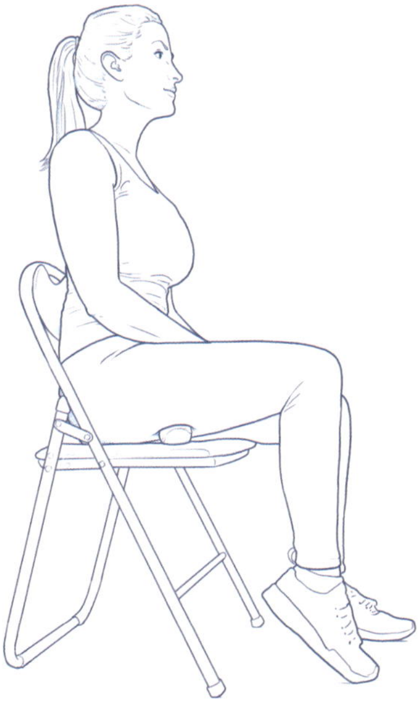

步驟一：彎腿。

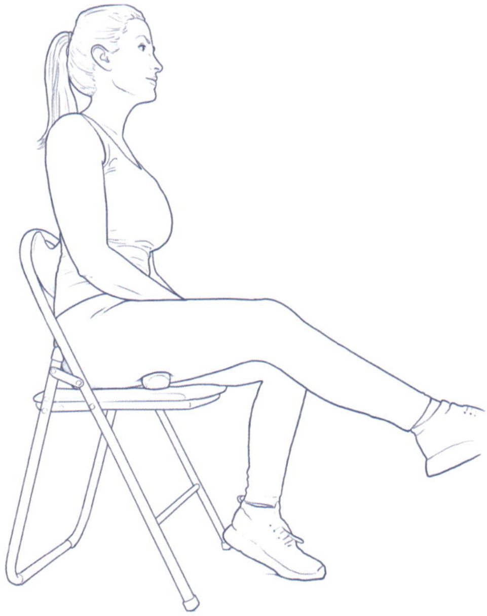

步驟二：將腿伸直。

恥骨肌、內收長肌和內收短肌

（〔PECTINEUS, ADDUCTOR LONGUS, AND ADDUCTOR BREVIS〕短內收肌群〔SHORT ADDUCTORS〕）

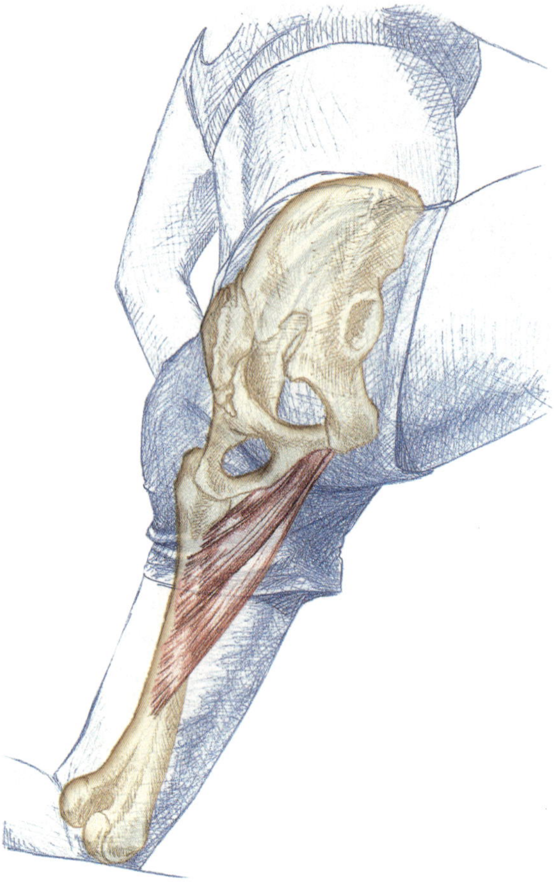

這些位於大腿內側的肌肉通常頗爲敏感，因此推薦你做簡單的暖身操。它能幫助你鎖定對的肌肉，讓你正確進行伸展。整個練習都在左腿的控制下進行，包括伸展幅度。注意要由左腿負責伸展，右腿保持放鬆。

肌肉介紹

短內收肌群是由三塊肌肉組成。這些肌肉始於恥骨前側，沿著大腿內側向下延伸，再附著到股骨後側。短內收肌群的功能是讓腿部互相靠近，並讓腿部向外旋轉，此外也能幫助髖部向前傾斜，進而增加下背部的弓度。

造成緊繃的原因

久坐不動或是平常不太活動，可能造成內收肌群緊繃。跑步、滑雪、踢足球和打曲棍球等運動，也會造成這些肌肉縮短。

緊繃的症狀

- 下背部疼痛
- 一旦內收肌群緊繃，鼠蹊部肌肉拉傷的風險也會增加

注意事項

在伸展過程中，如果膝蓋或下背部感到疼痛，請不要做這個練習。

伸展短內收肌群前的暖身操

這些位於大腿內側的肌肉可能會很敏感，因此伸展前請先做這個暖身操。

站在起始位置上。用右腿左右來回擺動身體。輪流運用大腿內側肌肉和臀肌。

感覺暖身之後，即可開始進行伸展。

伸展技巧

跪在地板上。左腿抬向側邊，左足踩在地上。注意右大腿和左大腿要形成直角。左足和左膝應該指向同一個方向。

注意左膝要彎曲成直角，右邊髖部則要打開。收緊腹肌，並在不彎曲右邊髖部的情況下，稍微減少下背部的弓度。上半身應該完全挺直。

這就是起始姿勢了。

小心地彎曲左膝，並將右膝壓向右邊，以此伸展 5 到 10 秒，直到感覺到右大腿內側有輕微的刺痛感。放鬆肌肉 5 到 10 秒。

小心地將右膝壓向左邊 5 到 10 秒，以此進行抵抗。放鬆肌肉 5 到 10 秒。

繼續彎曲左膝，並將右膝壓向右邊，以此加深伸展度，直到達到新的終止點。

重覆這組步驟二到三次。

常見錯誤

- 彎曲髖關節
- 下背部過度弓起
- 左足的位置太過靠近身體

說明

待你的柔軟度變好之後，可以在起始姿勢時將左足踩得更遠一些。如果膝蓋會痛，可以墊個枕頭。如果下背部感到疼痛，請收緊腹肌。

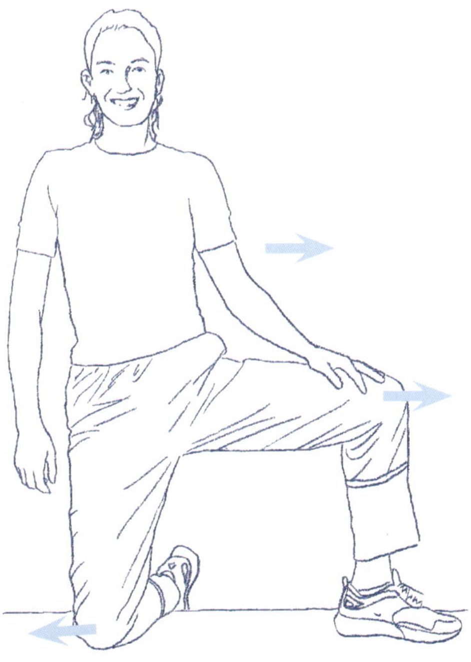

挺起上半身並收緊腹肌。小心地彎曲左腿，讓左膝向外側移動。

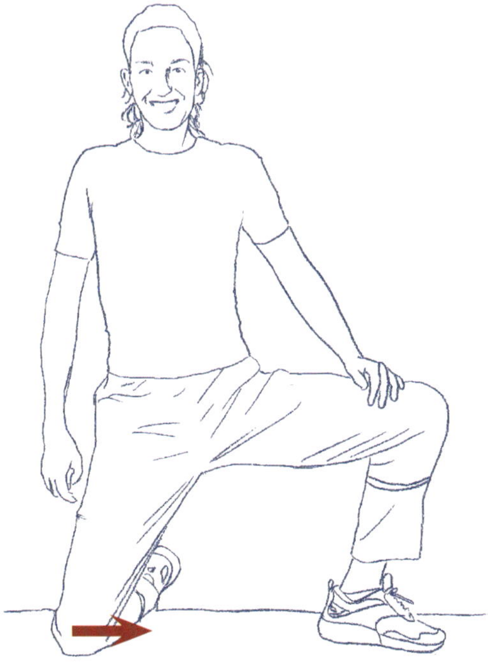

在不移動身體的情況下將右膝壓向左邊，以此進行抵抗。

內收肌群（〔ADDUCTORS〕夥伴伸展第一版）

這個版本主要是針對短內收肌群後側（內收大肌〔adductor magnus〕後方）進行伸展。

伸展技巧

這個練習可以在地板上（如圖所示）、健身椅或其他平坦檯面上進行。讓夥伴仰躺下來，你則右膝跪下，以便固定夥伴沒有要伸展的左腿。將你的左腳放在與夥伴的腰部同高之處。如果夥伴是躺在健身椅上，你可能需要根據他的僵硬程度或體型調整高度。

讓夥伴的右足抵住你的左大腿與軀幹交會處，左手抓住他的右膝，右手將他的左腿固定在地板上。將你的左邊髖部向前推，以此伸展夥伴的內收肌群，直到內收肌群感覺到輕微的拉伸感。停在這個姿勢 5 到 10 秒。現在請夥伴用他的右足去推你的髖部 5 到 10 秒，以此進行抵抗。休息 5 到 10 秒，然後將夥伴的右足進一步向前推，以此增加伸展度。

重覆這組動作二到三次。

說明

在伸展過程中，你可以讓夥伴的右膝更靠近或更遠離地板，以此增加或減少伸展程度。

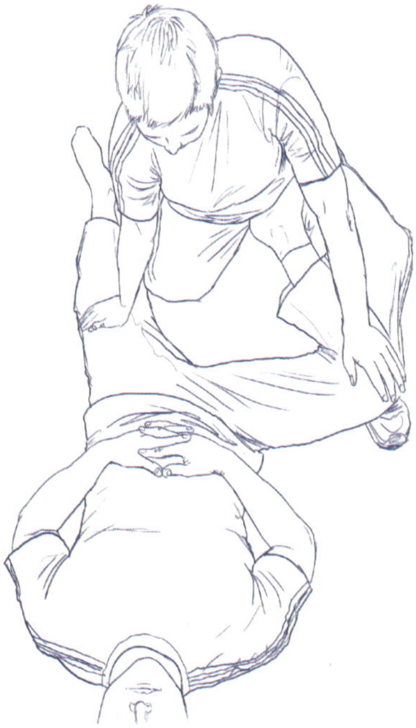

將夥伴的右膝導向同一邊的肩膀。

內收肌（夥伴伸展第二版）

這個版本主要是針對短內收肌群進行伸展，包括內收長肌、內收短肌、恥骨肌和內收大肌前方。

伸展技巧

這個練習可以在地板上（如圖所示）、健身椅或其他平坦檯面上進行。起始姿勢跟第一版的相似。首先讓你的左足對齊夥伴的右膝，接著讓夥伴的右足抵住你的左足，以此進行固定。將你的左手放在夥伴的右膝上，右手放在他的左邊髖關節上方。你的右手應該握住夥伴的左邊髖骨前緣，避免他的身體在伸展過程中滾動。

輕輕地將夥伴的右膝向下壓向地板，以此進行伸展，直到夥伴的目標肌肉感覺到輕微的拉伸感。停在這個姿勢 5 到 10 秒。請夥伴將右膝推向天花板 5 到 10 秒，然後休息 5 到 10 秒。將夥伴的膝蓋進一步向下壓向地板，以此增加伸展度。

重覆這組動作二到三次。

說明

如果施力造成疼痛或不適，請在夥伴的髖部和你的手之間放條毛巾。

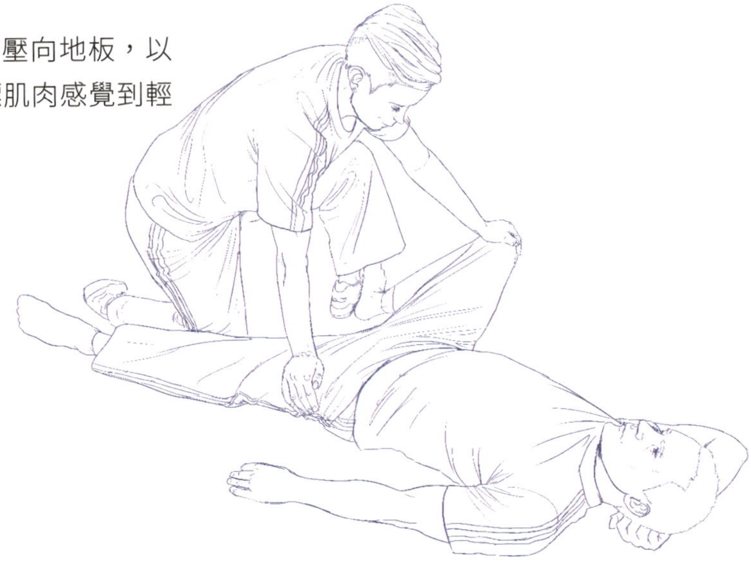

將夥伴的膝蓋壓向地板時動作要很輕柔。

股薄肌

（〔GRACILIS〕長內收肌〔LONG ADDUCTOR〕）

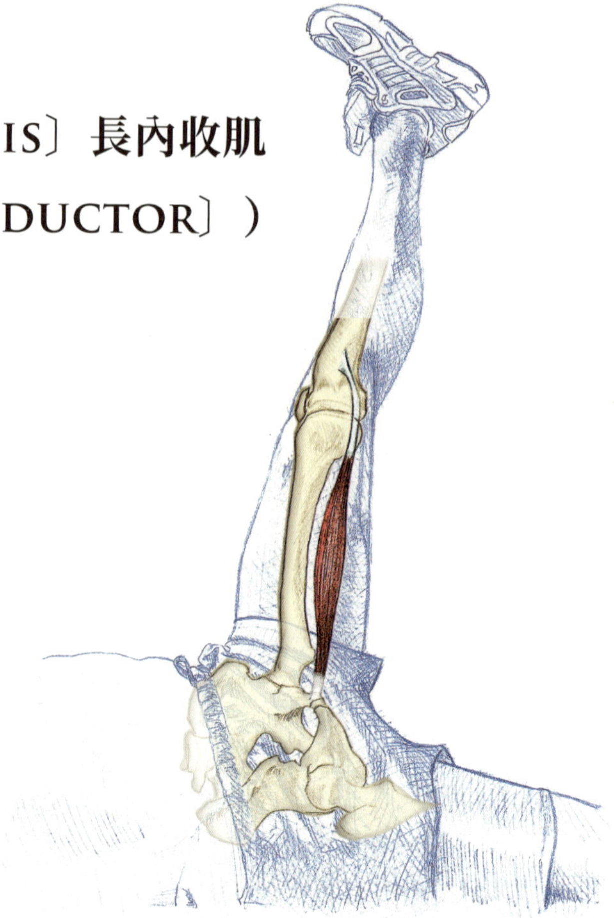

股薄肌會影響膝關節和髖關節。想要好好伸展這塊肌肉，將腿往側邊移動時必須伸直腿部，而不是像伸展短內收肌群時那樣彎曲腿部。伸直腿部進行伸展確實會增加膝關節受傷的風險，所以在做這個練習時要特別小心，也要避免在站立時進行類似練習。爲了安全起見，完成伸展之後，先彎曲膝蓋再收回腿部。在做這個練習之前，最好先做前面介紹的暖身操。

肌肉介紹

股薄肌是一塊細長的肌肉，它始於恥骨前側，沿著大腿內側延伸，經過膝蓋內側附著到小腿內側上半部。有時會透過手術取這塊肌肉的肌腱，來重建膝蓋的前十字韌帶（anterior cruciate ligament, ACL）。

股薄肌的功能是屈曲髖關節和膝關節，讓髖部向前傾斜並增加下背部弓度。

造成緊繃的原因

久坐不動或是平常不太活動，可能造成股薄肌緊繃。打曲棍球、踢足球和騎馬等運動也會造成這塊肌肉縮短。

緊繃的症狀

- 膝蓋內側出現疼痛

注意事項

在伸展過程中，如果膝蓋內側感到疼痛，請不要做這個練習。

伸展技巧

躺在門框右側的地板上，臀部靠著牆壁，雙腿沿著牆壁向上伸直。彎曲左腿，讓大腿和膝蓋靠著門框內側。這能穩定伸展動作並保護背部。指向天花板的右腿應該完全伸直。收緊腹肌，雙臂打直伸向兩側。

非常小心地將右腿沿著牆壁向側邊移動，以此進行伸展 5 到 10 秒。沿著牆壁滑動腳跟，直到大腿內側感覺到刺痛感。放鬆肌肉 5 到 10 秒。

小心地沿著牆壁將右腿抬高約 2.5 公分，以此進行抵抗。放鬆肌肉 5 到 10 秒。

讓右腿向外側滑動，以此加深伸展度，直到達到新的終止點。

重覆這組步驟二到三次。

常見錯誤

- 過度彎曲右腿
- 沒有收緊腹肌
- 身體距離牆壁太遠

說明

如果你的內收肌群很敏感，可以先做第 133 頁的短內收肌群練習。你也可以直接一點一點地做這個練習。先將右腿移向外側，然後回到起始姿勢。重覆這個動作，往外側多移出一點，然後收回右腿。每次向外側多移出約 10 公分，以此進行暖身。

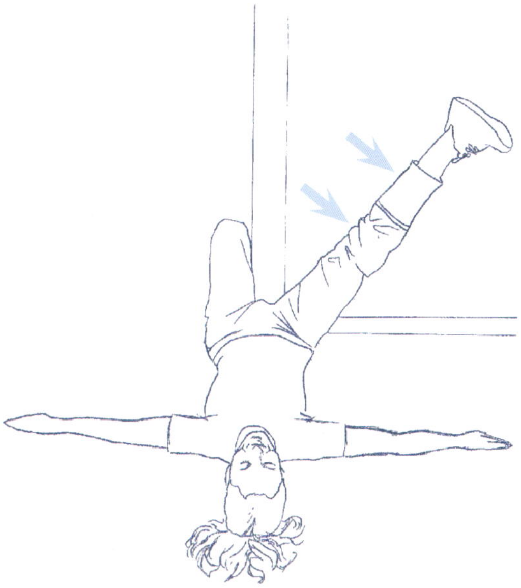

盡量躺得離牆壁近一點，左腿靠著門框。小心地將右腿向外側移動。

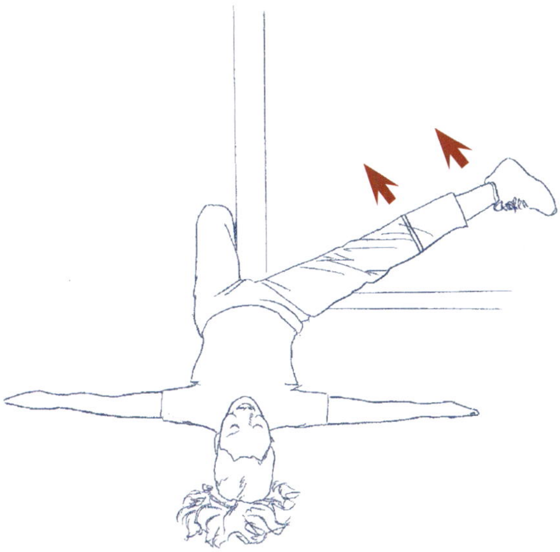

小心地沿著牆壁將右腿拉回約 2.5 到 5 公分，以此進行抵抗。

腓腸肌

（GASTROCNEMIUS）

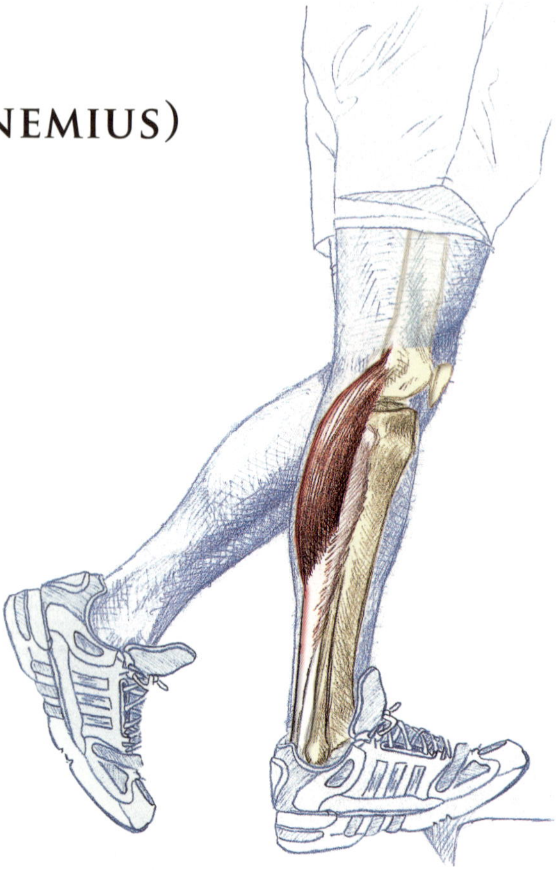

腓腸肌是人體最強壯的肌肉之一，儘管體積不大，卻能輕易抬起整個身體的重量，像是跑步和跳躍。這塊肌肉和其肌腱的耐力也很強，可以長時間承受低強度的負重，例如長距離行走。這塊肌肉需要大量時間和強度才能真正被伸展到，因此每次都要伸展整整一分鐘，才能達到預期的效果。站立和踏步的練習幾乎都對這塊肌肉沒有作用。想要變化一下這塊肌肉的伸展動作，可以站在向側邊傾斜幾度的表面上。做這個練習時一定要穿鞋子。

肌肉介紹

這一大塊小腿肌有兩個頭，兩頭都始於股骨後側下半部，然後合併形成阿基里斯腱並附著到腳跟。腓腸肌的功能是伸直腳尖和彎曲膝蓋。

造成緊繃的原因

長時間不活動或長時間跑步都可能造成腓腸肌緊繃。

緊繃的症狀

- 肌腹抽筋
- 阿基里斯腱疼痛（可能導致阿基里斯腱發炎）
- 小腿前側肌肉疼痛
- 足弓疼痛

注意事項

如果足背感到疼痛，請不要做這個練習。

伸展技巧

找一個穩固的邊緣，例如臺階或幾本疊在一起的厚書。右足站在上面，前腳掌（腳掌前端三分之一的部分）踩在平面上，足弓和腳跟則懸在空中。

放鬆小腿肌，讓腳跟向下垂，以此進行伸展。放鬆肌肉 5 到 10 秒。

用小腿肌將身體抬起 2.5 到 5 公分，以此進行抵抗。放鬆肌肉 5 到 10 秒。

讓腳跟向下垂，以此加深伸展度，直到肌肉再次感覺到輕微的刺痛感。這就是新的終止點了。

重覆這組步驟二到三次。

常見錯誤

- 站得離邊緣太遠
- 沒有把腿伸直

說明

做這個練習時如果感到疼痛，可以同時伸展兩邊的小腿肌。

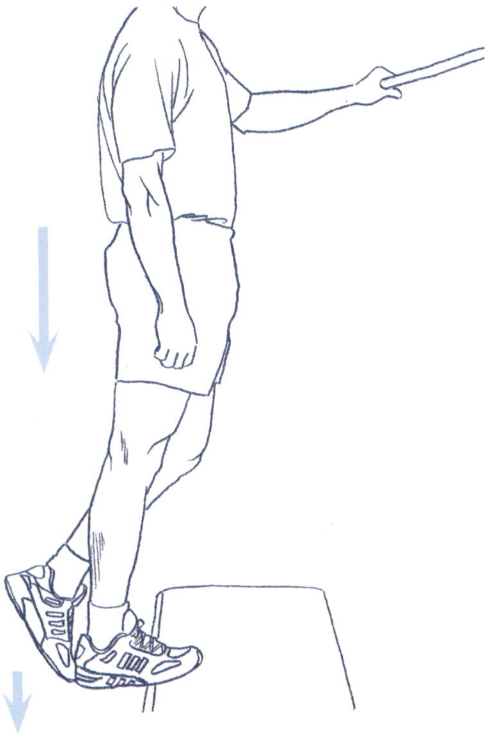

前腳掌站在平面上。注意腿要完全伸直。小心地讓腳跟垂下。

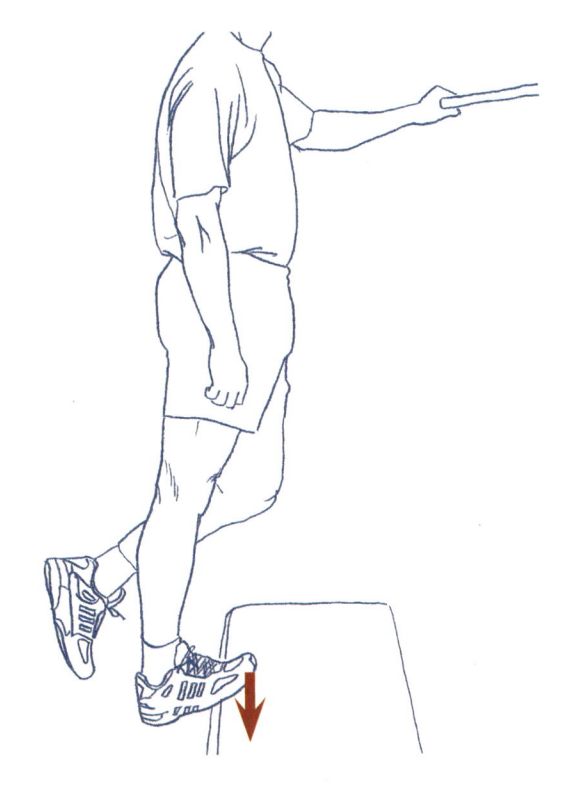

前腳掌壓向平面，以此進行抵抗。

腓腸肌（網球版）

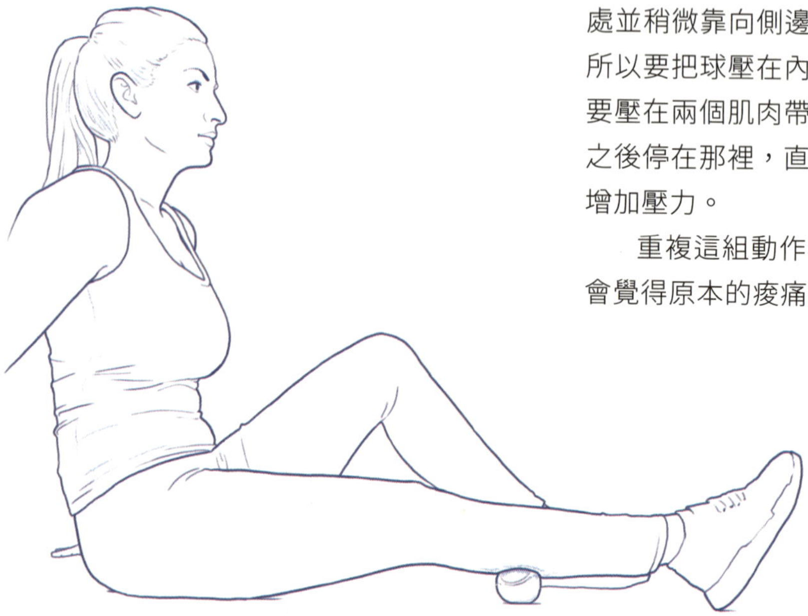

坐在地板上，左膝彎曲，左足踩在地板上，右腿伸直。將球壓在右小腿肌上半部之處並稍微靠向側邊。腓腸肌有兩個肌肉帶，所以要把球壓在內側或外側的肌肉帶上，不要壓在兩個肌肉帶之間。尋找痠痛點，找到之後停在那裡，直到痠痛感大幅減輕，然後增加壓力。

重複這組動作二到三次，最後一次應該會覺得原本的痠痛區不痛了。

想要增加目標肌肉的壓力，可以將上半身向前傾斜，和／或交叉雙腿，讓腿的重量壓在小腿肌上。

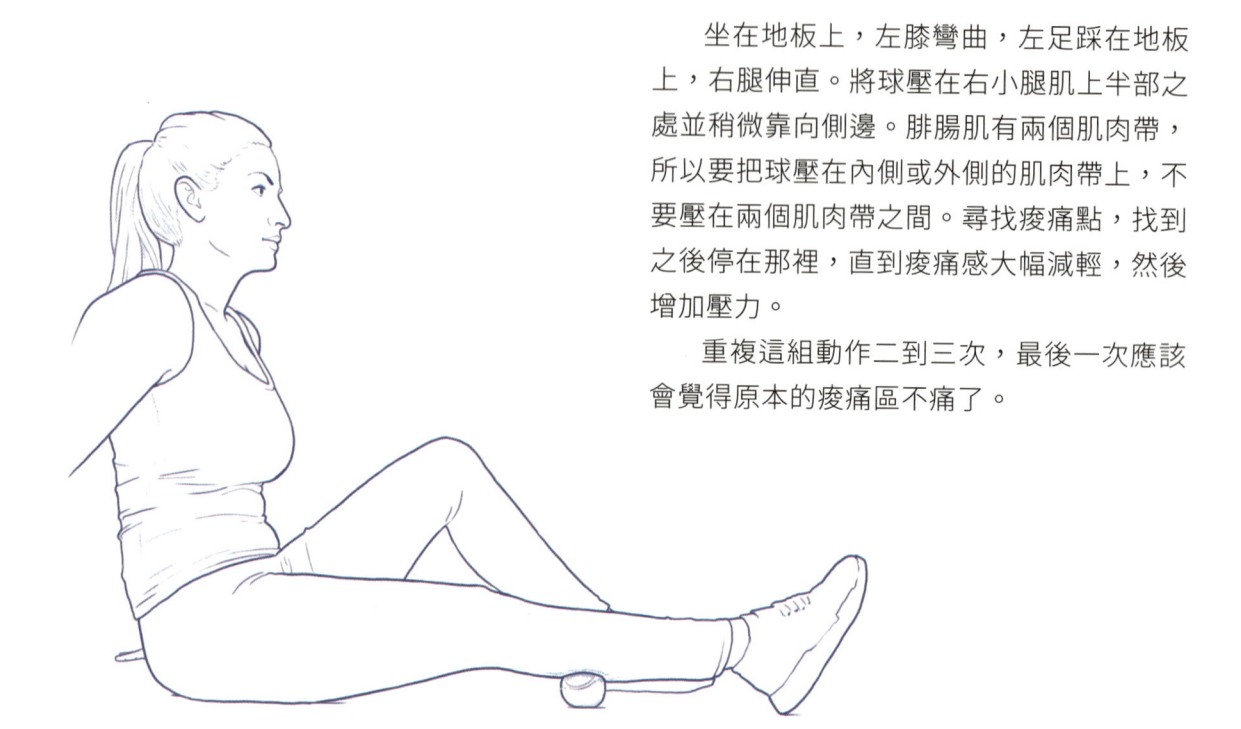

比目魚肌（SOLEUS）

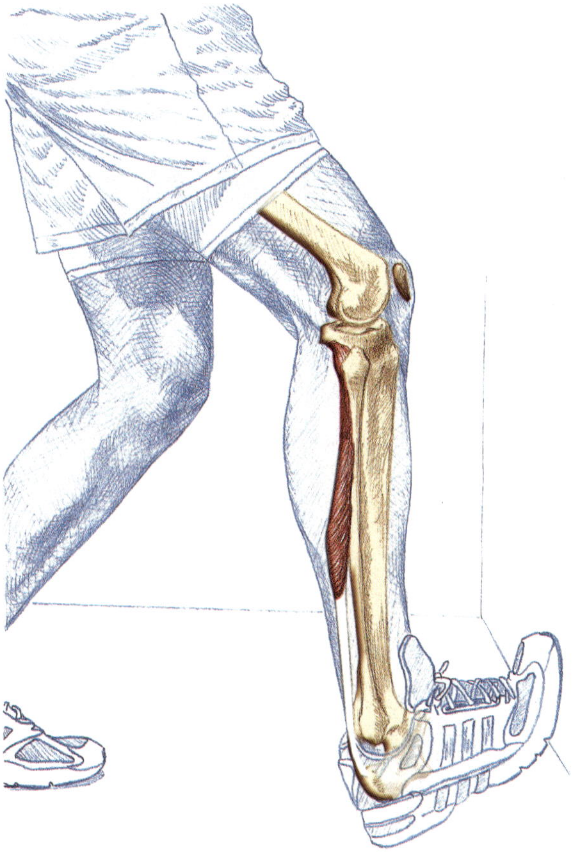

比目魚肌是一塊深層小腿肌，其與腓腸肌的差別在於它沒有經過膝關節，因此不會對膝關節造成影響。這個練習可以伸展到比目魚肌，而不至於動到腓腸肌，因此在伸展過程中，腿部應該稍微彎曲。

肌肉介紹

比目魚肌位於腓腸肌下方，跟腓腸肌一樣都附著到阿基里斯腱。比目魚肌始於小腿骨頭後側並附著在腳跟上，其功能也是伸直腳尖。

造成緊繃的原因

長時間不活動或習慣性久坐會讓比目魚肌變緊繃。跑步和騎腳踏車等著重使用比目魚肌的運動，也可能造成這塊肌肉緊張。

緊繃的症狀

- 小腿肌疼痛
- 足弓疼痛

比目魚肌緊繃也會導致阿基里斯腱出問題。

注意事項

如果造成腳跟或膝蓋後側疼痛，請不要做這個練習。

伸展技巧

找一面靠近門口的牆壁，以幫助你保持平衡，並增加身體的傾斜程度。前腳掌抵住牆壁，腳跟踩在地上。利用後腿穩住身體。小心地彎曲右膝，並抓住門框。收緊腹肌，挺直上半身。現在你已達到起始姿勢。

小心地將右腿和上半身向前傾斜，過程中維持膝蓋的角度，以此伸展目標肌肉 5 到 10 秒，直到小腿肌感覺到輕微的刺痛感。放鬆肌肉 5 到 10 秒。

小心地將右足壓向牆壁，同時試著伸直腳尖，以此進行抵抗 5 到 10 秒。放鬆肌肉 5 到 10 秒。

繼續將右腿和上半身向前傾斜，避免膝蓋打直，以此加深伸展度，直到達到新的終止點。

重覆這組步驟二到三次。

常見錯誤

- 過度伸直伸展中的腿
- 前腳掌靠牆的位置太高或太低

說明

在伸展過程中，如果腳跟感到疼痛，請多加小心，或先伸展一下腓腸肌。

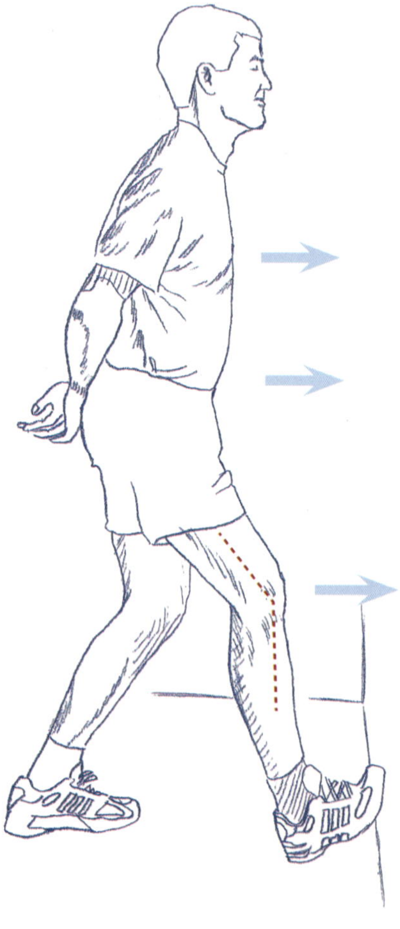

注意膝蓋必須全程保持彎曲，避免使用到腓腸肌。伸展時可以用雙臂幫助身體向前傾斜。

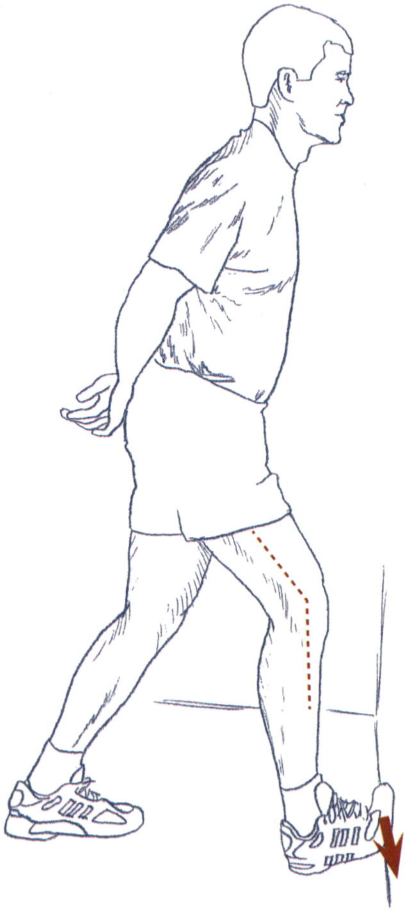

在不移動身體的情況下，將前腳掌壓向牆面，以此進行抵抗。

比目魚肌（網球版）

坐在地板上，左膝彎曲，左足踩在地板上，右腿伸直。將球壓在右小腿肌下半部、腓腸肌凸起處下方。尋找痠痛點，找到之後停在那裡，直到痠痛感大幅減輕，然後增加壓力。

重複這組動作二到三次，最後一次應該會覺得原本的痠痛區不痛了。

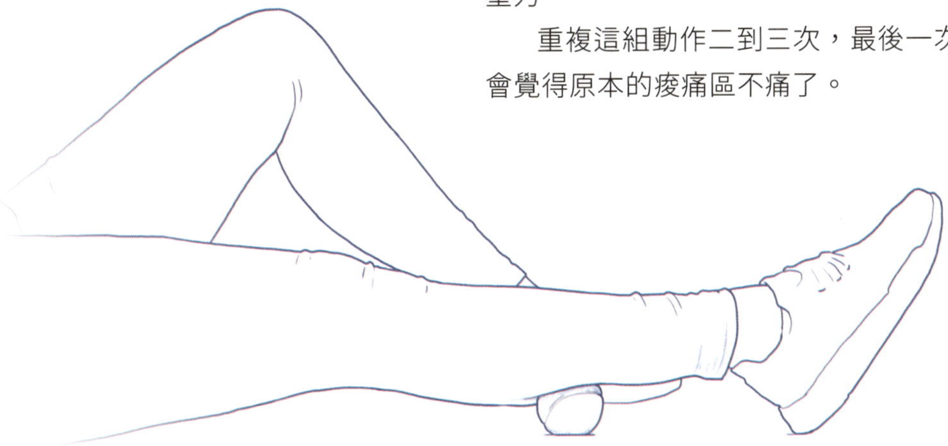

想要增加目標肌肉的壓力，可以將上半身向前傾斜，和／或交叉雙腿，讓腿的重量壓在小腿肌上。

足底筋膜（〔Plantar Fascia〕網球版）

足底筋膜是一條寬廣的帶狀組織，其任務是維持足部的縱向足弓，這需要許多小肌肉的協助才能達成。

你可以根據自己想要的力道，來決定要坐著或站著做這個練習。將球壓在地板和足弓之間，來回滾動以尋找觸痛點。找到之後停在那裡，直到痠痛感大幅減輕，然後增加力道。

重複這組動作二到三次，最後一次應該會覺得原本的痠痛區不痛了。

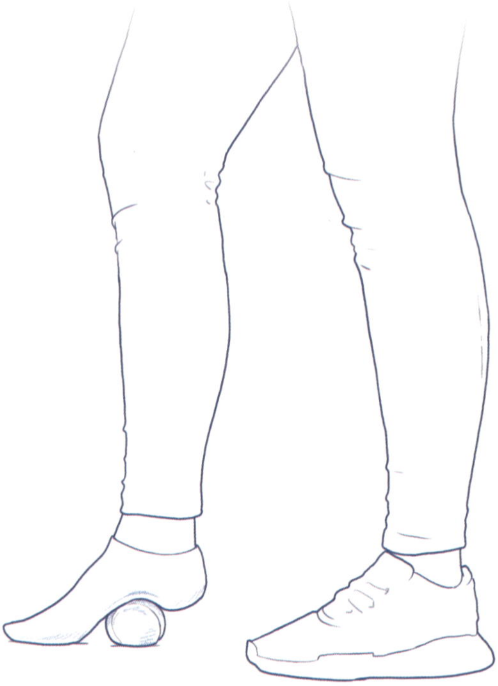

注意要把球壓在足弓處，不要壓在靠近腳跟的足底筋膜止點處，否則可能會造成反效果。

脛前肌（Tibialis Anterior）

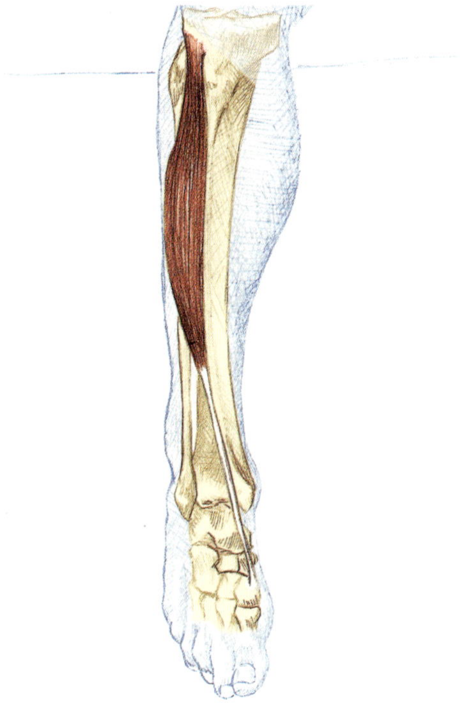

由於脛前肌位於脛部前側，加上踝關節的活動度有限，因此很難伸展。你在伸展這塊肌肉時，其拉伸感不像伸展其他肌肉時那麼明顯。坐在腳跟上等其他伸展練習的效果可能會比較好，但缺點是膝關節有受傷的風險。一般容易將過度使用脛前肌誤認爲是脛痛。脛痛通常會出現在脛骨下方內側，而不是脛骨外側。

肌肉介紹

脛前肌位於小腿前側和脛骨外側。它始於整個脛骨前側，經過腳踝和足背，附著到大拇指上。脛前肌的功能是屈曲腳踝，並讓足部向外傾斜（旋後〔supination〕）。

造成緊繃的原因

不習慣快步行走的人，可能會因此出現脛前肌緊繃的狀況。跑步或騎有定趾器的腳踏車，也會造成這塊肌肉緊繃。

緊繃的症狀

- 脛骨外側疼痛
- 腳踝疼痛
- 足部旋後能力受到限制，造成行走或跑步時難以傾斜足部

注意事項

在伸展過程中，如果腳踝或膝蓋感到疼痛，請不要做這個練習。

伸展技巧

找一個比膝蓋略高的柔軟檯面。可以用一張高的健身椅，或在椅子上放兩個枕頭。背對著健身椅站好，右腳踝放在上面。右手放在右腳跟上，手指朝向前方，方便抓握腳跟。

用手將腳踝向前向下壓，以此伸展 5 到 10 秒，直到感覺到腳踝前側有輕微的刺痛

感。放鬆肌肉 5 到 10 秒。

將腳趾向下壓向檯面 5 到 10 秒，以此進行抵抗。放鬆肌肉 5 到 10 秒。

將腳踝向前向下壓，以此加深伸展度，直到達到新的終止點。

重覆這組步驟二到三次。

常見錯誤

健身椅或椅子太低，難以將手向下壓。

說明

如果無法充分伸展這塊肌肉，可以請整復推拿師或按摩治療師幫助你放鬆。

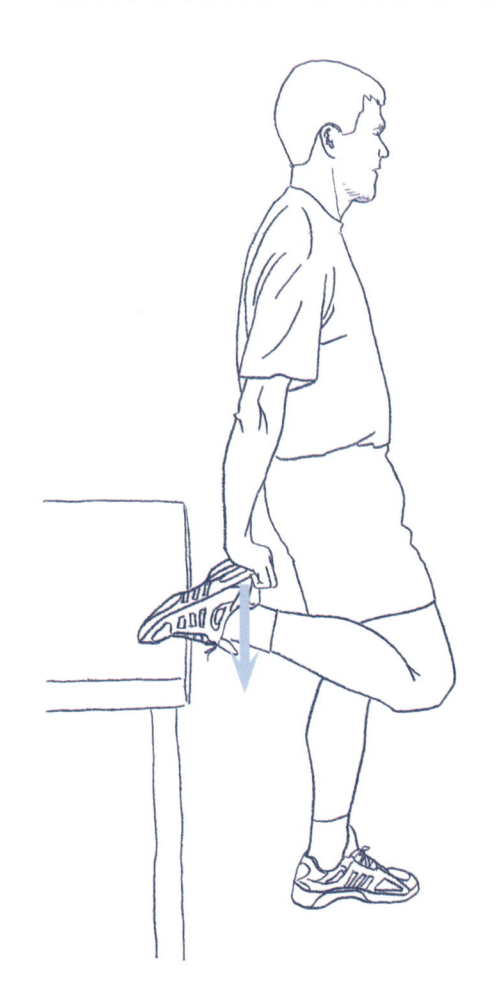

避免過度彎曲膝蓋。在彎曲右腿時，將腳跟往下壓，以此伸展腳踝。

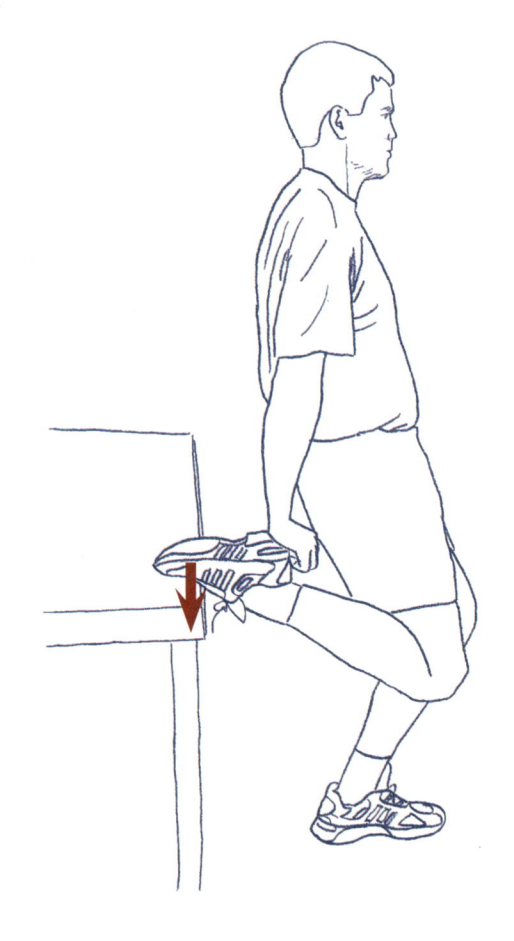

將腳尖壓向檯面，以此進行抵抗。

脛前肌（網球版）

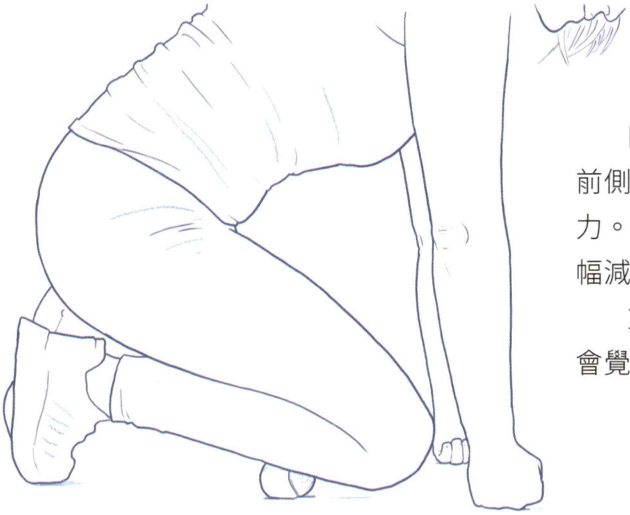

脛前肌的肌腹位於脛骨上半部，注意要將球壓在脛骨上半部的銳邊側面。

四肢跪在地板上，將球壓在地板和脛部前側之間。將上半身向後傾斜，以此增加壓力。找到壓痛點後停在那裡，直到痠痛感大幅減輕，然後增加力道。

重複這組動作二到三次，最後一次應該會覺得原本的痠痛區不痛了。

肱二頭肌（BICEPS BRACHII）

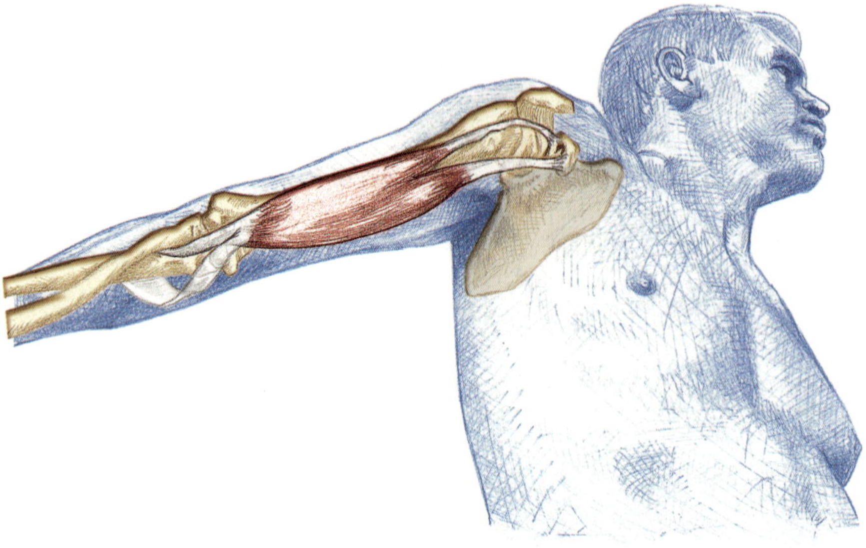

肱二頭肌經過肘關節和肩關節，因此在做這個練習時要格外地小心。雖然這個伸展的感覺可能沒有其他的來得明顯，對你還是有益處的，因爲伸展可以幫助預防肌肉撕裂或斷裂。

肌肉介紹

肱二頭肌位於上臂前側。這塊肌肉有兩個頭，分別始於肩胛骨兩個不同的地方，並在上臂中段結合形成肌腹，再後附著到橈骨。肱二頭肌的功能是屈曲手肘和向外旋轉前臂（轉動手掌使其朝上），也可以在肩關節處幫助手臂稍微向外和向前移動。

造成緊繃的原因

劏雪或提重物等讓手肘保持屈曲的活動，可能會造成肱二頭肌變緊縮短。

緊繃的症狀

- 肩膀前側和外側疼痛
- 手肘前側疼痛

注意事項

在伸展過程中，如果手腕、手肘或肩關節感到疼痛，請不要做這個練習。

伸展技巧

根據自己的柔軟度，找一個與肩膀同高、或比肩膀略低的橫架或橫桿。背對著橫架或橫桿站好，與之距離一個手臂之遙。向內旋轉右臂，使大拇指對向你的髖部。以同樣的姿勢向後移動右臂，抓住橫桿或將手背靠在橫架上。現在你的指關節應該朝下，大拇指應該指向身體。挺直身體，收緊腹肌，右腿向前踏出一小步。現在你已達到正確的起始姿勢了。

小心地彎曲雙腿，上半身不要向前傾斜，以此進行伸展 5 到 10 秒，直到上臂前側感覺到輕微的刺痛感。放鬆肌肉 5 到 10 秒。

將手臂壓向地板的方向 5 到 10 秒，以此進行抵抗。放鬆肌肉 5 到 10 秒。

繼續彎曲雙膝，以此加深伸展度，直到達到新的終止點。

重覆這組步驟二到三次。

說明

上臂前側的肌腹很難感覺到拉伸感是很正常的。你可能只會感覺到肩關節或手肘有拉伸感。只要沒有造成不適，做這個練習對你還是有益的。在抓橫桿時，如果手腕感覺疼痛，請在達到伸展位置時，試著將上半身稍微向前傾斜，以伸長手腕。如果手部會痛，可以在橫架或橫桿上放條毛巾。

常見錯誤

- 手臂的旋轉方向錯誤
- 橫架或橫桿的位置太高或太低
- 上半身彎曲或向前傾斜

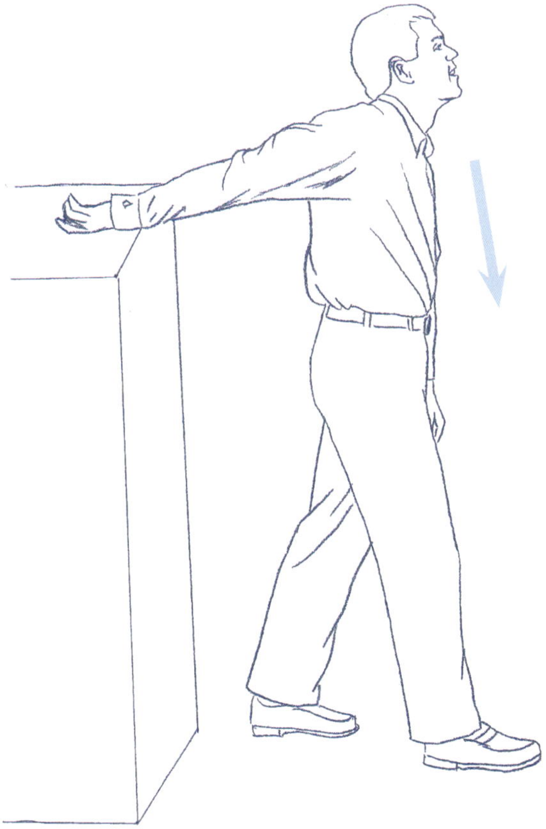

將手背靠在檯面上。抓住固定的桿子可以提升伸展效果。彎曲雙腿時上半身保持挺直。

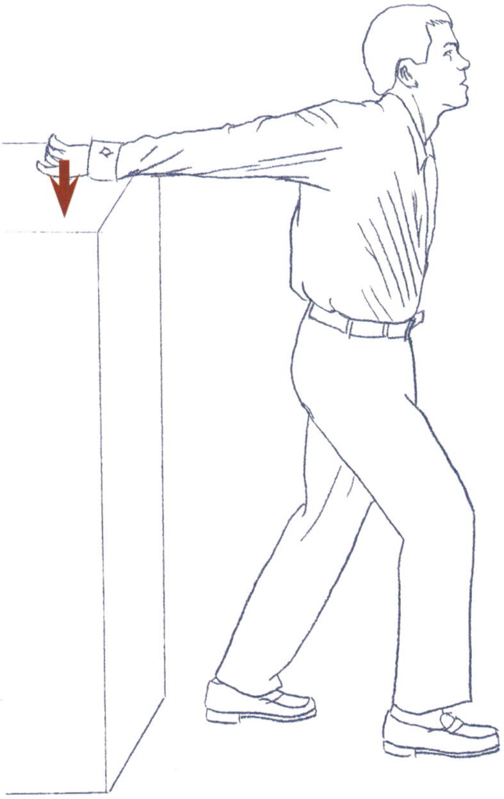

將手向前向下按壓，以此進行抵抗。

肱三頭肌 (TRICEPS BRACHII)

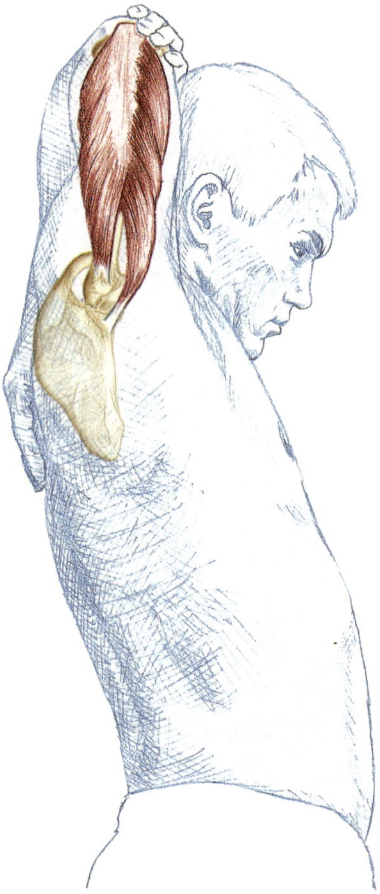

雖然上臂後側的肌肉很少會受傷，還是有可能引起不同類型的疼痛。這個部位的激痛點或結所導致的疼痛，可能會向下放射到手肘，或向上延伸到肩膀區域。如果你的肩關節非常靈活，應該要將肩胛骨固定在牆壁上。

肌肉介紹

位於上臂後側的肱三頭肌有三個頭，彼此結合形成一塊肌腹並附著到手肘。其中一個頭始於肩胛骨，另外兩個始於肱骨後側。肱三頭肌的功能是伸直手肘，並將手臂向後稍微拉向身體。

造成緊繃的原因

打網球或羽毛球等運動可能造成肱三頭肌變緊縮短。

緊繃的症狀

- 手肘疼痛
- 疼痛感向下放射到前臂

注意事項

在伸展過程中，如果肩膀或手肘內側感到疼痛，請不要做這個練習。

伸展技巧

身體右側朝向牆壁站好。與牆壁之間的距離要夠遠，讓你必須傾斜身體才能碰到牆壁。將右臂高舉過頭，如此只有肩胛骨能碰到牆壁。盡可能地彎曲右臂。左手抓住右肘。

小心地將右肘拉向頭的後方，以此進行伸展 5 到 10 秒，直到上臂後側感覺到輕微的刺痛感。放鬆肌肉 5 到 10 秒。

繼續將手臂拉向頭的後方，以此加深伸展度，直到達到另一個終止點。你可以主動地試著將右肘移向天花板的方向，以此增加伸展度。

重覆這組步驟二到三次。

常見錯誤

- 收緊胸部、背部或肩膀
- 難以將肩胛骨靠在牆上
- 手肘不夠彎曲

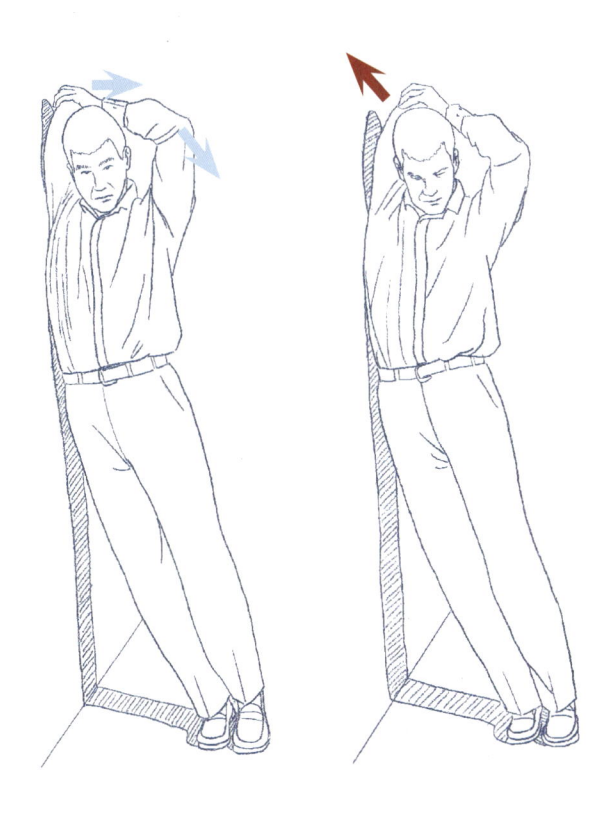

盡可能地彎曲手臂。將手肘拉向頭的後方以增加伸展度。將手肘拉向右邊，同時試著伸直手臂，以此進行抵抗。

說明

這塊肌肉很少會嚴重縮短，因此大部分的人不會真正感覺到拉伸感。

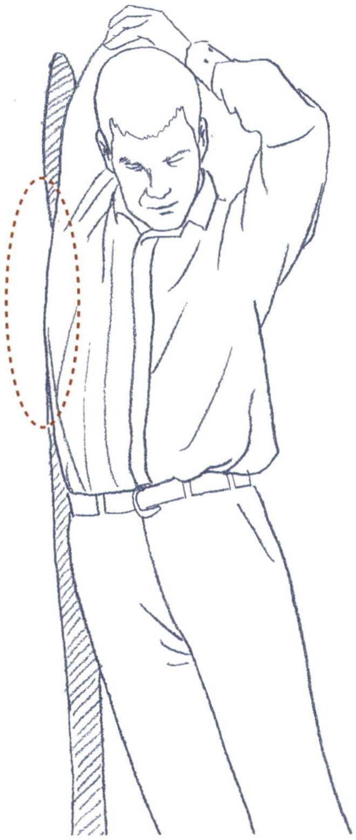

注意肩胛骨要固定在牆壁上。

前臂屈肌群（FOREARM FLEXORS）

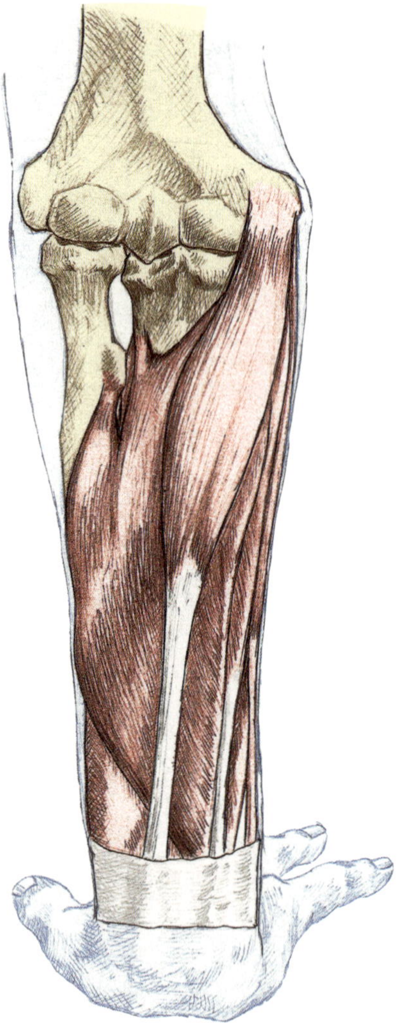

這個部分是指位於前臂、與手掌同一側的10 塊小肌肉。你應該要常常伸展這些屈肌，並避免長時間在靜態狀態下重覆使用它們，以免出現疼痛。

肌肉介紹

這些屈肌始於上臂底端，穿過手肘內側，並經過與手掌同一側的手腕，最後形成肌腱並延伸到手指。

這些屈肌能一起將所有手指往手掌的方向彎曲，也能各自作用，在每根手指的關節處彎曲個別手指。

造成緊繃的原因

操作鍵盤等長時間的靜態工作，可能會讓這些屈肌變緊縮短。任何需要大量使用手部工作的職業，也會導致這些肌肉出現問題。木匠、按摩治療師、整復推拿師、體操選手、登山者，以及曲棍球選手都容易受到影響。

緊繃的症狀

- 前臂和手指疼痛
- 手肘內側疼痛（又稱高爾夫球肘〔golfer's elbow〕）

柔軟度測試

雙手舉到面前，手掌合併。雙肘向上並向外抬起，直到前臂呈水平。不要移動手部。

注意事項

如果造成手腕疼痛，請不要做這個練習。

伸展技巧

找一個平坦的檯面，例如桌子。雙手向內旋轉，讓手指指向自己，然後把手放在桌上。現在你的右手大拇指應該指向右邊。

左手放在右手手指上。右臂完全打直。

小心地將右臂拉向自己，以此伸展 5 到 10 秒，直到右前臂感覺到輕微的刺痛感。

放鬆肌肉 5 到 10 秒。

試著將手指壓向桌子 5 到 10 秒，以此進行抵抗。放鬆肌肉 5 到 10 秒。

繼續將右臂向自己移動，以此加深伸展度，直到達到新的終止點。

重覆這組步驟二到三次。

常見錯誤

- 彎曲手肘
- 手指沒有完全伸直
- 桌子太高

說明

如果桌子太高，你會無法做出正確的起始姿勢和伸展動作。將手放在毛巾上會比較容易伸直手指。

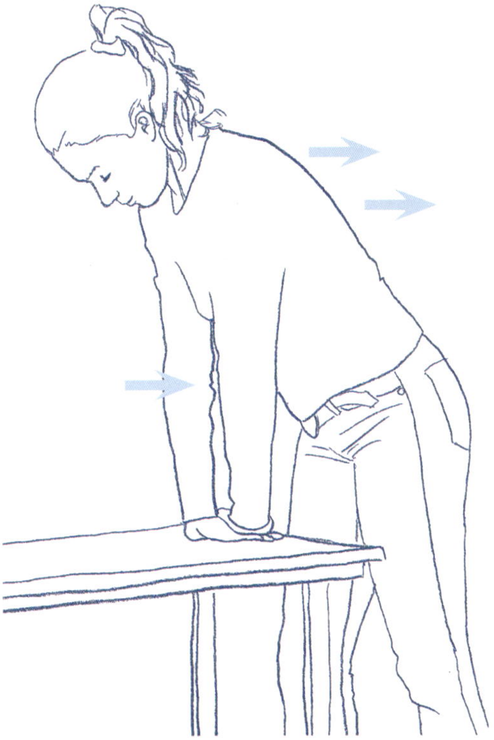

將手臂和身體向後傾斜。注意手肘必須全程完全打直。將左手放在右手手指上以增加伸展度。

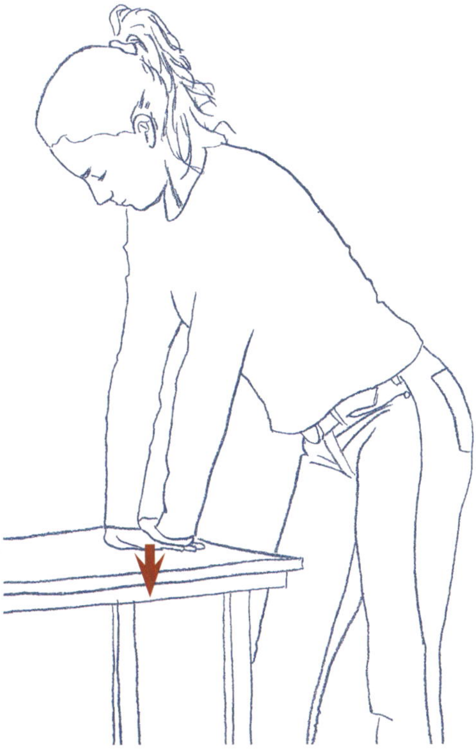

將右手向下壓向桌子，以此進行抵抗。

前臂伸肌群（FOREARM EXTENSORS）

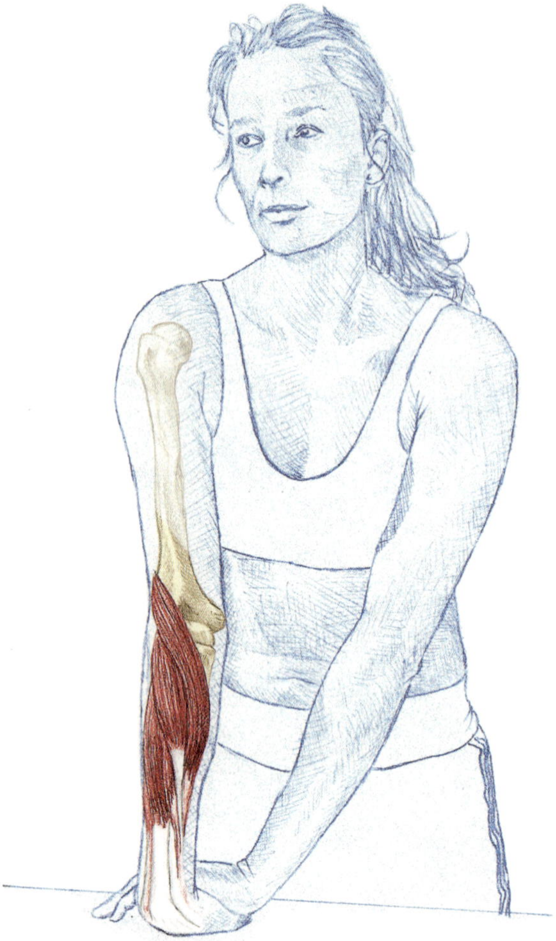

肌肉介紹

大部分的伸肌始於上臂底端外側，沿著手肘外側向下延伸並穿過手腕，最後形成肌腱並延伸到手部和手指。這些伸肌的功能是彎曲手肘，並讓手腕向手背的方向屈曲，此外也能各自作用，在每根手指的關節處伸展各別手指。

造成緊繃的原因

在電腦前進行靜態工作，或是從事精密機械操作，可能造成伸肌縮短。木匠、按摩治療師、登山者、體操選手，以及舉重選手等主要使用雙手工作的人都容易受到影響。

這些伸肌是由位於前臂外側和背面的 10 塊肌肉組成。許多現代人因爲工作的關係，一天需要打上幾個小時的字。一旦伸肌群出現疼痛問題，就會影響工作生產力，導致需要請假的狀況。你可以每天伸展這些肌肉 20 次，除了有益健康，也能趁機在工作中休息片刻。

緊繃的症狀

- 前臂疼痛
- 手肘外側疼痛（網球肘）
- 手指疼痛

注意事項

如果造成手腕疼痛，請不要做這個練習。

伸展技巧

想要站著伸展的話，請用桌子；想要坐著的話，則用地板。手背向前，握緊拳頭。屈曲手腕，讓手背接觸桌面或地板，手指朝向自己。用另一隻手確認這個手的拳頭是否握緊。保持手肘伸直。

將手臂拉向自己，以此伸展 5 到 10 秒，直到前臂感覺到輕微的刺痛感。放鬆肌肉 5 到 10 秒。

小心地將指關節壓向桌子或地板 5 到 10 秒，以此進行抵抗。放鬆肌肉 5 到 10 秒。

繼續將手臂往回拉，以此加深伸展度，直到達到新的終止點。

重覆這組步驟二到三次。

常見錯誤

- 彎曲手肘
- 拳頭握得不夠緊
- 桌子太高

說明

如果桌子太高，你會無法做出正確的起始姿勢和伸展動作。如果手部會痛，可以在桌子或地板上放毛巾或枕頭。

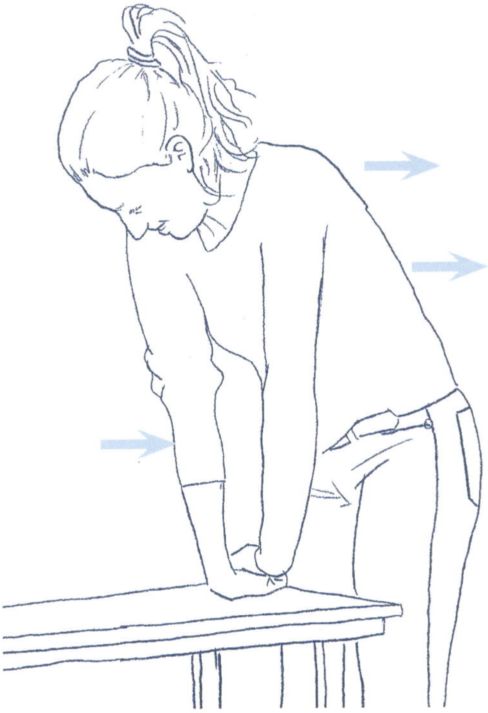

用左手讓右拳保持緊握、手指保持彎曲。注意手肘必須全程完全打直。將手臂和身體向後傾斜。

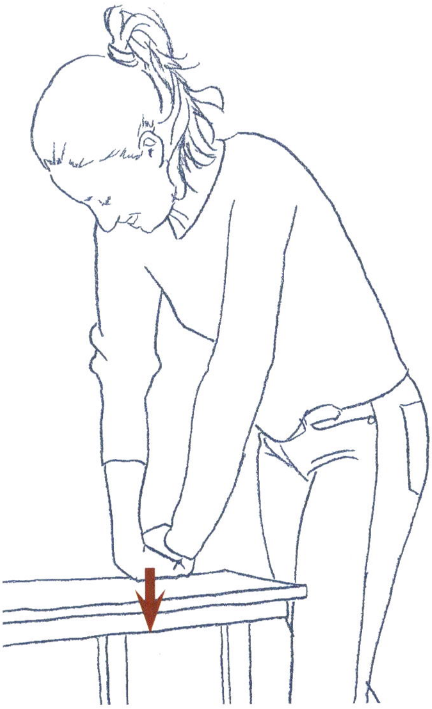

將手背壓向桌子，以此進行抵抗。

橈側伸腕長肌和短肌（EXTENSOR CARPI RADIALIS LONGUS AND BREVIS）

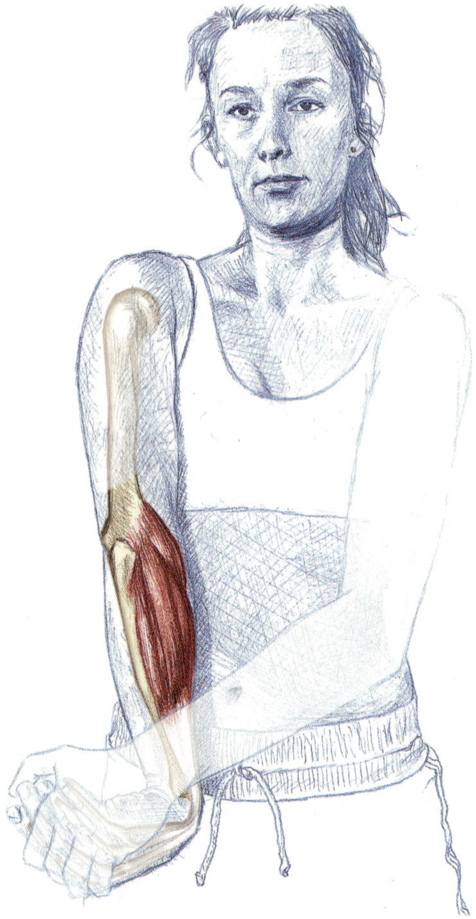

橈側伸腕長肌和短肌是最容易造成前臂疼痛的肌肉，主因是長時間使用電腦滑鼠進行靜態工作。這些肌肉可以處理許多工作，但年復一年不停歇地進行相同的工作，會讓它們筋疲力竭。雖然我們常常不去理會，不過會痛就代表這些肌肉在向我們抗議了。想要舒緩前臂的疼痛，就要常常伸展這些肌肉，並好好地做軟組織推拿或按摩。

經年累月產生的問題得花上一段時間才能解決。這種問題需要一套長遠計畫才能改善。

肌肉介紹

橈側伸腕長肌和短肌始於上臂底端，接著向下經過手肘，沿著前臂外側延伸，穿越手腕，最後附著到食指和無名指。這些肌肉的功能是彎曲手肘，以及伸直手腕、食指和無名指。

造成緊繃的原因

長時間的靜態工作會導致橈側伸腕長肌和短肌縮短。建築工人、登山者、曲棍球選手，以及電腦工作者等主要使用雙手工作的人都容易受到影響。

緊繃的症狀

- 前臂外側疼痛
- 食指和無名指麻痛
- 手肘外側疼痛（網球肘）

注意事項

如果造成手腕或肩膀疼痛，請不要做這個練習。

伸展技巧

彎曲右臂並將其放在肚臍前面。握拳並向內旋轉前臂，同時手腕向手掌的方向屈曲。左手抓住右拳，進一步屈曲手腕。手肘保持彎曲，肩膀和右臂放鬆。

小心地伸長右臂，同時向內旋轉前臂，並用左手進一步屈曲手腕，以此伸展 5 到 10 秒，直到感覺到右前臂有輕微的刺痛感。放鬆肌肉 5 到 10 秒。

小心地試著伸直右腕 5 到 10 秒，以此進行抵抗。放鬆肌肉 5 到 10 秒。

伸直右臂並屈曲右腕，以此加深伸展度，直到達到新的終止點。

重覆這組步驟二到三次。

常見錯誤

- 前臂旋轉幅度不夠
- 手腕屈曲幅度不夠
- 拳頭握得不夠緊
- 右臂伸得不夠直

說明

雖然這個練習一開始做有點困難，不過不要放棄。記得凡事都是熟能生巧。

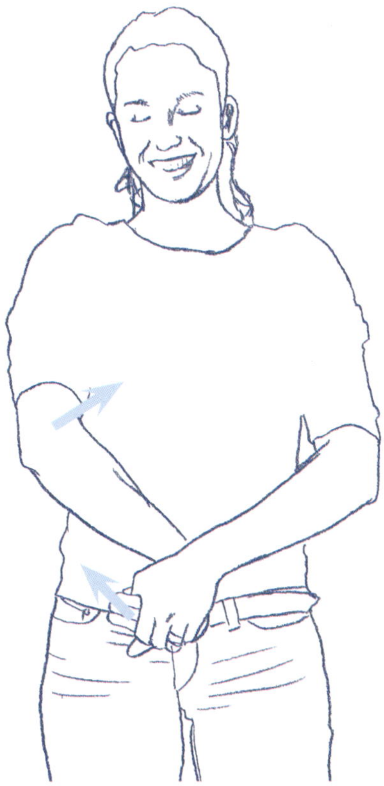

彎曲右臂，用左手屈曲手腕和手指。伸直右臂，用左手讓手腕和手指保持在同一個姿勢。

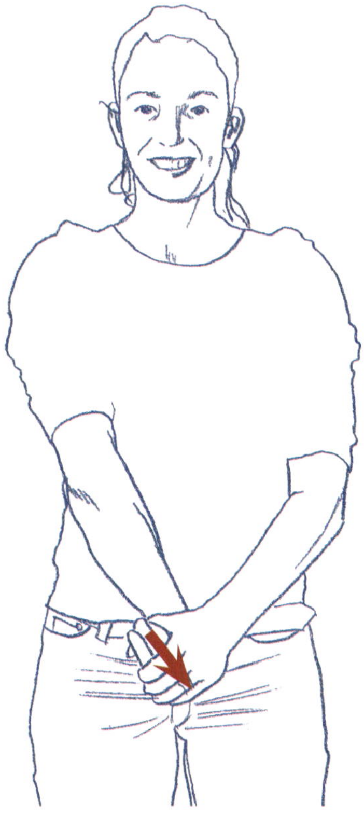

用右手背去推左手，以此進行抵抗。

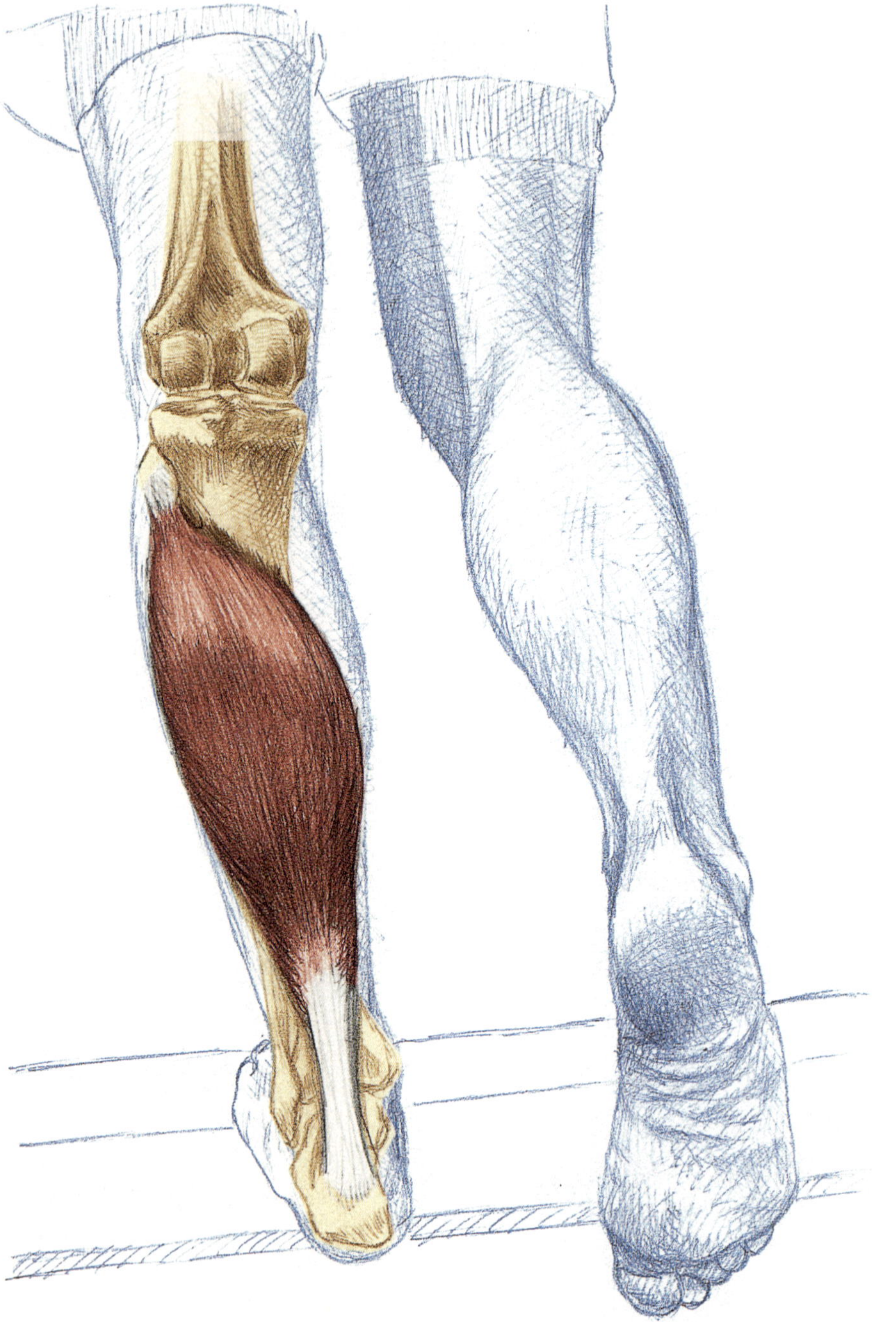

3 疼痛舒緩計畫

常見晨起疼痛

如果覺得有種像前一晚被人拿球棒打你的頭、試圖要打斷你的背部，或將你的手臂按在背後，可能是你的睡姿有問題。改變睡姿不是一件容易的事，畢竟你從年輕時就習慣這麼睡了，現在肌肉的柔軟度也已大不如前。接下來的章節將要介紹幾種常見晨起疼痛的解方。

早上起床是否感覺頭痛？

一覺醒來頭痛欲裂，可不是展開全新一天的理想方式。雖然你有睡覺，但你可能沒有真正的休息和放鬆。睡覺磨牙和咬緊牙根是典型的壓力症狀。這種夜間活動會動到下顎肌肉和頸部肌肉。你有沒有注意過自己在準備睡覺時，會不自覺地想把肩膀拉向耳朵的方向？這個動作在你入睡後未必會停止，可能因此導致晨起頭痛。

解方

伸展和放鬆頸部周圍的區域（詳見第162頁），是避免頭痛的好方法。頭痛可能是睡姿不良加上肌肉縮短所引起的。床的硬度也可能是其中一個因素。一般來說，你的體重越重，床的硬度就要更高。

早上起床是否感覺頸部僵硬？

如果一覺醒來感覺頸部僵硬難以移動，可能是枕頭太高了。側睡在太高的枕頭上，會造成頸部一邊的肌肉伸展，另一邊則縮短。這種習慣會刺激頸部肌肉和關節。

解方

注意側躺時頭部和脊椎要對齊，根據需要調整枕頭的高度。

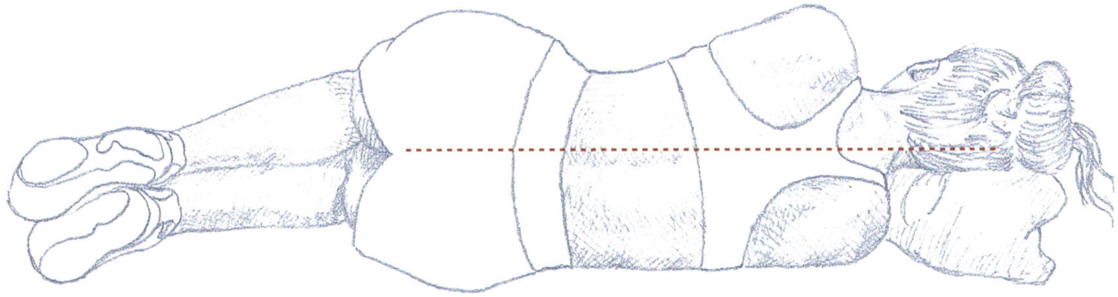

如果你要側睡，注意床墊不能太軟。硬一點的床墊有助保持頭部與脊椎對齊。

早上起床是否感覺手臂麻木？

一覺醒來感覺手臂麻刺會讓人很不舒服。最常見的原因是雙臂舉到頭上入睡。雙臂舉到頭上仰躺入睡的姿勢，會伸展到胸大肌和胸小肌，導致肌肉壓迫到從頸部和軀幹延伸到手臂的神經和血管，造成手臂麻木。

解方

徹底改變睡姿，或試著將手臂放在身體兩側入睡。每天晚上睡覺前可以伸展胸大肌和胸小肌。

早上起床是否感覺肩痛？

晨起肩痛應該是將手臂放在枕頭下、手肘高舉過頭的睡姿所導致的。這種睡姿會擠壓到棘上肌，導致手臂感到無力。

解方

試著仰躺睡覺，或將手臂放在肩膀以下。

早上起床是否感到背痛？

趴睡在太軟的床上，很容易讓你覺得背部好像要斷成兩半一樣。這是因爲軀幹最重的中段陷入床墊，造成背部嚴重弓起所導致的。這種習慣加上髖屈肌群緊繃，早上起床難免感到腰痠背痛。

解方

換張硬一點的床，或在床墊底下放個板子。睡覺前可以伸展髖屈肌群。改成側睡。

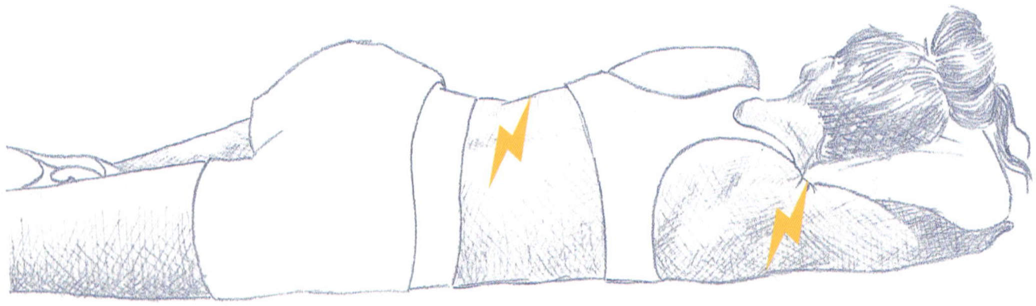

任何將手臂舉到頭上的睡姿，都有可能導致肩膀和手臂疼痛或麻木。趴睡或睡在太軟的床上會增加下背部的弓度，導致背部慢慢扭傷。

伸展運動表

伸展是消除或減緩疼痛最佳的方法之一，以下將概述各種疼痛狀況的伸展運動表。當文中講到閃到腰或頸部扭傷時，除了文中所提的原因，可能還有其他導致疼痛的原因。如果不確定自己疼痛的原因，可以諮詢醫師或整復推拿師。

閃到腰

雖然我們很常聽到這個表述，但它無法讓我們眞正了解造成疼痛的原因，或實際疼痛的部位。

疼痛部位與狀況

- 肌肉抽筋
- 韌帶拉傷
- 椎間盤受傷
- 腰椎關節受限

根源

- 以下爲可能造成疼痛的原因：
- 肌肉不平衡
- 背部肌肉疲勞
- 肌肉緊繃
- 肌肉無力
- 反覆提重物
- 不常活動

一般解方

最好的建議是保持活動。可能的話，在感覺安全的範圍內左右移動身體。移動的幅度不重要，只要有動就好。

無論你有多痛，還是要起來走動。能走多久就走多久，累了就躺下來休息。注意要側躺，因爲會比趴著或仰躺更容易起身。避免坐下休息，否則會延長痊癒的時間。另外也要避免進行會讓四肢劇烈疼痛的動作，因爲這會觸發身體的防禦系統，進而延長痊癒的時間。

特定解方

每天多伸展幾次。一天伸展十次可以讓你更快好起來。

尋求專業協助的時機

如有以下任何一種情況，請諮詢專業人士：

- 劇烈的疼痛向下延伸到腿部
- 特定部位的皮膚喪失敏感度
- 特定部位的肌肉感到無力
- 無法解尿

待伸展的肌肉

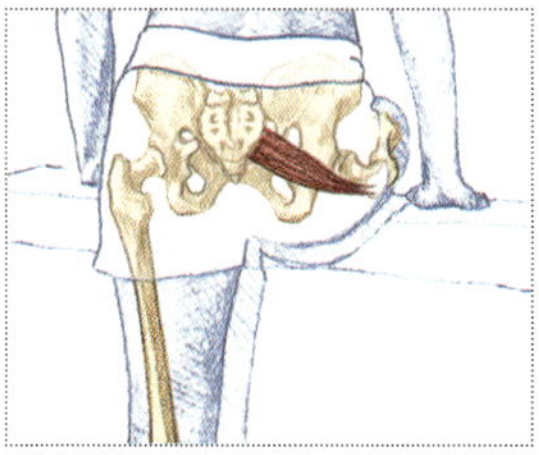

梨狀肌，第 92、96 頁

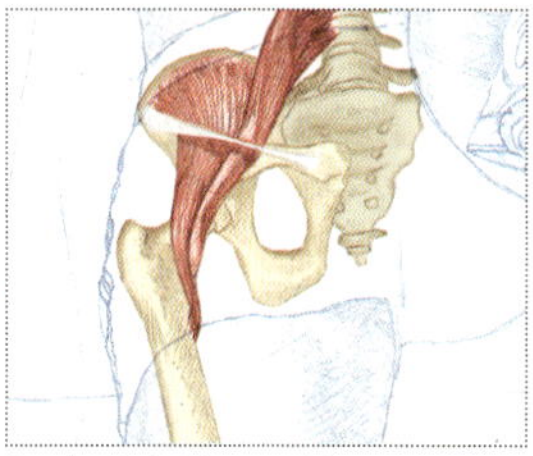

腰大肌和髂肌，第 108 頁

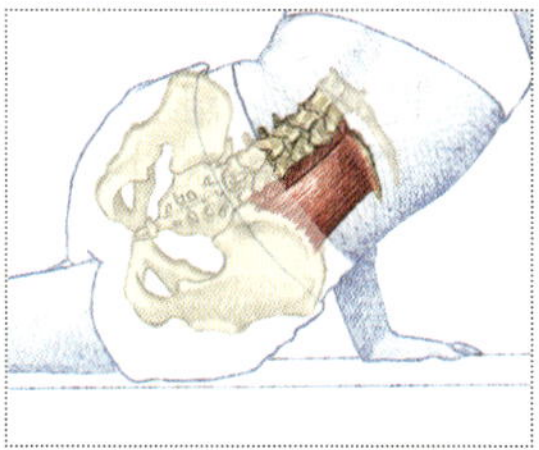

腰方肌，第 101、104 頁

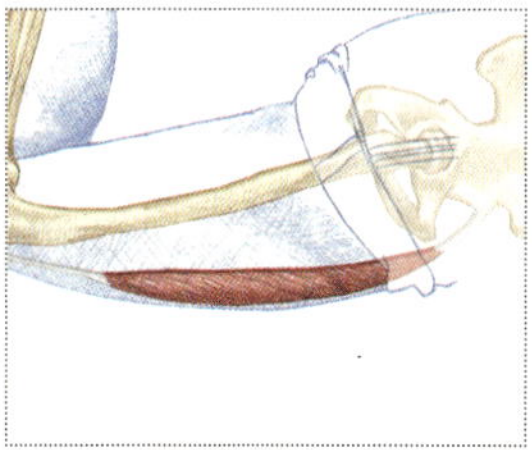

股直肌，第 113、117 頁

頸部扭傷

這也是我們很常聽到的表述，它也一樣無法讓我們了解造成疼痛的原因或疼痛的部位。在這種情況中，即使會痛，保持活動仍是關鍵。

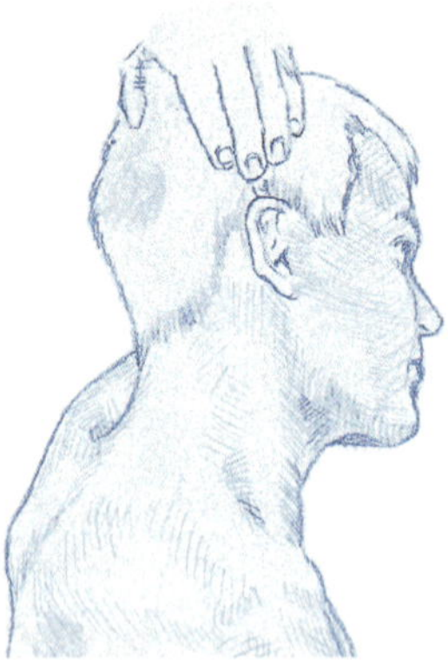

頸痛一般分成兩種：

第一種　是急性頸痛。你的頭會沒辦法轉向或傾向某個方向，另一個方向就比較不那麼疼痛。這種疼痛通常會在早上起床之後立即發生。

第二種　是慢慢增加的疼痛，這種疼痛會降低你的活動度。

疼痛部位與狀況

- 肌肉抽筋
- 神經受到壓迫
- 椎間盤受到擠壓
- 韌帶拉傷
- 頸椎關節受限

根源

以下為可能造成疼痛的原因：

- 壓力或機械式的單一性工作導致整體肌肉緊繃
- 睡姿不良
- 急性肌肉過度負荷
- 坐在風口

一般解方

最重要的還是保持活動。可以的話，請你傾斜、轉動，以及前後移動頭部，並在感覺疼痛之前停止動作。不要用頸托，也不要冰敷，但可以熱敷。睡在填充了穀物的枕頭上效果通常不錯。

特定解方

第一種　頸痛：遇到第一種情況，只向不會造成疼痛的方向進行伸展即可。

第二種　頸痛：遇到第二種情況，兩個方向都要伸展，不過著重伸展活動度受到限制的那邊。

無論是哪種疼痛，常常伸展都是很重要的。建議可以每小時多伸展幾次。

尋求專業協助的時機

如有以下任何一種情況，請諮詢專業人士：

- 劇烈的疼痛從頸部延伸到手臂和手部
- 手臂和手部肌肉感到無力
- 特定區域的皮膚喪失敏感度

待伸展的肌肉

除了自己伸展，你也可以考慮尋求整復推拿師、物理治療師，或整脊師等專業治療師的協助

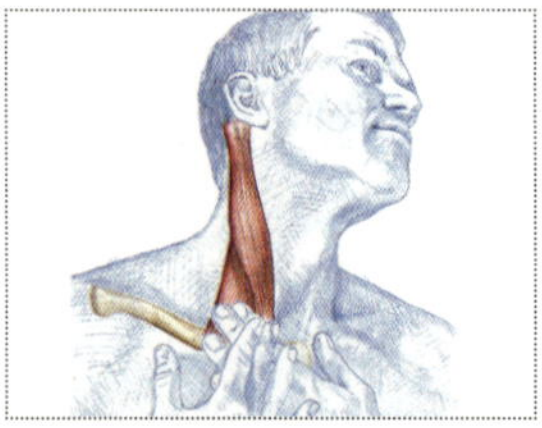

胸鎖乳突肌，第 36 頁

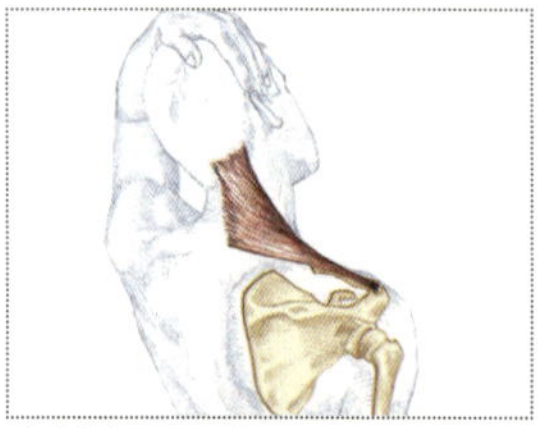

上斜方肌，第 32 頁

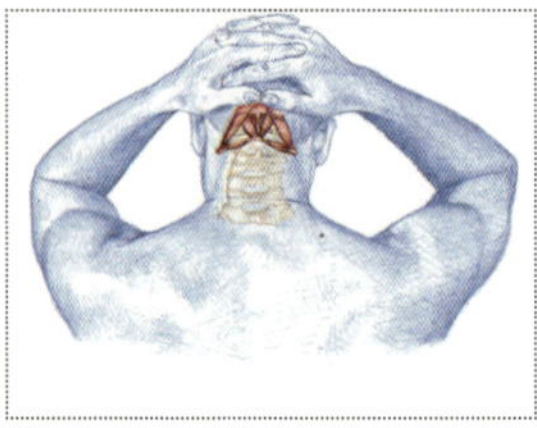

枕下肌群，第 40 頁

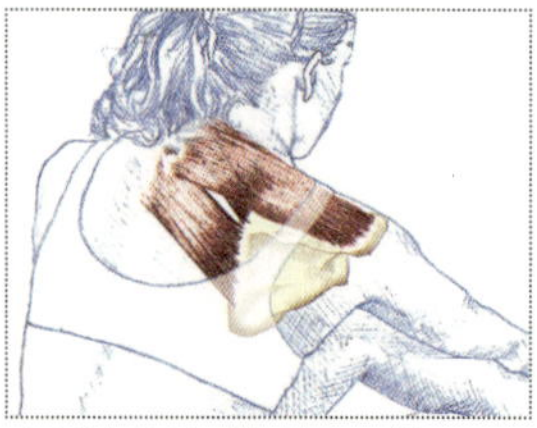

中斜方肌和菱形肌，第 58、60 頁

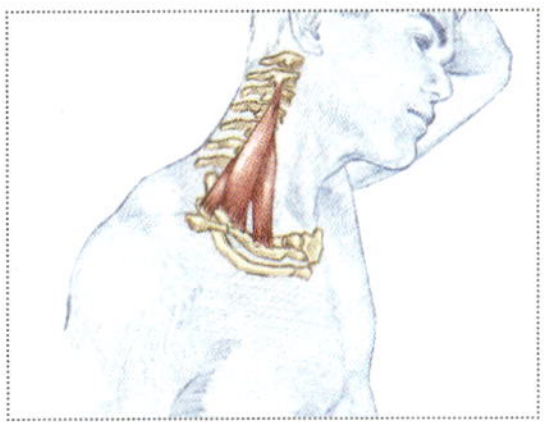
斜角肌，第 38 頁

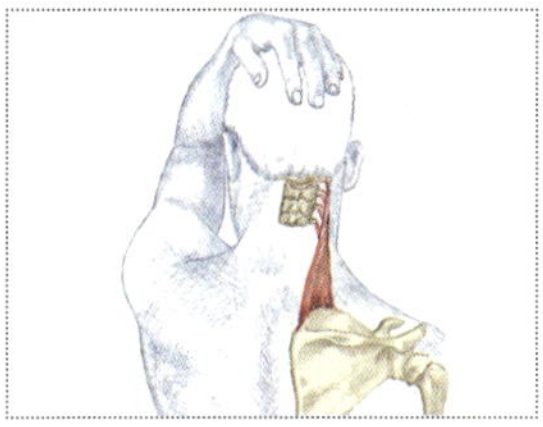
提肩胛肌，第 42、44 頁

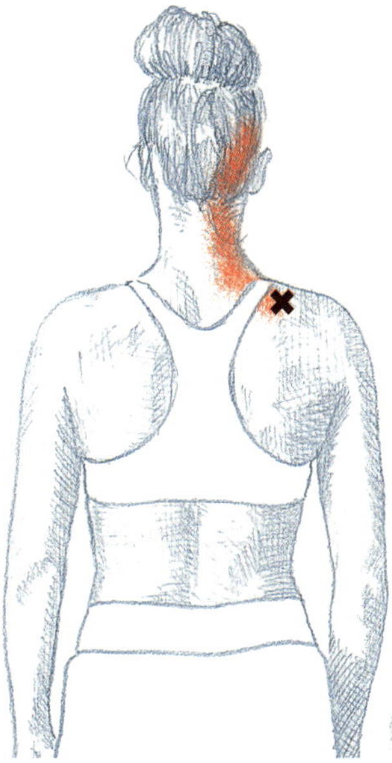
上斜方肌

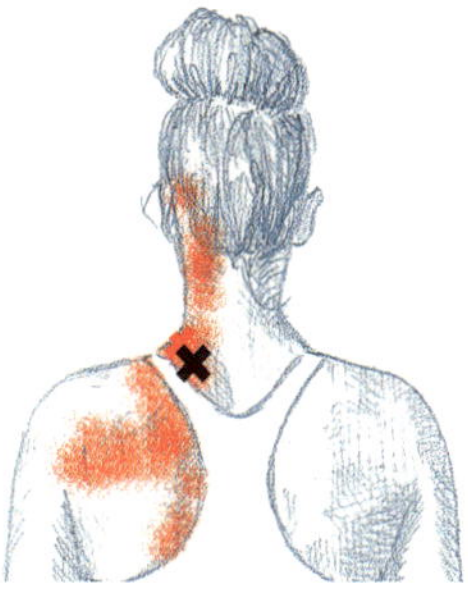
提肩胛肌

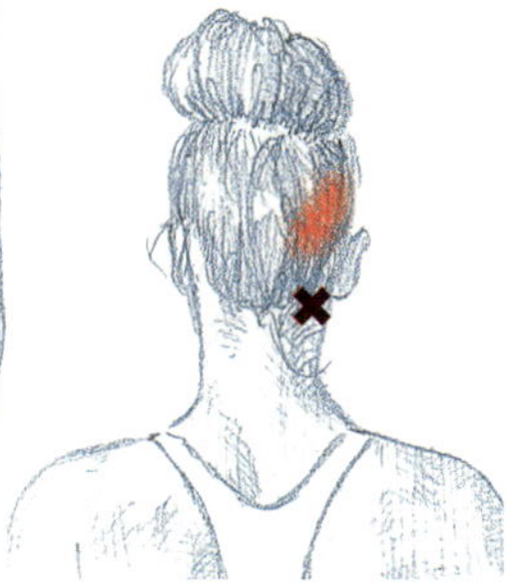
枕下肌群

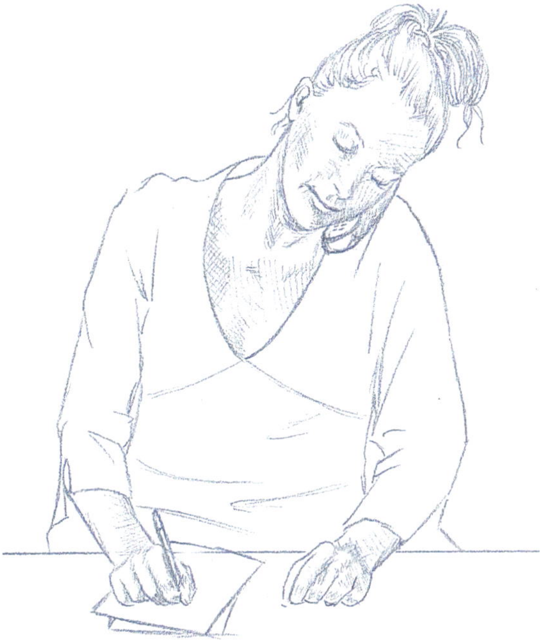

脊椎實際承受多少壓力，未必是導致背痛或頸部疼痛的決定性因素。相反地，關鍵變數在於脊椎的位置，以及脊椎停在特定位置有多久。

頭痛

緊張性頭痛是最常見的頭痛。肩頸肌肉緊繃會觸發激痛點，導致疼痛向上延伸到頭部。常見的疼痛位置包括頭部單側、太陽穴後側和耳朵後側，那種感覺就像有釘子在鑽一樣。這類疼痛幾乎都是來自上斜方肌的激痛點，因此按摩太陽穴也無法緩解。一次頭痛可能會導致更多頭痛，因此伸展運動可以暫時緩解頭痛，也有助於長期減少頭痛發生。

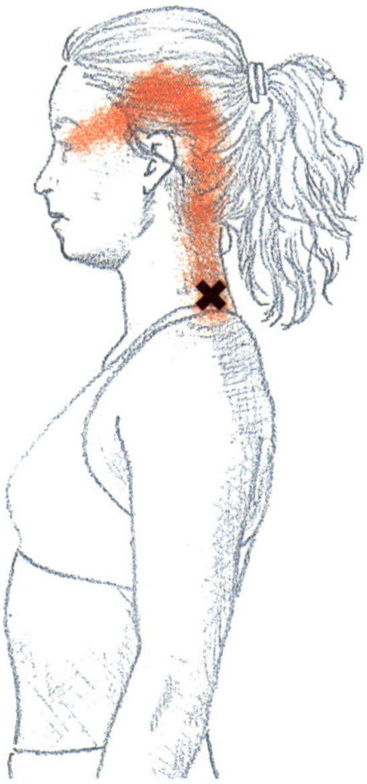
上斜方肌

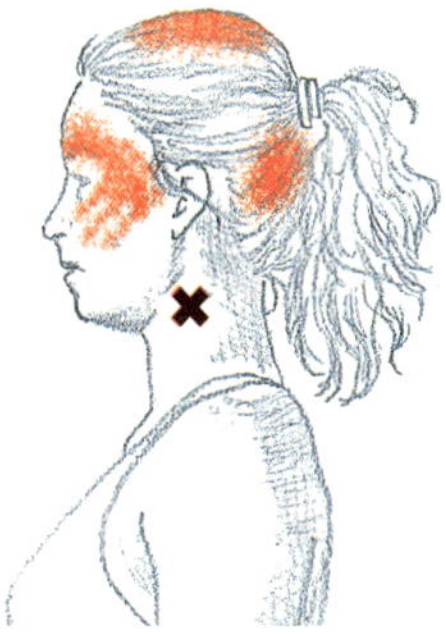
胸鎖乳突肌

X 記號代表激痛點的位置，有顏色的部分表示不適感可能擴散的區域。

疼痛部位與狀況

- 出現激痛點
- 肌肉緊繃
- 頸關節無法移動

根源

以下爲可能造成疼痛的原因：

- 壓力所造成的長期緊張
- 機械式的單一性工作
- 憂慮
- 肩膀或身體其他部位疼痛

一般解方

放鬆非常重要。感覺頭痛快要發作時，馬上坐下，支撐肩頸，然後主動地放鬆肩頸，也許就能阻止頭痛產生。用熱敷墊也有助緩解緊繃。

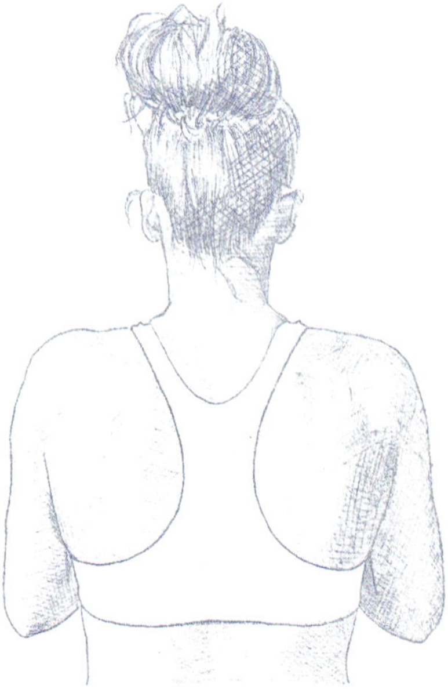

特定解方

伸展下面介紹的肌肉。如果頭痛得厲害，主動地休息和放鬆，等感覺好一點時再做伸展。

尋求專業協助的時機

如有以下任何一種情況，請諮詢專業人士：

- 頭痛不止
- 頭痛欲裂（爆炸性頭痛），持續不止；或者你通常不會頭痛，卻突然劇烈頭痛。

待伸展的肌肉

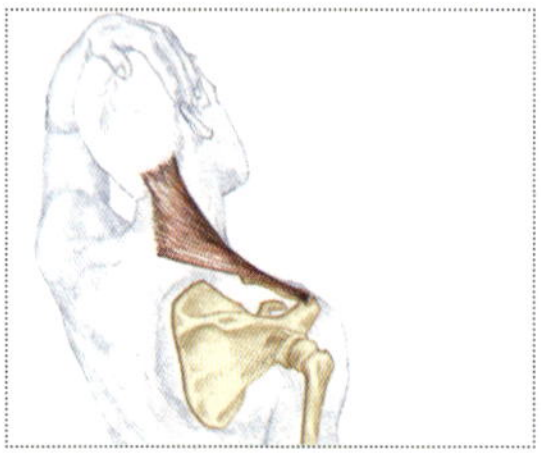

上斜方肌，第 32 頁

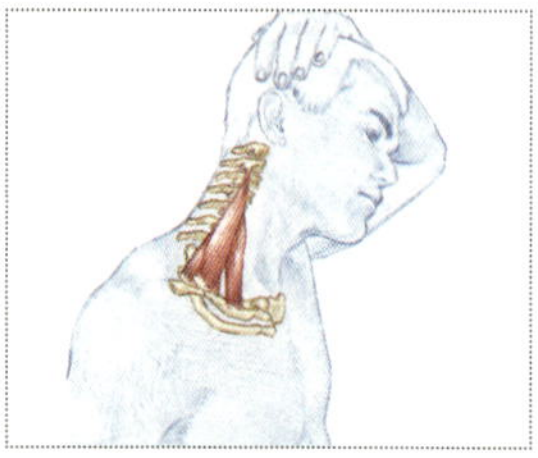

斜角肌，第 38 頁

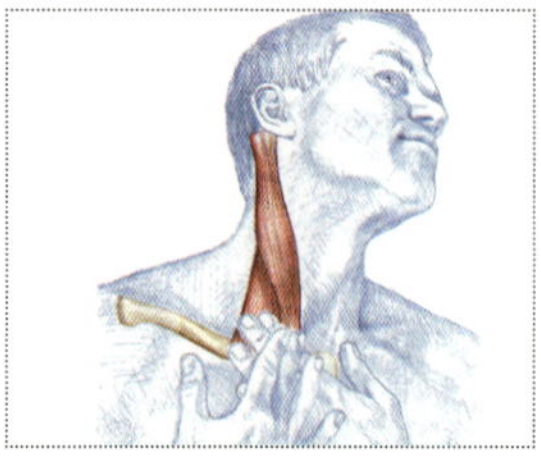

胸鎖乳突肌，第 36 頁

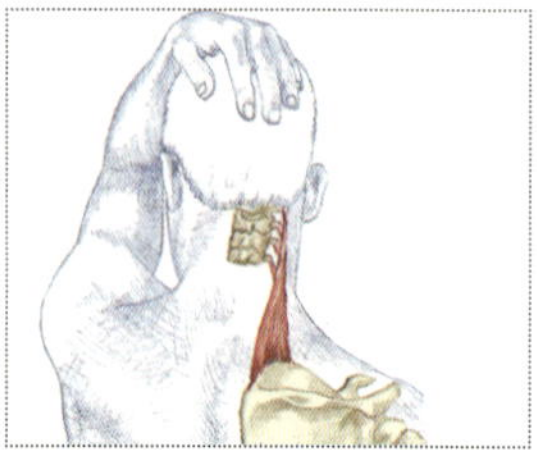

提肩胛肌，第 42、44 頁

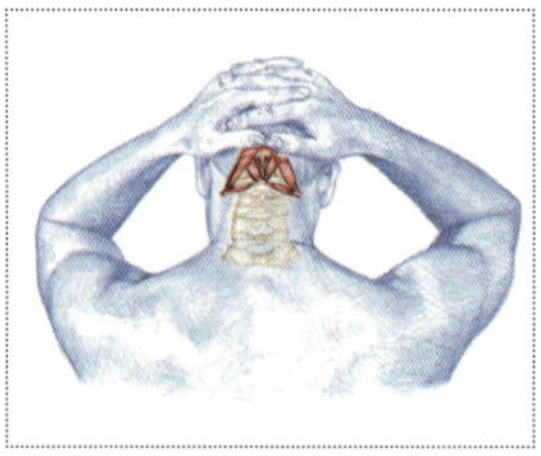

枕下肌群，第 40 頁

上背痛

上背部一點或多點出現疼痛的情況並不算罕見。肩胛骨上方內側的痛點有時會感覺好像位於肩胛骨下方，這個痛點尤其持久。想要擺脫疼痛，應該要伸展上背部、胸部和頸部前側的肌肉。如果沒有伸展胸部的肌肉，就很難改善你的姿勢，也就無法預防疼痛發生了。

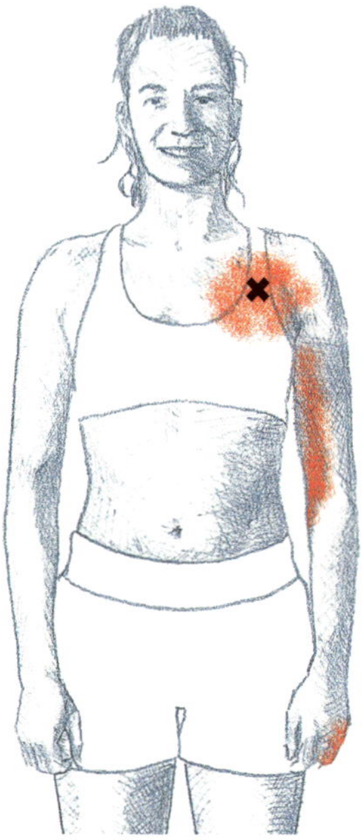

胸大肌

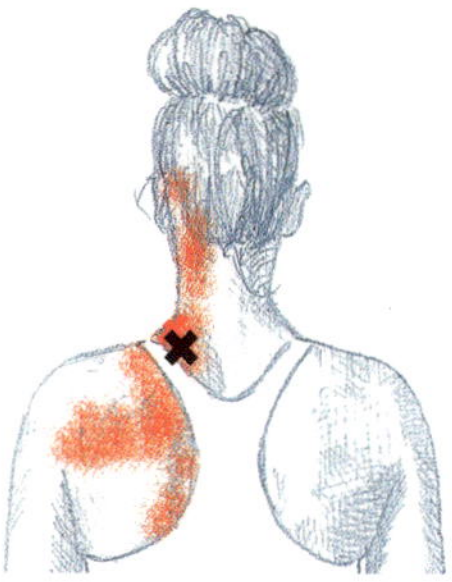

提肩胛肌

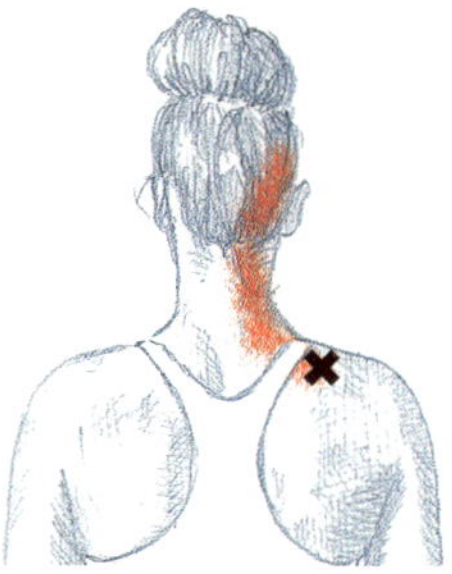

上斜方肌

疼痛部位與狀況

- 肌肉出現激痛點
- 靠近胸部的脊椎關節無法移動
- 肋骨和脊椎之間的關節無法移動
- 韌帶過度拉伸

根源

以下為可能造成疼痛的原因：

- 姿勢不良
- 胸部、臀部和大腿後肌緊繃
- 背肌無力

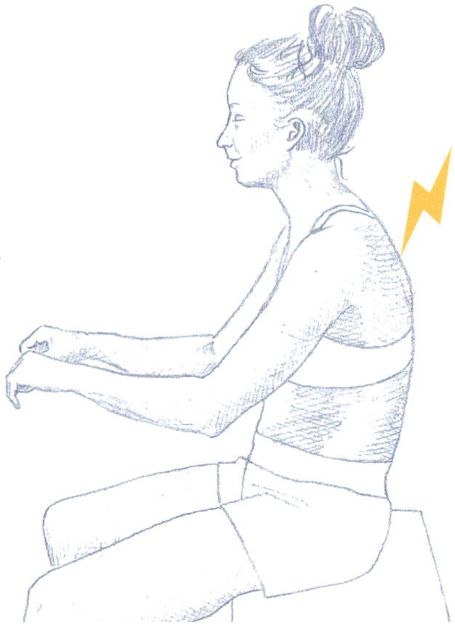

坐著時如果彎腰駝背，肩胛骨會被迫在靜態狀態下工作，以讓身體保持挺直，同時保護脊椎的韌帶。

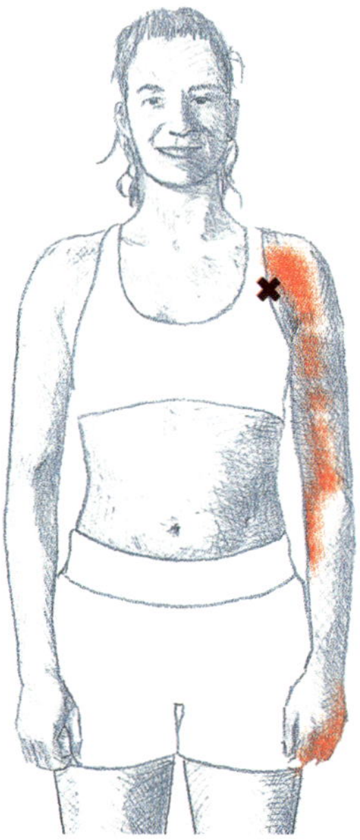

胸小肌

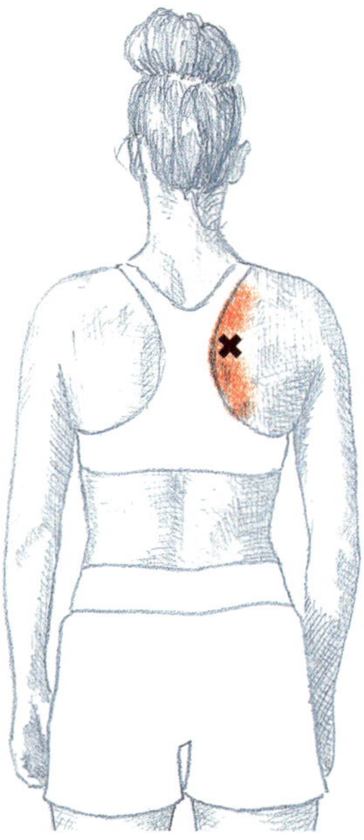

中斜方肌與菱形肌

X 記號代表激痛點的位置，有顏色的部分表示不適感可能擴散的區域。

一般解方

最重要的就是改善姿勢。如果必須坐下，一次不要坐超過 20 分鐘。如果感到肌肉緊繃，就算只坐了 5 分鐘，也還是要站起來活動一下肩頸和頭部。可以試試使用熱敷墊。

特定解方

多多抽空休息做伸展，這些肌肉沒那麼容易放鬆。

尋求專業協助的時機

如果疼痛持續整整一週，請諮詢專業人士。

待伸展的肌肉

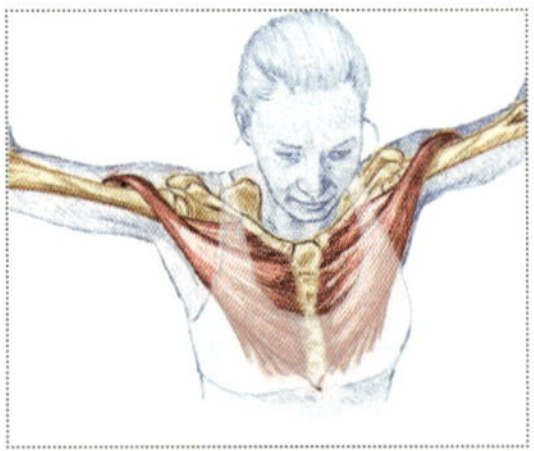

胸大肌，第 46、48 頁

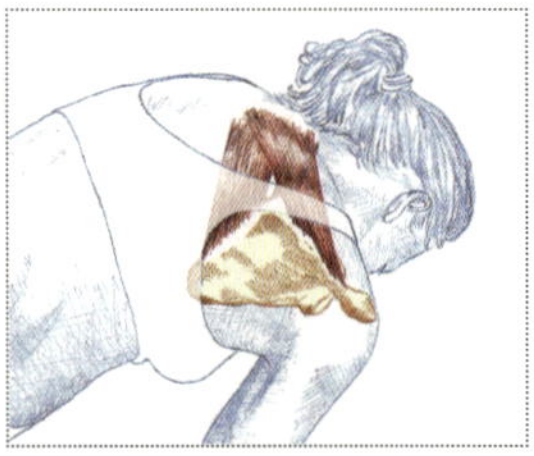

中斜方肌和菱形肌，第 58、60 頁

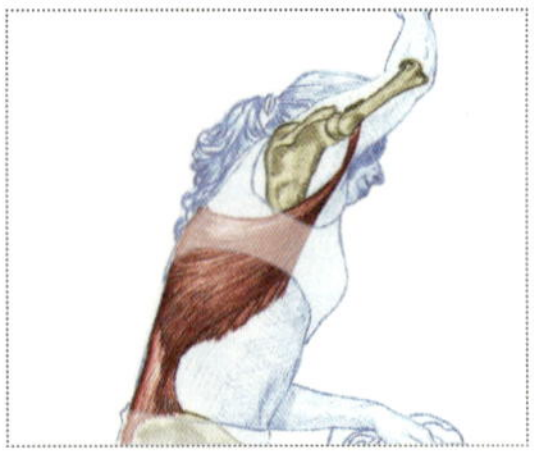

闊背肌，第 63、66 頁

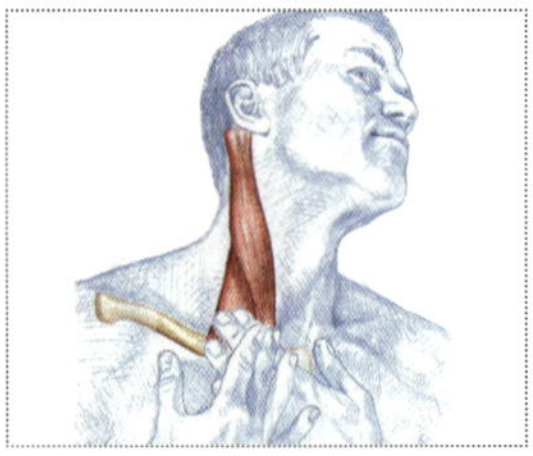

胸鎖乳突肌，第 36 頁

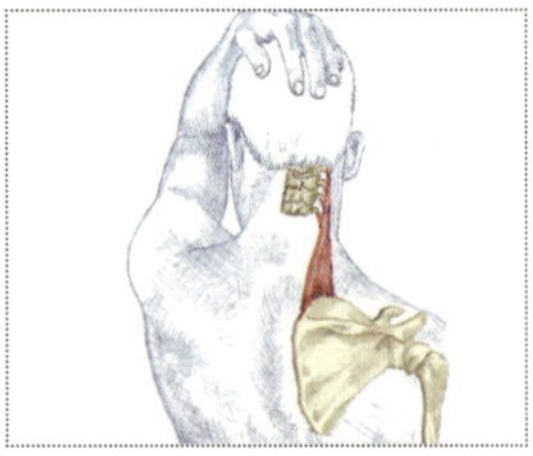

提肩胛肌，第 42、44 頁

肩痛放射到手臂和手部

如果你不好好伸展肩膀區域，肩痛放射到手臂和手部的風險會更大。遇到這種情況，應該先伸展肩帶周圍的肌肉，再來伸展特定的肩膀肌群和手臂肌群。

疼痛部位與狀況

- 肌肉緊繃並出現激痛點
- 前臂肌肉的靜態負荷過重
- 頸椎關節受限

根源

當手部和前臂進行精細動作時，肩膀肌群會跟前臂肌群一樣處於靜態工作狀況，進而造成疼痛。

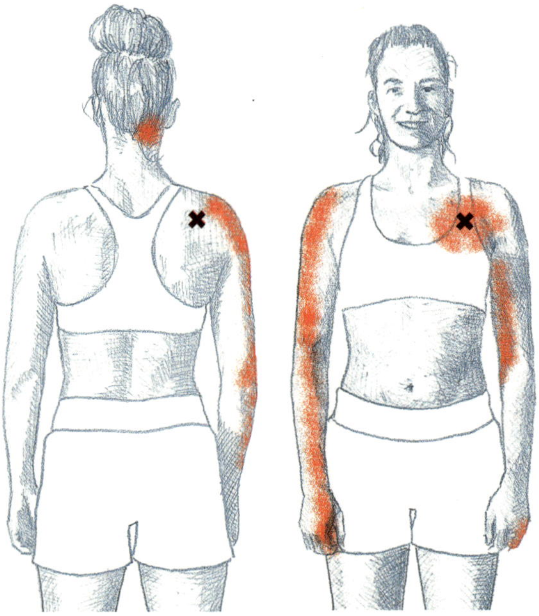

棘下肌　*棘下肌和胸大肌*

X 記號代表激痛點的位置，有顏色的部分表示不適感可能擴散的區域。

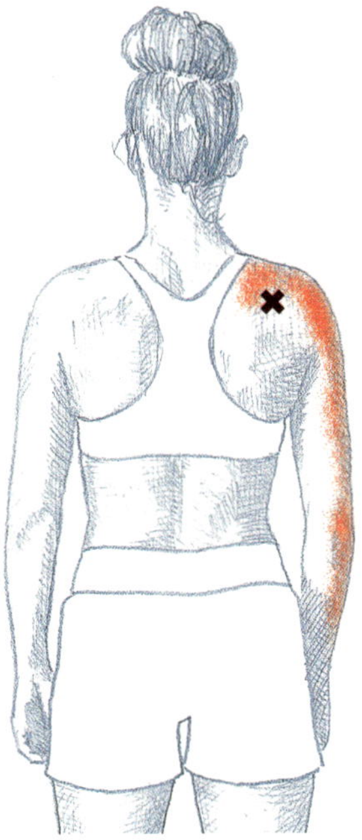

棘上肌

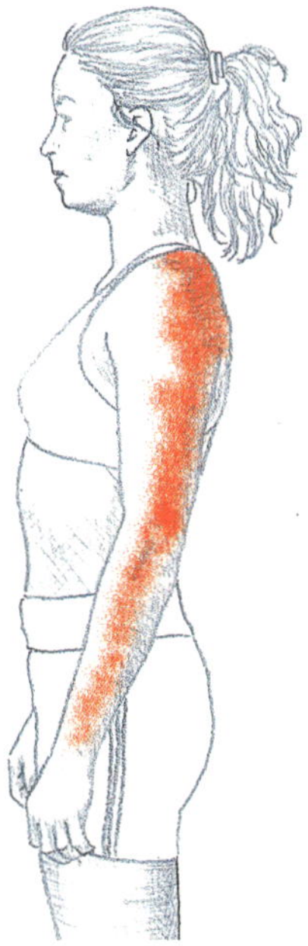

棘上肌

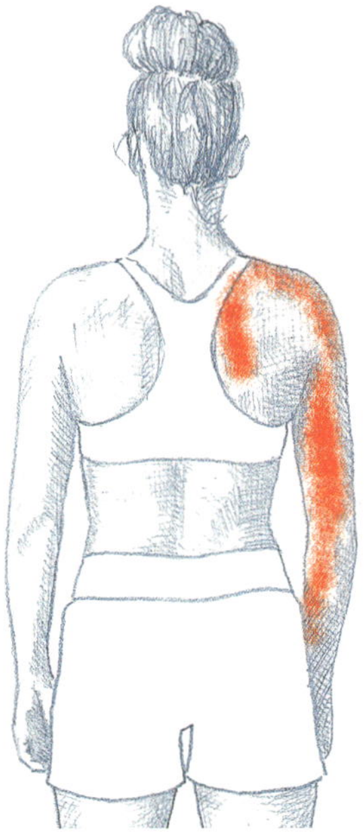

斜角肌

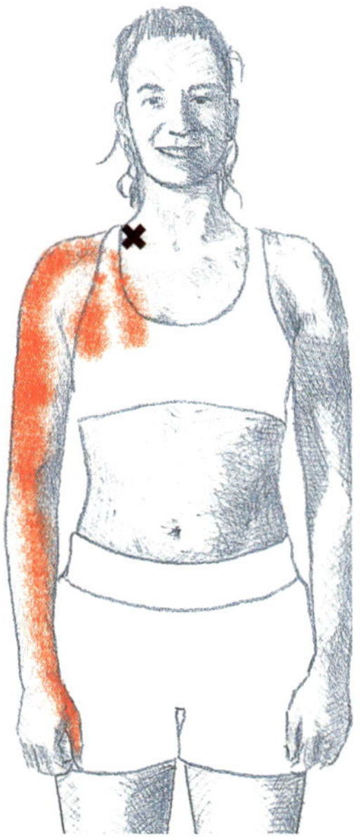

斜角肌

X 記號代表激痛點的位置，有顏色的部分表示不適感可能擴散的區域。

一般解方

檢查你在使用電腦時的相關設備是否適當，例如鍵盤、滑鼠，以及桌椅高度。每 20 分鐘就起來活動一下肩膀。如果你在家裡，試著減輕這些肌肉的負荷，同時避免讓肩膀和手臂進行靜態工作。

特定解方

除了工作時間抽空伸展，其他時候也要定時伸展。

尋求專業協助的時機

如果疼痛持續三到四週都沒有消退，請諮詢專業人士。

待伸展的肌肉

先伸展頸部和肩帶周圍的肌肉。

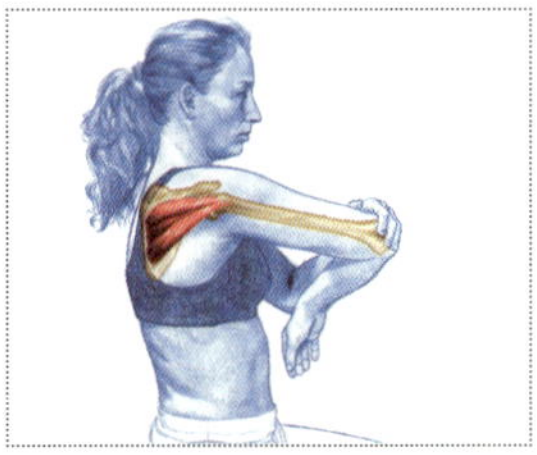

棘下肌，第 72、75 頁

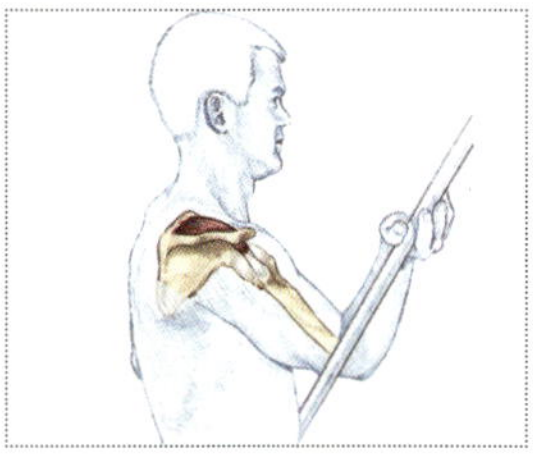

棘上肌，第 80、82 頁

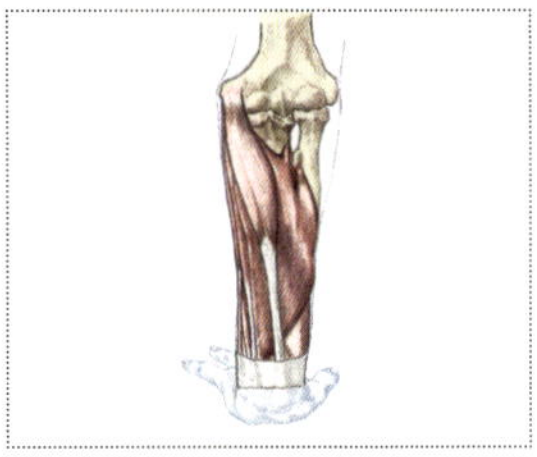

前臂屈肌群，第 152 頁

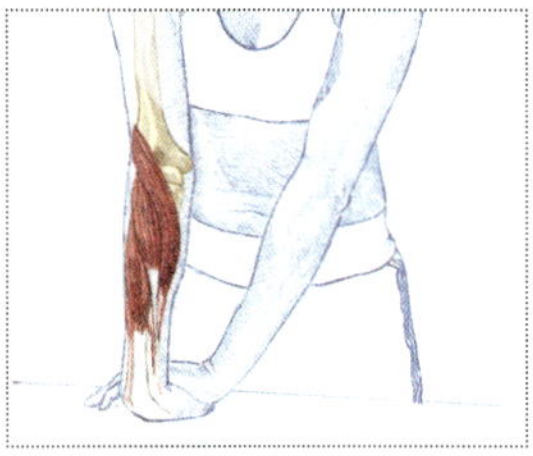

前臂伸肌群，第 154 頁

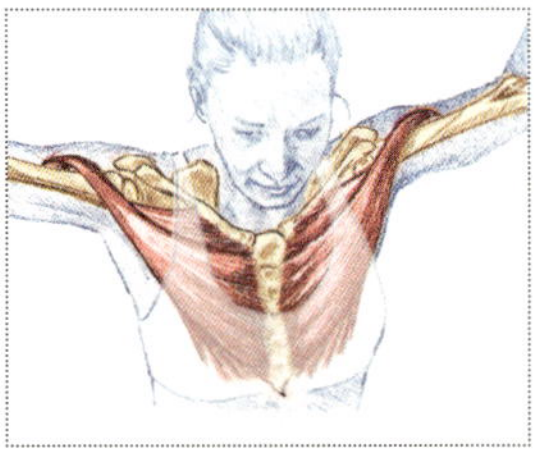

胸大肌，第 46、48 頁

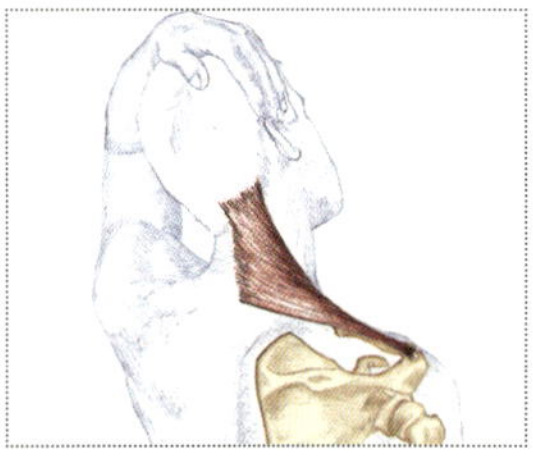

上斜方肌，第 32 頁

肩痛

一般來說，肩膀或周圍肌肉疼痛的原因有很多種。有時會痛到無法進行任何動作。

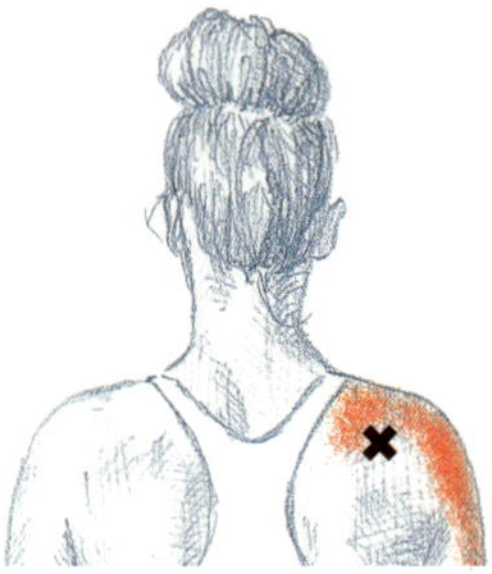

棘上肌

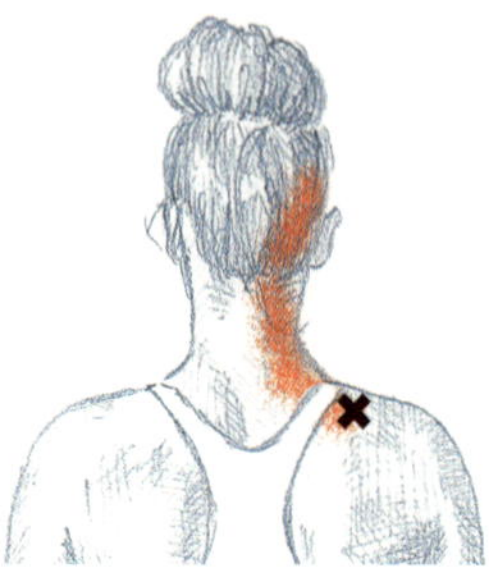

上斜方肌

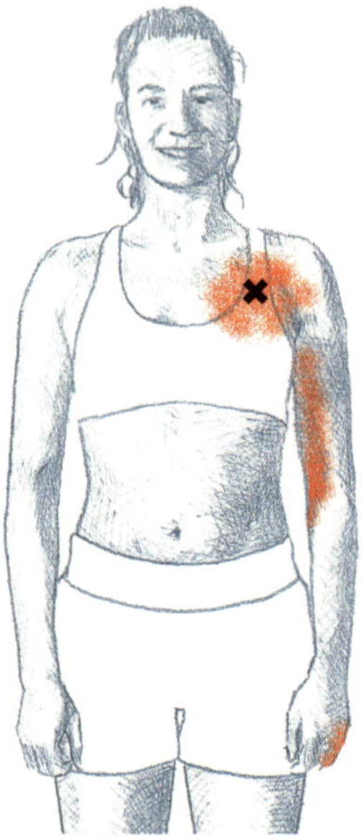

胸大肌

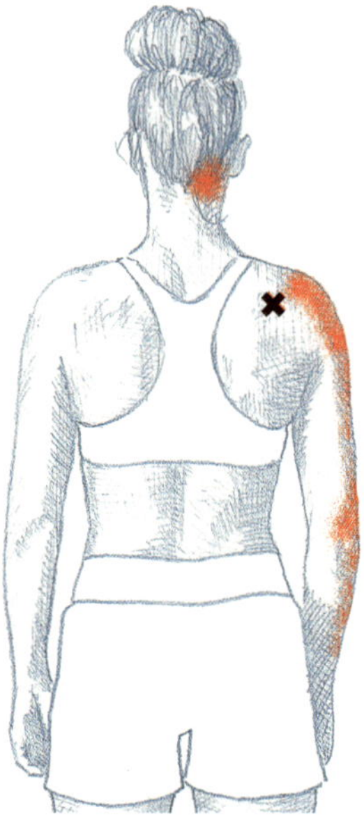

棘下肌

X 記號代表激痛點的位置，有顏色的部分表示不適感可能擴散的區域。

如果遇到這種情況，不要勉強自己伸展。

疼痛部位與狀況

- 肌肉緊繃並出現激痛點
- 肌肉受到擠壓
- 神經受到擠壓
- 受傷導致關節軟骨受損
- 頸關節卡住

根源

以下為可能造成疼痛的原因：

- 重覆進行肩關節內旋或外旋的動作
- 大量進行需要雙手高舉過頭的工作
- 積極從事投擲運動

一般解方

避免進行所有頭部以上和重覆旋轉肩關節的動作。

特定解方

小心地伸展，感覺疼痛就停止動作。

尋求專業協助的時機

如有以下任何一種情況，請諮詢專業人士：

- 疼痛不止
- 因疼痛或突然的阻力而無法完成肩部動作

待伸展的肌肉

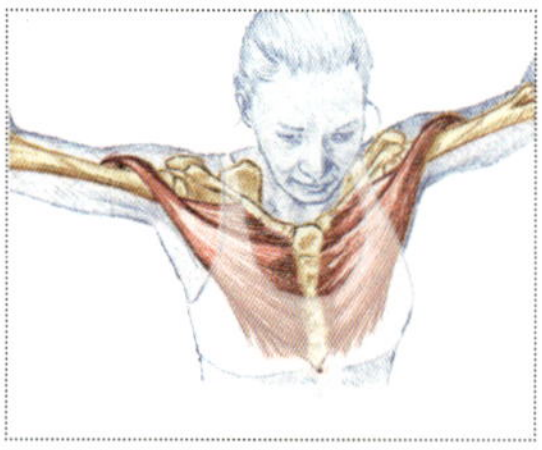

胸大肌，第 46、48 頁

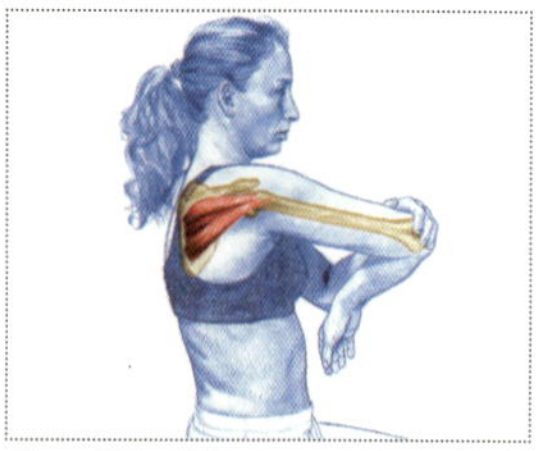

棘下肌，第 72、75 頁

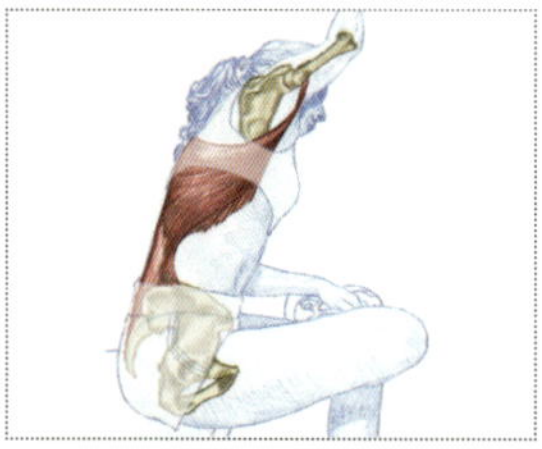

闊背肌，第 63、66 頁

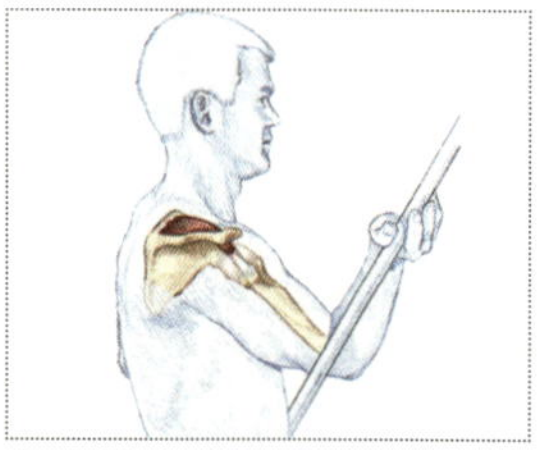

棘上肌，第 80、82 頁

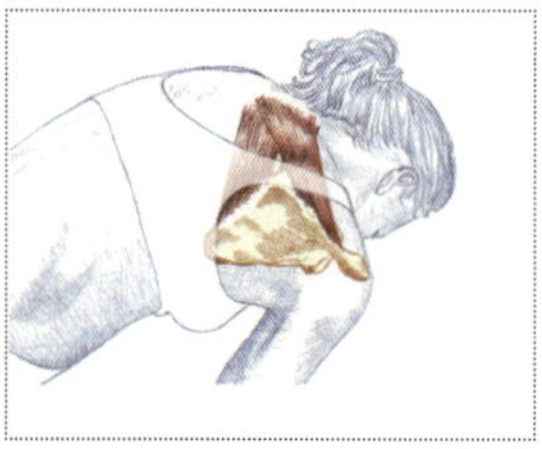

中斜方肌和菱形肌，第 58、60 頁

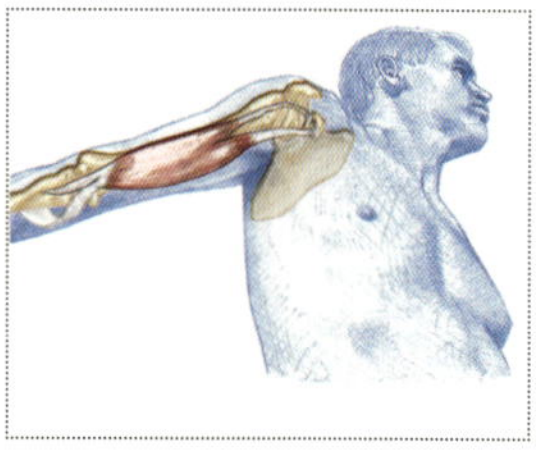

肱二頭肌，第 148 頁

網球肘和高爾夫球肘

這兩個用語描述造成前臂疼痛的病症。這種症狀越來越常見。建築工人很容易受到影響。

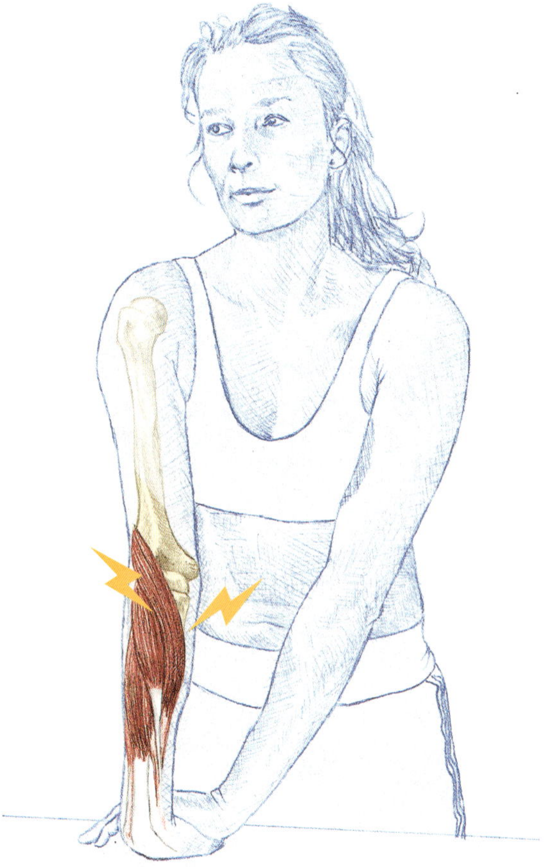

高爾夫球肘會造成手肘內側疼痛，而網球肘則是造成手肘外側疼痛。

疼痛部位與狀況

- 前臂肌肉附著點負荷過重，乳酸濃度太高。

根源

以下爲可能造成疼痛的原因：

- 長時間使用前臂進行靜態工作
- 從事需要前臂和手部長時間出力的工作

一般解方

避免進行需要使用前臂的工作，包括比較輕微的任務。使用熱敷墊來增加前臂的血液循環。

特定解方

多多伸展，一天可以伸展多達 20 次。

尋求專業協助的時機

如果疼痛持續超過一週，請諮詢專業人士。

待伸展的肌肉

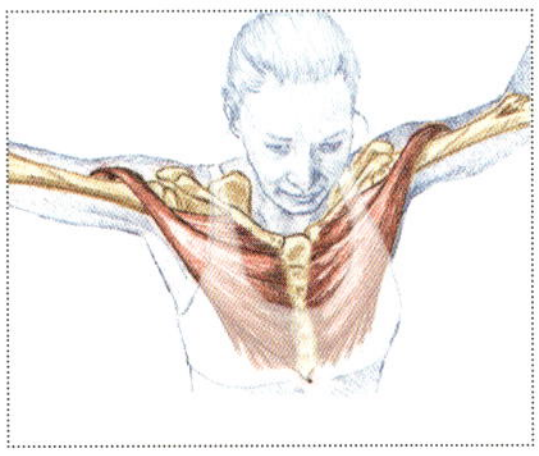

胸大肌，第 46、48 頁

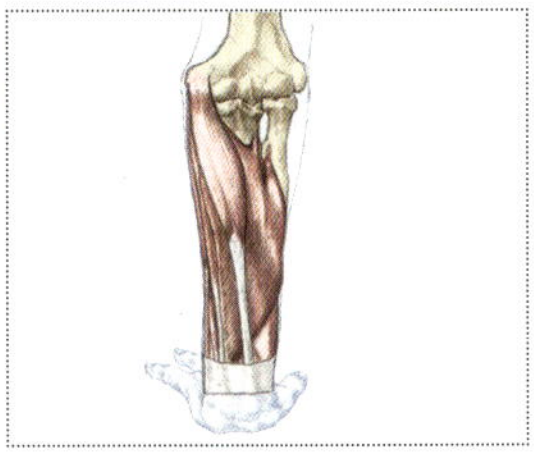

前臂屈肌群，第 152 頁

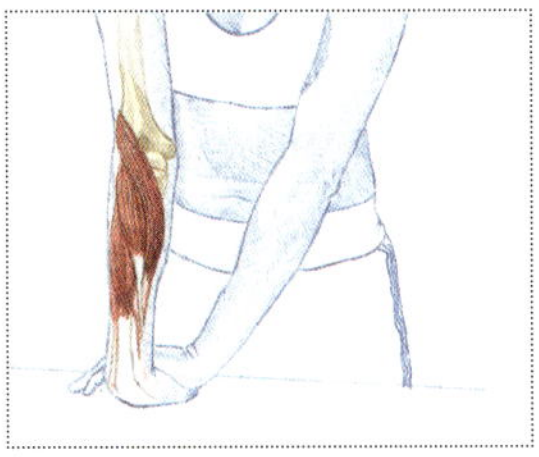

前臂伸肌群，第 154 頁

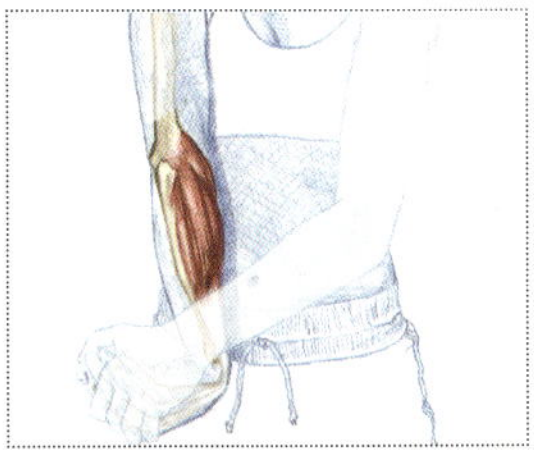

橈側伸腕長肌和短肌，第 156 頁

跑者膝

跑者膝是常見的運動傷害，容易影響不運動的人。

疼痛部位與狀況

- 始於闊筋膜張肌和臀中肌、穿越膝蓋外側的短肌腱筋膜。

根源

以下爲可能造成疼痛的原因：

- 臀部和大腿肌肉變緊縮短，導致筋膜緊繃並摩擦膝蓋外側。
- 跑步、行走或騎腳踏車時的足部角度不對。

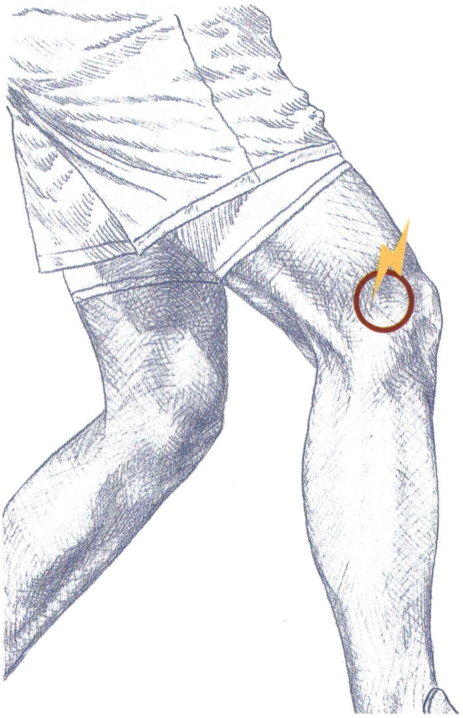

伸展對跑者膝的效果很好。

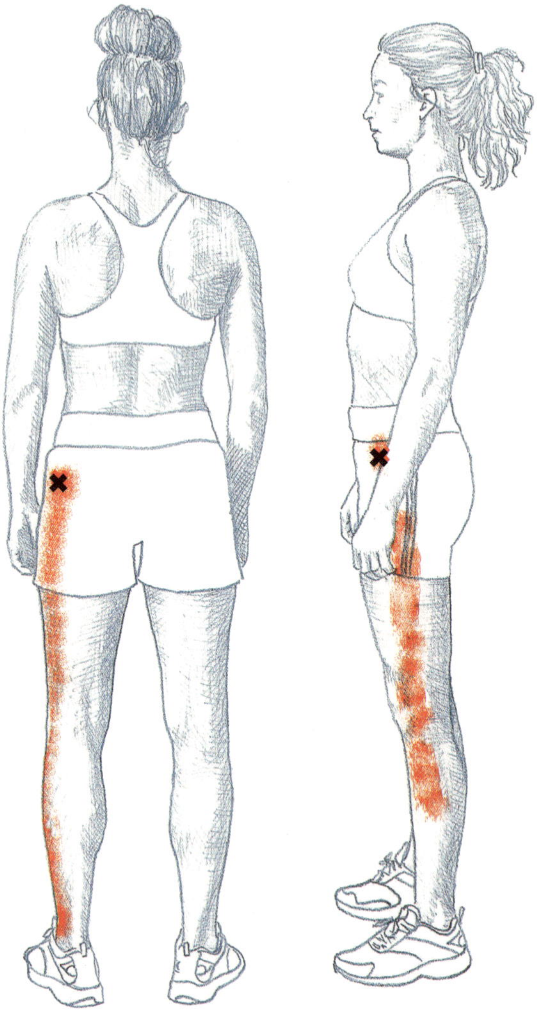

X 記號代表激痛點的位置，有顏色的部分表示不適感可能擴散的區域。

一般解方

如果感到疼痛，請避免跑步、行走或騎腳踏車。你可以運動，但如果覺得不舒服就馬上停止。

特定解方

每天多多伸展下列肌肉，運動前後也要伸展。

尋求專業協助的時機

如果變成慢性疼痛，請諮詢專業人士。

待伸展的肌肉

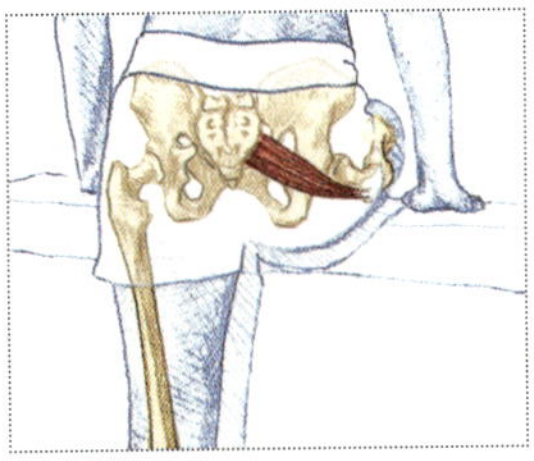

梨狀肌，第 92、96 頁

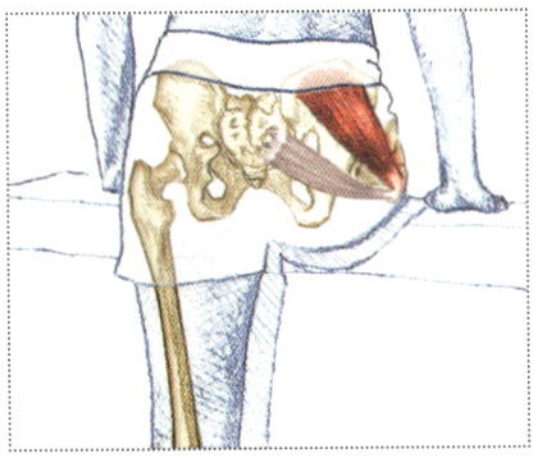

臀中肌和臀小肌，第 86 頁

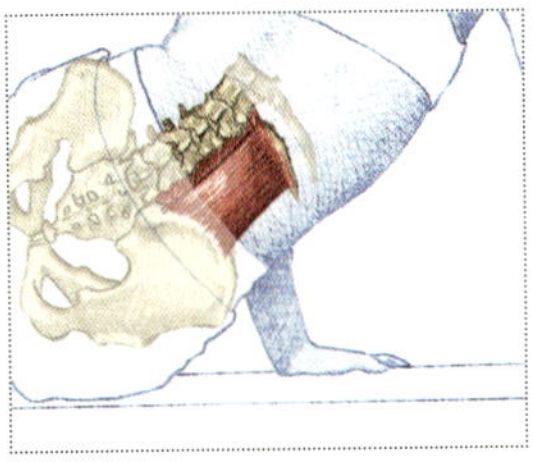

腰方肌，第 101、104 頁

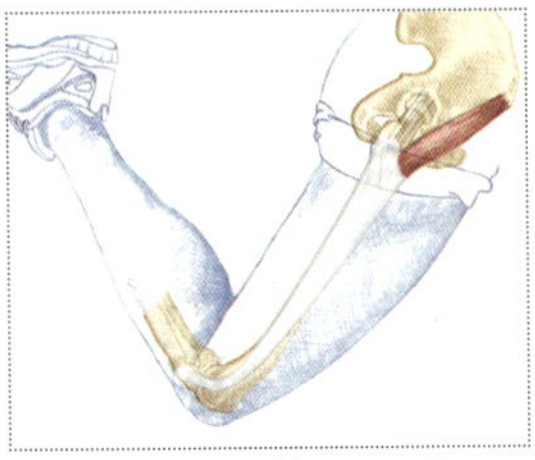

闊筋膜張肌，第 122 頁

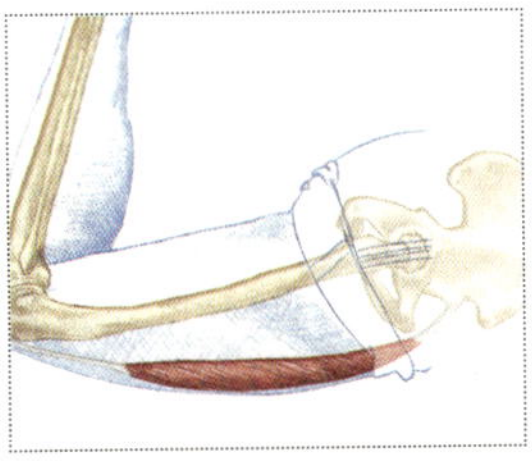

股直肌，第 113、117 頁

下背痛

大部分的人多少都有下背痛的經驗。除了造成個人痛苦和生活品質下降以外，若從錯失工時、病假和失能給付的角度來看，這個病症也對社會造成巨額財務損失。

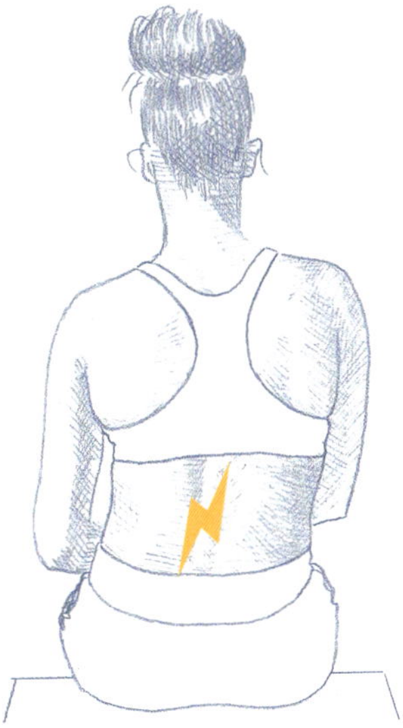

久坐是導致下背痛最主要的原因之一，翹二郎腿則會進一步增加背部受傷的風險。

疼痛部位與狀況

- 椎間盤
- 韌帶
- 脊椎關節和髖關節無法移動
- 脊椎關節和髖關節過動
- 肌肉緊繃抽筋

根源

下背痛的原因有很多種。最主要的原因是長年久坐不動，導致壓迫椎間盤和拉伸韌帶。久坐也會造成髖屈肌群和臀肌群變緊縮短，並使下背部的深層肌肉感到疲勞。

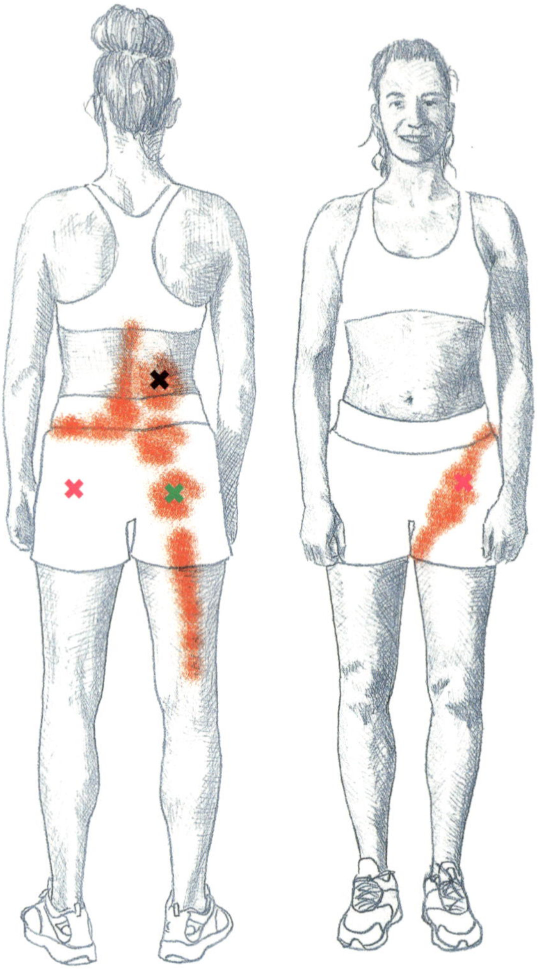

髂腰肌—紅色 X
腰方肌—黑色 X
梨狀肌—綠色 X

X 記號代表激痛點的位置，有顏色的部分表示不適感可能擴散的區域。

一般解方

避免久坐可以減少啓動相關肌肉。一天之中多做幾次活動，每次持續時間不要太長。連續幾個小時坐在電腦前對背部的傷害很大。

特定解方

每天多伸展下以肌肉。

尋求專業協助的時機

如有以下任何一種情況，請諮詢專業人士：

- 疼痛感劇烈到無法入睡
- 整天持續疼痛，改變姿勢也無法緩解
- 劇烈的疼痛放射到腿部、小腿和足部
- 腿部無力
- 無法持續踮起腳尖或用腳跟站立
- 打噴嚏或咳嗽時背部和腿部有劇烈的刺痛感

待伸展的肌肉

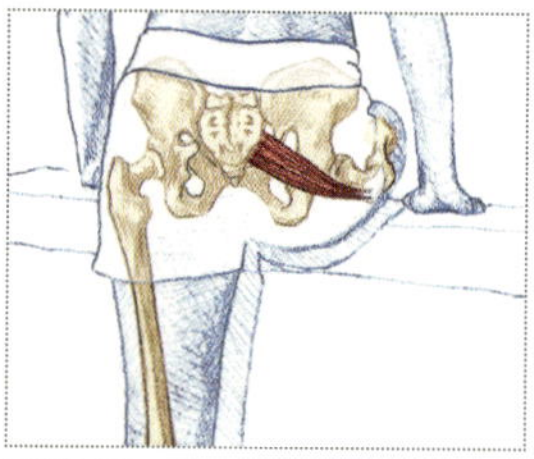

梨狀肌，第 92、96 頁

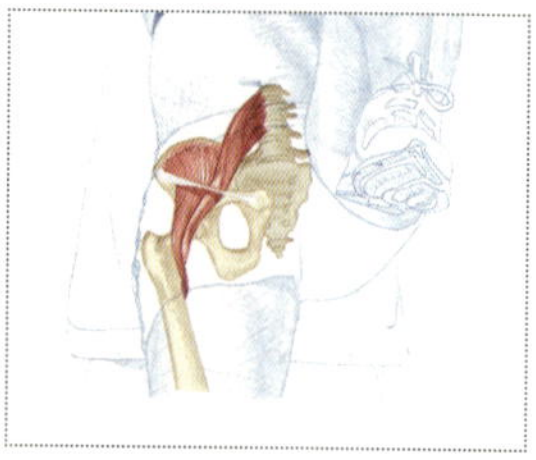

腰大肌和髂肌，第 108 頁

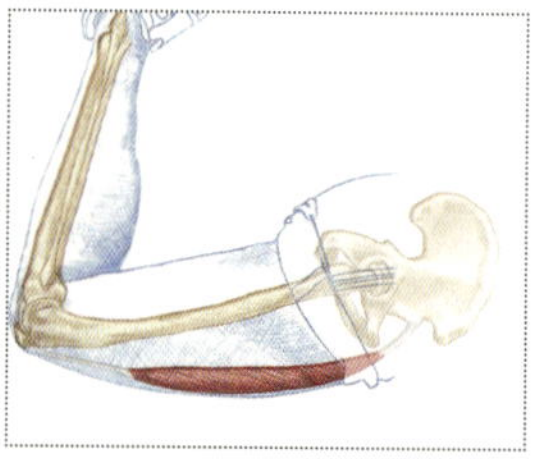

股直肌，第 113、117 頁

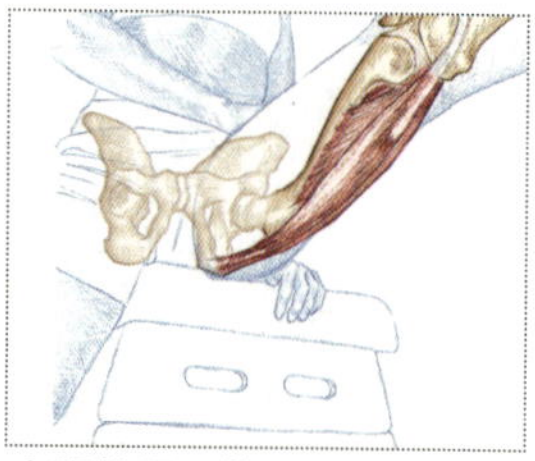

大腿後肌，第 126 頁

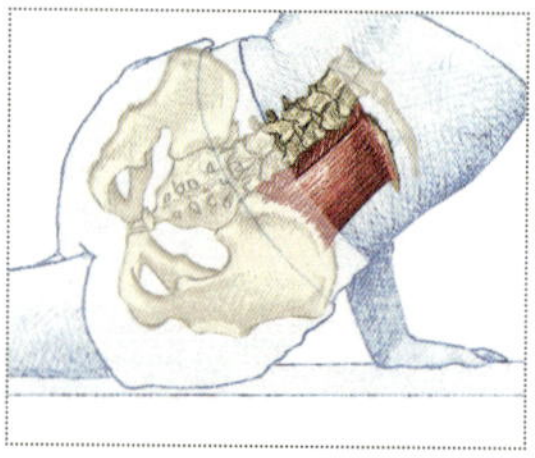

腰方肌，第 101、104 頁

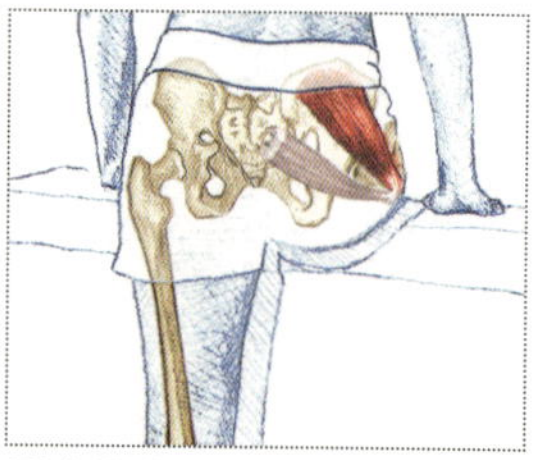

臀中肌和臀小肌，第 86 頁

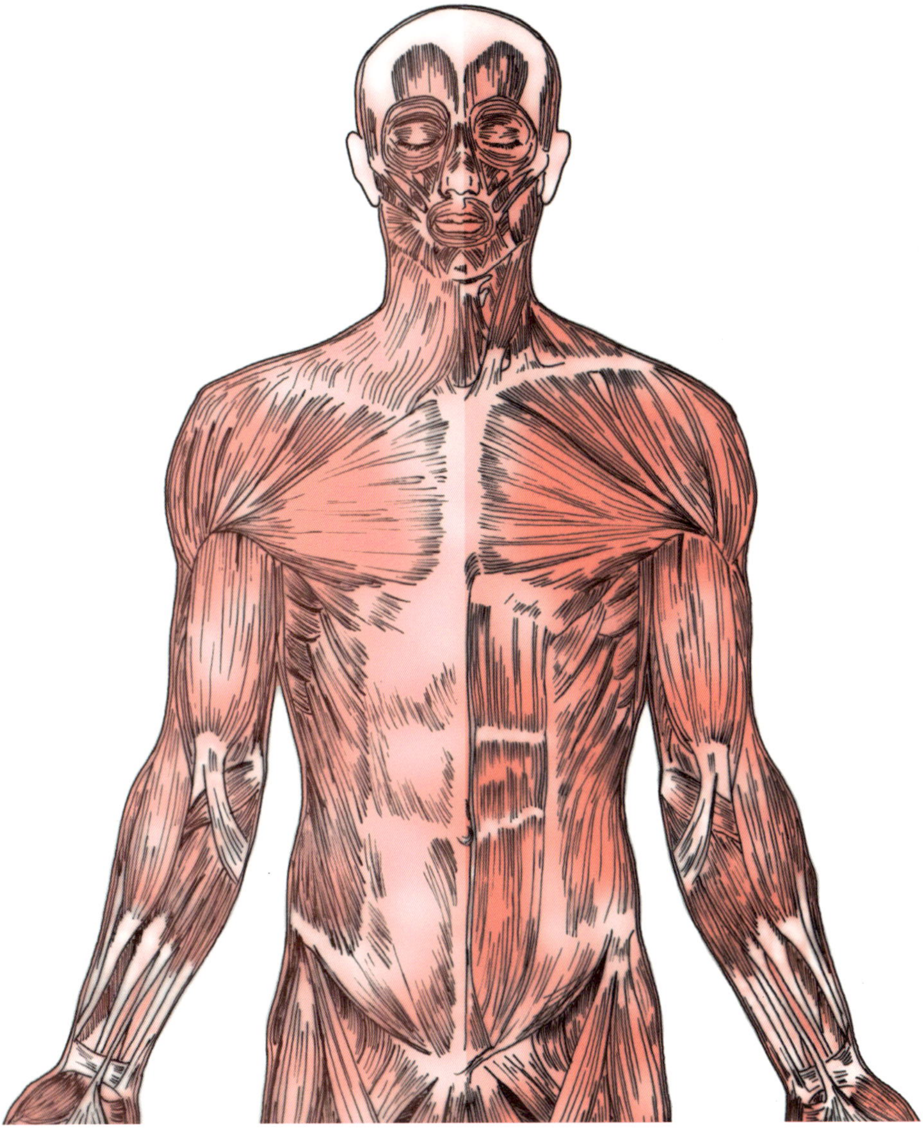

4 柔軟度和肌肉平衡度評估

許多疼痛和損傷，都是因爲身體左右兩側肌肉的柔軟度不平衡所導致的。即使兩側的柔軟度只有一點差異，也可能造成眞正的問題。在測試柔軟度時，不要強迫自己盡量伸展。肌肉感覺遇到阻力時就要停止。身體兩側的阻力感應該要一樣。記得兩邊要以同樣的方法進行練習。

被伸展的肌肉	*左側較短*	*右側較短*	*兩側一樣*
肩頸測試 上斜方肌			
提肩胛肌			
胸鎖乳突肌			
斜角肌			
肩關節測試 棘上肌			
棘下肌			
大圓肌			
闊背肌			
上背部測試 中斜方肌			
菱形肌			
闊背肌			
胸大肌			
下背部測試 腰大肌和髂肌			
梨狀肌			
臀中肌和臀小肌			
股直肌			
大腿後肌			

資料來源：克里斯欽・博格，《伸展處方》第二版（伊利諾州香檳：人體動力學，2020）。

伸展索引

參考文獻

Amako, M., T. Oda, K. Masuoka, H. Yokoi, and P. Campisi. 2003. Effect of static stretching on prevention of injuries for military recruits. *Military Medicine* 168: 442-446.

Barcsay, J. 1976. *Anatomy for artists*. [Anatomi för konstnärer.] Stockholm: Bonnier.

Behm, D.G., A.J. Blazevich, A.D. Kay, and M. McHugh. 2015. Acute effects of muscle stretching on physical performance, range of motion, and injury incidence in healthy active individuals: A systematic review. *Applied Physiology, Nutrition, and Metabolism* 41(1):1-11.

Bojsen-Möller, F. 2000. *The anatomy of the musculoskeletal system*. [Rörelseapparatens anatomi.] Stockholm: Liber.

Feland, J.B., J.W. Myrer, S.S. Schulthies, G.W. Fellingham, and G.W. Measom. 2001. The effect of duration of stretching of the hamstring muscle group for increasing range of motion in people aged 65 years or older. *Physical Therapy* 81: 1110-1117.

Fowles, J.R., D.G. Sale, and J.D. MacDougall. 2000. Reduced strength after passive stretch of the human plantar-flexors. *Journal of Applied Physiology* 89: 1179-1188.

Halbertsma, J.P., A. van Bolhuis, and L.N. Göeken. 1996. Sport stretching: Effect on passive muscle stiffness on short hamstrings. *Archives of Physical Medicine and Rehabilitation* 77: 688-692.

Harvey, L., R. Herbert, and J. Crosbie. 2002. Does stretching induce lasting increases in joint ROM? A systematic review. *Physiotherapy Research International* 7: 1-13.

Handel, M., T. Horstmann, H.H. Dickhuth, and R.W. Gulch. 1997. Effects of contract relax stretching training on muscle performance in athletes. *European Journal of Applied Physiology and Occupational Physiology* 76: 400-408.

Hotta. K., B.J. Behnke, B. Arjmandi, P. Ghosh, B. Chen, and R. Brooks et al. 2018. Daily muscle stretching enhances blood flow, endothelial function, capillarity, vascular volume and connectivity in aged skeletal muscle. *Journal of Physiology* 596(10):1903-1917.

Hotta K., W.B. Batchelor, J. Graven, V. Dahya, T.E. Noel, and A. Ghai, et al. 2019. Daily passive muscle stretching improves flow-mediated dilation of popliteal artery and 6-minute walk test in elderly patients with stable symptomatic peripheral artery disease. *Cardiovascular Revascularization Medicine*. Available online 10 May 2019. DOI: 10.1016/j.carrev.2019.05.003.

Iwata, M., A. Yamamoto, S. Matsuo, G. Hatano, M. Miyazaki, and T. Fukaya et al. 2019. Dynamic stretching has sustained effects on range of motion and passive stiffness of the hamstring muscles. *Journal of Sports Science & Medicine* 18(1):13-20.

Kallerud H, and N. Gleeson. 2013. Effects of stretching on performances involving stretch-shortening cycles. *Sports Medicine* 43(8):733-50.

Karlsson, T., and M. Hallonlöf. 2003. Stretching the hamstrings: *The effect on quadriceps femoris regarding strength. [Stretching av hamstrings: Effekt på quadriceps femoris beträffande styrka.]* Stockholm: Karolinska Institute.

Kay, A.D., J. Husbands-Beasley, and A.J. Blazevich. 2015. Effects of PNF, Static Stretch, and Isometric Contractions on Muscle–Tendon Mechanics. *Medicine and Science in Sport and Exercise*. 47(10):2181-90.

Konrad, A., S. Stafilidis, and M. Tilp. 2017. Effects of acute static, ballistic, and PNF stretching exercise on the muscle and tendon tissue properties. *Scandinavian Journal of Medicine & Science in Sports* 27(10):1070-1080.

Lundeberg, T., and R. Nisell. 1993. *Pain and inflammation: Physiology and pain in the moving parts. [Smärta och inflammation: fysiologi och behandling vid smärta irörelseorganen.]* Stockholm: Syntex Nordica.

Masugi, Y., H. Obata, D. Inoue, N. Kawashima, and K. Nakazawa. 2017. Neural effects of muscle stretching on the spinal reflexes in multiple lower-limb muscles. *PLoS One* 12(6):e0180275.

Peterson, F.P., E.K. McCreary, and P.G. Provance. 1993. *Muscles, testing and function: With posture and pain*. Baltimore: Williams & Wilkins.

Petrén, T. 1989. *Textbook of anatomy: Musculoskeletal system. [Lärobok i anatomi: Rörelseapparaten.]* Stockholm: Nordic Bookstore.

Pope, R.P., R.D. Herbert, J.D. Kirwan, and B.J. Graham. 2000. A randomized trial of preexercise stretching for prevention of lower limb injury. *Medicine and Science in Sports and Exercise* 32: 271-277.

Putz, R., and R. Pabst, eds. 2001. *Sobotta atlas of human anatomy: Head, neck, upper limb*. Munich: Elsevier, Urban & Fischer.

Putz, R., and R. Pabst, eds. 2001. *Sobotta atlas of human anatomy: Trunk, viscera, lower limb*. Munich: Elsevier, Urban & Fischer.

Radford, J.A., J. Burns, R. Buchbinder, K.B. Landorf, and C. Cook. 2006. Does stretching increase ankle dorsiflexion range of motion? A systematic review. *British Journal of Sports Medicine* 0(10):870-5.

Richer, P. 1971. *Artistic anatomy*. trans. Robert Beverly Hale. New York: Watson-Guptill.

Rohen, J.W., C. Yokochi, and E.L. Drecoll. 1998. *Color atlas of anatomy: A photographic study of the human body*. Baltimore: Williams & Wilkins.

Szunyoghy, A. 1999. *Anatomical drawing school: Humans, animals, comparative anatomy. [Anatomisk tecknarskola människa, djur, jämförande anatomi.]* London: Könemann.

Taylor K.L., J.M. Sheppard, H. Lee, and N. Plummer N. 2009. Negative effect of static stretching restored when combined with a sport specific warm-up component. *Journal of Science and Medicine in Sport* 12(6):657-61.

Travell, J.G., D.G. Simons, and L.S. Simons. 1999. *Myofascial pain and dysfunction: The trigger point manual*. Baltimore: Williams & Wilkins.

Turki, O., A. Chaouachi, D.G. Behm, H. Chtara, M. Chtara, D. Bishop, et al. 2012. The effect of warmups incorporating different volumes of dynamic stretching on 10- and 20-m sprint performance in highly trained male athletes. *Journal of Strength & Conditioning Research* 26(1):63-72.

Wicke, J., K. Gainey, and M. Figueroa. 2014. A comparison of self-administered proprioceptive neuromuscular facilitation to static stretching on range of motion and flexibility. *Journal of Strength & Conditioning Research* 28(1):168-72.

Yildirim, M.S., S. Ozyurek, O. Tosun, S. Uzer, and N. Gelecek. 2016. Comparison of effects of static, proprioceptive neuromuscular facilitation and Mulligan stretching on hip flexion range of motion: A randomized controlled trial. *Biology of Sport* Mar;33(1):89-94.

Younis Aslan, H.I., H.H. Buddhadev, D.N. Suprak, and J.G. San Juan. 2019. Acute effects of two hip flexor stretching techniques on knee joint position sense and balance. *International Journal of Sports Physical Therapy* 13(5): 846–859.

關於作者

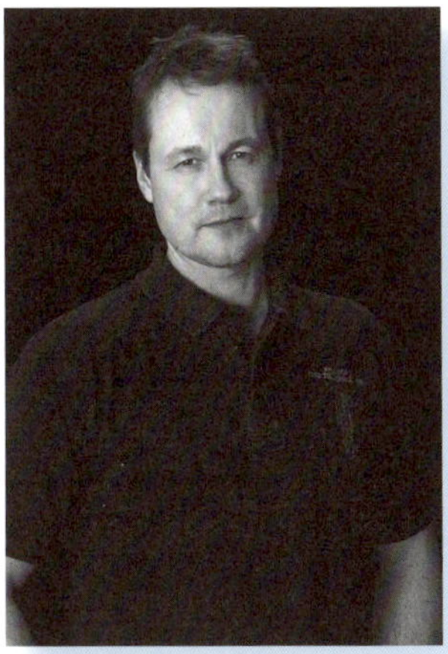

克里斯欽・博格（Kristian Berg）是一名整復推拿醫師。整復推拿是一種專注於對脊椎和結締組織進行徒手調理和伸展的醫學療法。他自 1988 年起即在瑞典斯德哥爾摩經營診所，主治肌肉骨骼超音波（肌骨超音波）診斷。他定期向骨科和運動醫學專家講授肌骨超音波相關議題。由於具備歐洲肌肉骨骼放射學會（European Society of Musculoskeletal Radiology, ESSR）認證，因此他的執業內容包括爲有嚴重肌腱損傷的病患提供高濃度血小板血漿（platelet-rich plasma, PRP）／自體高濃度血小板血漿（autologous conditioned plasma, ACP）注射治療。他在自己的診所向超過 3 萬名病患說明伸展和肌肉平衡對整體健康的重要性。博格每年都會參加解剖學和調理手法國際培訓課程。

博格與斯德哥爾摩體育高中（Stockholm's Idrottsgymnasium）合作，將個人訓練教育融入學校的正規教育中。他在位於斯德哥爾摩的斯堪的納維亞整復推拿徒手醫學學院（Scandinavian College of Naprapathic Manual Medicine）擔任解剖學講師，是一位在瑞典和歐洲各地備受推崇的伸展和運動訓練講者。他是全球大腿後肌專案（Global Hamstring Project，2015 年成立）的常任講師，也是國際奧林匹克委員會（International Olympic Committee, IOC）世界大會的定期參與者。

在成爲整復推拿師前，博格曾是全國名列前茅的體操選手暨天賦異稟的青少年網球選手。近年，他以多項運動選手的身分參與競賽，並登上南美洲最高峰阿空加瓜山（Aconcagua）。博格現居瑞典黑湖（Svartsjö）。

【圖解】伸展處方

整復治療師教你徒手放鬆肌肉，消除身體疼痛、預防運動傷害、增進身體靈活性的伸展指南

Prescriptive Stretching : Eliminate pain and prevent injury

作　　者／克里斯欽·博格（Kristian Berg）
譯　　者／楊雅琪
特約主編／霍爾（好室書品）
封面設計／吳倚菁
內頁排版／洪志杰

發 行 人／許彩雪
總 編 輯／林志恆
出 版 者／常常生活文創股份有限公司

地　　址／106 台北市大安區信義路二段 130 號
讀者服務專線／(02) 2325-2332
讀者服務傳真／(02) 2325-2252
讀者服務信箱／goodfood@taster.com.tw
法律顧問／浩宇法律事務所
總 經 銷／大和圖書有限公司
電　　話／(02) 8990-2588
傳　　真／(02) 2290-1628
製版印刷／龍岡數位文化股份有限公司
初版一刷／2024 年 9 月
定　　價／新台幣 599 元
I S B N／978-626-7286-16-6

國家圖書館出版品預行編目 (CIP) 資料

（圖解）伸展處方：整復治療師教你徒手放鬆肌肉，消除身體疼痛、預防運動傷害、增進身體靈活性的伸展指南／克里斯欽·博格（Kristian Berg） 著；楊雅琪 譯. -- 初版. -- 臺北市：常常生活文創股份有限公司, 2024.09 192 面；19X26 公分
-- (Healthy life；17)

譯自：Prescriptive Stretching : Eliminate pain and prevent injury

ISBN 978-626-7286-16-6 (平裝)

1.CST: 肌筋膜放鬆術 2.CST: 徒手治療

418.9314　　113012445

FB｜常常好食　網站｜食醫行市集